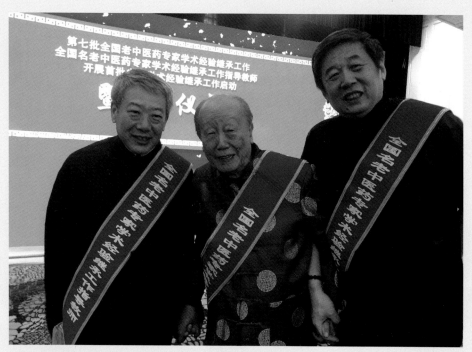

孙远征教授（右一）与国医大师孙申田教授、全国名中医李冀教授参加会议

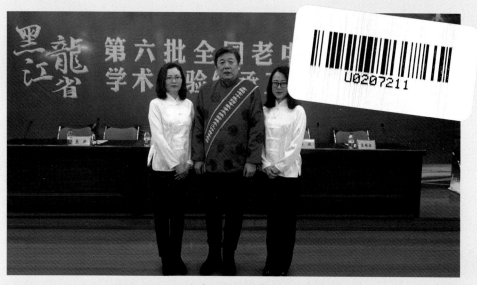

孙远征教授（中间）与学术经验继承人

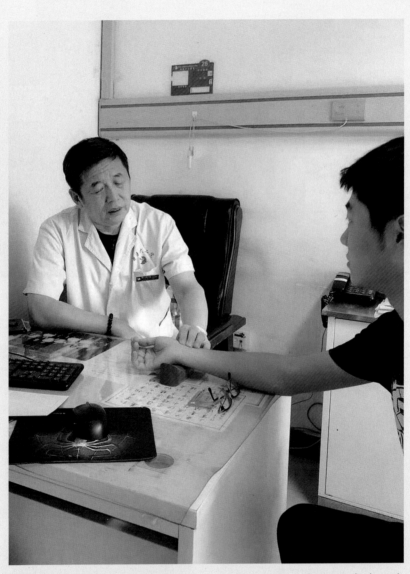

孙远征教授于黑龙江中医药大学附属第二医院针灸二门诊诊治患者

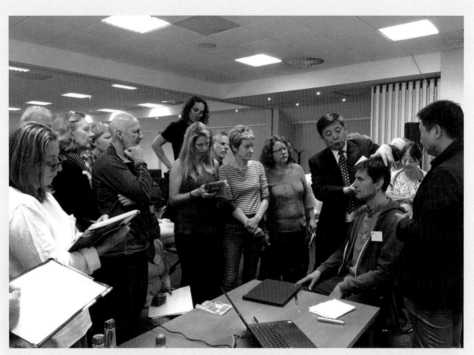

孙远征教授于伦敦英国针灸学会年会上展示针灸特色疗法

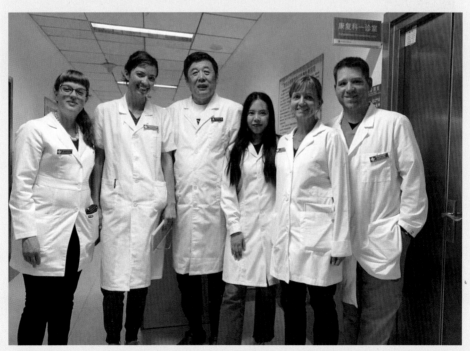

孙远征教授（左三）带教欧美留学生

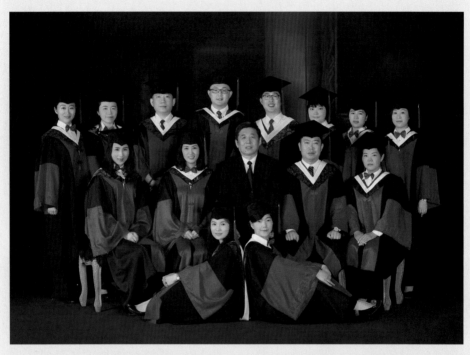

孙远征教授（中间）与部分博士毕业生合影留念

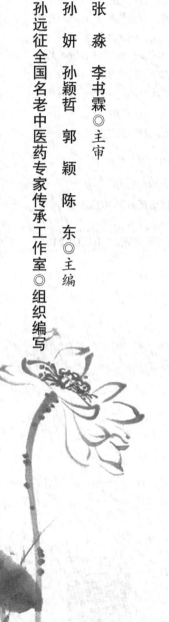

名老中医临证医案精粹（针灸卷）

孙远征

特色针灸临证实录

张　淼　李书霖◎主审

孙　妍　孙颖哲　郭　颖　陈　东◎主编

孙远征全国名老中医药专家传承工作室◎组织编写

中国健康传媒集团

中国医药科技出版社

内 容 提 要

孙远征教授，全国名老中医药专家学术经验继承工作指导老师，黑龙江省名中医，龙江名医。本书根据孙远征教授40余年的从医经验，全面整理了其独具特色的学术思想，包括循经远取动法、调神理论针刺、原络通经针法、背部阳经透刺、面瘫的针灸分期治疗方案、中风病并发症的特色治疗方案等。在介绍学术思想的同时，配合临床医案实录，方便读者朋友更好地理解孙远征教授在临证过程中对疾病发生发展的认识，给予患者的治疗经过，以及对治疗的心得体会，较为全面地展示了孙远征教授的学术思想和临床经验。同时，本书还记录了孙远征教授治疗其他临床常见病、疑难病的临证医案，突出了其对各类疾病的创新性治疗方案和治疗特色。

本书可供针灸科、康复科、神经科、疼痛科医师在临床、教学及科研中参考。

图书在版编目（CIP）数据

孙远征特色针灸临证实录 / 孙妍等主编. —北京：中国医药科技出版社，2024.5
ISBN 978-7-5214-4060-7

Ⅰ.①孙… Ⅱ.①孙… Ⅲ.①针灸疗法—临床应用—经验—中国—现代 Ⅳ.①R246

中国国家版本馆CIP数据核字（2023）第130121号

美术编辑　陈君杞
版式设计　友全图文

出版　**中国健康传媒集团** | 中国医药科技出版社
地址　北京市海淀区文慧园北路甲22号
邮编　100082
电话　发行：010-62227427　邮购：010-62236938
网址　www.cmstp.com
规格　710×1000mm ¹/₁₆
印张　24 ¹/₂
字数　348千字
版次　2024年5月第1版
印次　2024年5月第1次印刷
印刷　大厂回族自治县彩虹印刷有限公司
经销　全国各地新华书店
书号　ISBN 978-7-5214-4060-7
定价　79.00元

获取新书信息、投稿、为图书纠错，请扫码联系我们。

编委会

孙序

远征的书要出版了，请我作序，我欣然应允。

四十多年前，远征大学毕业后跟随我学习，我出诊时他总是紧随其后，喜思索、善观察、详记录、勤动手，时常就某个针刺手法或某个疾病的选穴思路向我请教。同时远征作为我的第一届学术继承人，在众多学生中个人能力是比较突出的，取得了傲人的成绩。如今他已经在临床工作43年，现将自己多年所学、所感、所悟、所得，总结归纳，毫无保留地写成这本医案，供临床同仁们参考借鉴。

这本医案将他的临证经验及特色学术思想总结归纳成五个主要章节，每个章节下配以相关医案，向读者展示他在面对患者时是如何进行选穴操作的，以及患者在治疗时、治疗后的病情转归情况，并向读者详细阐述治疗过程中的整体思路，对于治疗其他疑难杂症的过程也整理成相关医案。我相信这无论是对喜欢针灸的业余爱好者，还是把针灸作为终身事业的医学工作者们来说，阅读、精读这本书都会有很大裨益。

现在，我将这本书推荐给从事针灸临床工作的广大读者，希望读者在临床工作中能够认真领会，将这本书的内容转化并应用到自己的临床实践工作中，拓展自己的诊疗思路，造福更多患者。

国医大师 孙申田

2023年11月2日

赵序

听闻好友孙远征教授第二本临证医案已顺利完稿，将要出版，我为他感到高兴。孙教授从医四十余载，师从国医大师孙申田，勤于思而笃于行，其学验之丰，不必赘言。他对岐黄之术严谨慎思，勇于拓新，这份赤诚和热爱为我所敬。

医案是医者行医的真实记录。"医何尚乎有案，案何尚乎有方"。医案集证、因、治、方、效于一体，既能反映医者的诊治思路，又能如实记录处方及其疗效，是名中医学术经验袭传的重要载体。孙教授作为龙江针灸巨擘孙申田先生的第一届学术继承人，多年来一直致力于龙江针灸流派的继承及发展。本书所载医案是他经验所积、心血所聚，很好地体现了远征教授的临证思路和诊疗特色，展示了龙江针术融合众长、兼容并蓄的学术特点，是不可多得的佳作。

这是一本优秀精良的著作。本书将医案按照针刺处方所体现的学术思想分为五个主要章节，每个章节中既有对学术经验的理论阐述，又详细记录了每个医案的诊疗经过、针灸处方以及选经配穴的思路要诀。除此之外，对于一些疑难病的诊疗过程通过独立章节进行了论述，医案涵盖了内、外、妇、儿等各科不同病种，内容丰富实用，行文流畅精练，阐释深入浅出，极具名家风范。

在此，我将此书推荐给广大中医从业者及爱好者，相信各位读者定能启发思路、收获真知。

赵吉平

2023年11月6日

孙远征教授学术思想简介

孙远征，黑龙江省著名针灸专家，全国名老中医药专家学术经验继承工作指导老师，黑龙江中医药大学附属第二医院针灸科主任，二级教授，黑龙江省名中医，博士、硕士研究生导师，从事中医针灸临床、科研、教学工作40余年，为数万病人解决病痛，培养博、硕士研究生200余人，学生遍布中国、美国、韩国、英国、南非等数十个国家，在国内外针灸界具有较高的影响力。

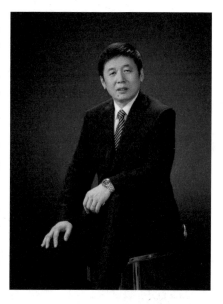

孙远征教授1980年毕业于黑龙江省中医学院（现黑龙江中医药大学）中医系，毕业同年分配到黑龙江省中医学院附属第一医院针灸科工作。自参加工作以来，孙远征教授用心钻研业务技术，努力工作，提高医疗、业务水平，坚持理论与实践相结合，不断学习理论知识。1983年孙远征教授成功考取硕士研究生，并于1986年获得医学硕士学位，成为黑龙江省最早的一批中医硕士。孙远征教授在临床工作中善于思考和总结，经常将自己临床中发现的有效疗法整理成论文和著作，自参加工作以来，发表核心期刊论文200余篇，编纂著作10余部。孙远征教授通过对国医大师孙申田学术经验的学习和自己在临床中的实践，形成了一系列独具特色的治疗方法和学术思想，包括循经远取动法、调神针刺法、原络通经针法、背部阳经透刺等，这些疗法提高了痛症、功能性疾病、神经系统疾病的临床效果，同时他还提出了针对面瘫的针灸分期治疗方案和针对中风病并发症的特色治疗方案。

孙远征教授1997年经国家中医药管理局批准成为国医大师孙申田教授的学术继承人，跟随国医大师孙申田学习期间，他系统学习了孙申田教授的"经络辨证"学术思想。孙申田教授依据古人"经脉所过，主治所及"以及《灵枢·始终》篇中"病在上者下取之，病在下者高取之，病在头者取之足，病在腰者取之腘"的理论，发现根据疾病部位所在经络，选择该经络远端的穴位具有立竿见影的效果。孙远征教授为进一步提高临床疗效，尝试对患者疼痛部位进行主动和被动运动，从而促进针感"气至病所"，并在孙申田教授的指导下将这一治疗方法命名为"循经远取动法"。孙远征教授将这一方法不断地发展、应用、思考、创新，现已广泛应用于治疗四肢、躯干、头面、内脏等部位的疼痛性疾病，并形成了系统的选穴方案。

随着现代人生活、工作压力的不断增加，孙远征教授发现临床上越来越多的病人并没有器质性病理改变，而大多为功能性疾病。许多导致人体不适的疾病，如干眼症、肠易激综合征、张力性尿失禁等都能够在一定程度上影响患者的心理健康，进而导致"神"的失衡。孙远征教授根据自己多年的临床经验，将"神""脑""心"三者有机结合，提出"心脑共主神明"学说，采用督脉百会、神庭穴，足少阳经本神穴以醒"脑神"，采用手厥阴经内关穴、手少阴经神门穴以治"心神"，配合针刺手法的"守神"，对诸多焦虑、抑郁相关情志疾病、功能性疾病及伴随焦虑、抑郁症状的其他疾病进行治疗，都取得了理想的治疗效果。

中医学所说的"面瘫"主要是指"周围性面神经麻痹"，是北方地区常见病、多发病，与北方气候变化迅速具有一定的相关性，大多数患者都有耳后、面部局部受风、着凉的病史。孙远征教授在跟随国医大师孙申田教授学习期间发现：根据面瘫在急性期、恢复期、后遗症期不同的病理特点，孙申田教授在选择治疗手法和穴位时也会存在一定的差异。孙远征教授认真观察，仔细总结，将这套治疗方案进行系统化梳理，形成了"面瘫的分期治疗方案"，将头针应用于全部治疗过程：在急性期浅刺患侧不接电针，防止面神经水肿加重；恢复期可适当增加进针深度，配合电针和"滞提"手法；后遗症期则采用缪刺法配合远端穴位，缓解患者的联动、面肌倒错和面肌痉挛。这一手法现已在黑龙江地区广泛推广，并多次获得奖励，同时孙远征教授在2017年英国针灸学会年会上进行了分享，受到外国同道的一致好评。

孙远征教授认为治病一定要找到导致疾病的"本因"，不迷信权威，不寻找捷径，特别是对神志病、中风病的治疗，需要治病必求于本，深入探究病因。孙远征教授发现人的神志出现问题离不开脏腑气机的逆乱，在古代针灸大家杨继洲"原络配穴"的基础上结合脏腑辨证，提出"原络通经针法"，根据病变脏腑，结合患者具体病情变化，选取病变经脉的原穴配合与其相表里经脉的络穴，再取通经之百会穴，取穴精少，穴少效精，配伍得当，中西合参，对轻度认知障碍、血管性痴呆、皮质下动脉硬化性白质脑病、卒中后焦虑、抑郁症、失眠等病疗效显著。对于中风病的各种并发症，孙远征教授认为首先要溯本求源，通脑调神，再根据不同并发症的特点，形成有针对性的治疗方案。如肩手综合征要注意经络辨证；延髓麻痹的病变部位在延髓，应注重疏通颈项部的经脉改善延髓微循环等，大大提高了患者的生活质量，减轻了患者的家庭负担。

孙远征教授从医40余年，用高尚的医德、精湛的医术为广大患者解除病痛，他在工作中认真观察，利用业余时间思考总结，博览群书，集众家之长，汇中外之萃，形成了一系列理论基础扎实、操作简单实用、具有鲜明特色、临床疗效显著的学术思想。孙远征教授始终不忘为中医针灸学科培养后继人才，用工匠精神和满腔热血为广大学子传道授业。孙远征教授的诊室常年都有年轻医生慕名而来跟师学习，对于求学者，他的大门永远是敞开的，他欢迎学生来学，不怕学生来学，唯恐学生不学。在培养学生过程中，即使临床工作繁忙，孙教授仍利用工作的空当，牺牲自己的休息时间，为学生们讲课。孙远征教授常常提及韩愈《师说》中的一段话："师不必贤于弟子，弟子不必不如师"，总是毫无保留地将自己的经验传授给学生，希望学生们能够超过他。近年来孙远征教授先后荣获"龙江名医""中国针灸人物影响力100强"等荣誉称号，其学术成就早已得到学术界的一致认可。作为他的弟子，我们将他的学术思想和临床医案进行归纳整理，以便与更多同道交流，使孙远征教授的治学态度能够鼓励更多的针灸学子，让他的学术思想能够造福更多需要救治的患者。

孙远征教授是国医大师孙申田教授的学术经验传承人，是第五、六批全国名老中医药专家学术经验继承工作指导老师。孙远征教授医术高超，医德高尚，为人谦逊，与时俱进，从医40余年一直努力继承黑龙江中医药大学老一辈针灸名家的学术经验，同时学习最新的针灸相关研究进展，在实践中不断地整理思考总结，积累了极为丰富的临床经验，形成了独具特色的治疗方法，其经验具有很高的学术水平和参考价值。医案是中医药专家学术经验传承的载体，是继承发扬名老中医经验的有效手段和重要方法。为传承孙远征全国名老中医药专家学术思想，孙远征教授弟子们根据老师的临床经验进行整理和总结，完成了本书的编撰。

　　全书分为两大部分，前半部分主要介绍孙远征教授学术经验，包括循经远取动法、调神针刺法、原络通经针法、面瘫的针灸分期治疗方案及中风病并发症的针对性治疗等学术思想和临床医案实录。后半部分主要对孙远征教授治疗神经系统疾病、皮肤科疾病、妇科疾病、儿科疾病、五官科疾病、消化系统疾病、心血管系统疾病、骨科疾病、代谢性疾病及泌尿系统疾病的临床医案进行了系统整理。全书共记录了百余例孙远征教授的临床医案实录，将孙远征教授临证过程中对疾病发生发展的认识，给予患者的治疗经过，对治疗的心得体会等进行了较为深入的阐释。其中着重记录了孙远征教授对于各类疾病的创新性治疗方案和治疗特色，较为全面地展示了孙远征教授的学术思想和临床经验。文字简单平实，深入浅出，易学易用。

本书是孙远征教授弟子们对孙远征教授临证实践的初步总结和整理。由于水平有限，许多孙远征教授治疗过程中的治疗灵感和患者治疗前后症状的巨大改善都无法通过文字完整地描绘出来。全书内容丰富，力求能够将孙远征教授的学术思想完整地展现给读者，其中难免存在一些不当之处，还望广大读者朋友们海涵，也欢迎读者朋友们批评指正。

本书可供中医专业、针灸专业临床、科研工作者参考应用，也可作为中医药高等院校学生的课后读物，丰富学生对临床的认识。最后热忱期盼广大针灸爱好者阅读交流，为我们提出宝贵的意见，以便再版时修改完善。

编者

2024年3月

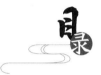

第一章
循经远取动法（治疗痛症）

一、循经远取动法学术思想的形成

（一）循经远取动法的起源

循经远取动法是孙远征教授继承国医大师孙申田教授"经络辨证"学术思想并在此基础上提出的一种治疗痛症的特色针灸疗法，它根据疼痛部位与经脉循行的关系，采用循经远取配合活动患部，并施以或补或泻或平补平泻之手法，使气血调和，阴平阳秘，最终达到消除疼痛的治疗目的。循经远取动法由最初的"循经辨证取穴"发展而来，经过长时间的临床实践，最终在国医大师孙申田教授的指导下孙远征教授将其命名为"循经远取动法"。随后，孙远征教授在临床从业的数十年里，对循经远取动法进行了大量的临床研究，为数以千计的疼痛患者解除了病痛，并将循经远取动法系统化，使其在临床推广和应用上成为可能。

1997年3月孙远征教授经国家中医药管理局批准成为孙申田教授的学术继承人，从1997年起跟随国医大师孙申田教授学习。孙远征教授善于观察并具有较强的思考能力，在跟师期间，他发现孙申田教授在针刺治疗痛症患者时，善于根据患者的疼痛部位经络辨证，且临床效果具有立竿见影的特点，经络辨证在选穴上具有一定的规律，患者在运动疼痛部位后止痛效果更加显著。孙远征教授对其认真总结，试图探究并总结出经络辨证治疗痛症的选穴规律及治疗策略。在之后的学习和临床实践中，孙远征教授逐渐发现，针对痛症治疗时局部取穴配合远端取穴效果优于单纯的局部取穴，远端取穴的即刻效应明显优于局部取穴的即刻效应，针刺远端取穴后配合运动疼痛部位的止痛效果明显优于单纯针刺远端穴位。孙远征教授在三年跟师期间认真学习并系统分析了国医大师孙申田老师运用该方法治疗痛症的思想，并在其指导下将该方法命名为"循经远取动法"，随后完成了名为《孙申田老师循经远取动法治疗痛症的学术思想探讨》的毕业论文。

2000年起，孙远征教授及其研究团队开始对"循经远取动法"进行系统的临床研究。从"局部取穴与循经远取之间的差异""循经远取（即动与不动）的疗效差异"及"循经远取针刺配合不同运动时机治疗痛证的相关性分析"等多方面由浅入深、由点到面对循经远取动法进行了系统的研究和总结。通过多年临床探究，孙远征教授及其研究生团队硕果累累，直至2021年12月，共发表期刊论文20篇，硕士研究生毕业论文14篇，会议论文1篇。此外，"循经远取运动针刺法治疗痛症的临床疗效评价研究"荣获2017年度黑龙江省医疗卫生新技术应用二等奖、2021年度黑龙江省医疗卫生新技术应用Ⅰ类推广项目。

（二）循经远取动法的理论基础及作用机制

1. 理论依据

循经远取动法追本溯源是以中医经典理论为基础，综合"经络辨证理论""经络循行路线""经络标本根结理论"等针灸特色学术思想，取针灸百家之长，集古往今来之思，得循经远取之裨益，创局部运动之新章。循经远取动法的核心要点是"循经辨证远端取穴"配合"患部运动"并施以一定的行针手法。早在《灵枢·始终》中就提到："病在上者取之下，病在下者取之上，病在头者取之足，病在腰者取之腘。"这是对循经远端取穴的最早阐述。孙远征教授依据此理论指导临床实践，当患者机体出现疼痛时，首先将疼痛部位进行辨证归经，随后根据辨证归经选取远端穴位，其取穴特点包括本经取穴和同名经取穴。"标本根结"是经络理论的重要组成部分，强调经气上下、内外之沟通。标为末梢，其位在上，对应人体的头面、躯干部位；本乃根本，其位在下，对应人体的四肢末梢；"根"指根源，"结"指归结，

《灵枢·根结》中详细探讨了经络的根结，"根"大都位于四肢末端，"结"则主要分布于头面躯干。循经远端取穴，舍局部而取四肢远端之穴位，就包含着取穴"根""本"畅其经气的深意，该种取穴方法有取穴精简、疗效优异、奏效迅速的特点，疗效在临床上取得了切实的验证。

循经远取动法的另一个核心要点是"动"。循经远取动法的"动"是在传统"针刺运动疗法"基础上提出的一种新型针刺治疗手法。传统"针刺运动疗法"最早起源于20世纪60年代初期，部分医者发现，针刺后患者活动患部可以更有效地减轻患者疼痛感，后对该现象进行系统研究后提出了"针刺运动疗法"。循经远取动法和传统的针刺运动疗法既有相同点又有不同点，两者均是在针刺的基础上配合主动运动或被动运动以治疗疼痛类疾病，都具备运动与针刺止痛的相关性，强调运动后"气至病所"以加强针刺的治疗效果。循经远取动法和传统针刺运动疗法的不同点为取穴原则和运动时机的不同。在取穴原则方面，循经远取动法强调根据疼痛部位进行辨证循经远端取穴，而针刺运动疗法取穴方法包括局部取穴、左右对称、上下对称、肘膝对称以及标本根结配穴等众多方法。在运动时机方面，循经远取动法强调在针刺的同时配合运动，而针刺运动疗法一般是在针刺前按摩患部或针刺后运动患部，对运动时机并无明确要求。

2. 作用机制

（1）中医作用机制

循经远取动法治疗痛症的中医作用机制主要包括两个方面：一方面，循经远取动法将针法与取穴相结合使通络之效发挥到极致。循经远取动法的针刺选穴多在疼痛部位所循行的经脉本经，或同名经远端，所谓"经络所过，主治所及"，针刺相应经脉远端的腧穴可以促进经脉气血运行。患者同时活动患肢，通过运动促进针感"气至病所"，达催促经气并滑利关节、疏通经筋、改善局部血液灌注之效。另一方面，循经远取动法治疗痛症的宗旨在于通络。通过针刺和活动患部可以疏通疼痛部位所属经脉，使经脉气血循环贯通，气血畅通，达到"通则不痛"。对于病情日久，气血不畅，濡养失司出现不荣则痛的患者，通过循经远取动法，可以通经活络，改善局部气血运行，增加气血灌注，局部肌肉、关节得到濡养，则疼痛自消。

（2）现代医学作用机制

针灸治疗痛症已经得到国内外研究的广泛证实，现代研究发现，针刺可以刺激机体内啡肽的产生，触发人体的天然止痛机制，循经远取动法在针刺的同时活动患部可刺激内啡肽进一步释放对抗疼痛。此外，针刺可以刺激机体快速分泌类阿片类物质和多种神经递质，介导机体信号传导，发挥抗炎镇痛作用。

（三）循经远取动法的研究历程

1.局部取穴与循经远取的疗效探究

针灸局部取穴治疗痛症的疗效确切，自古就有针灸局部痛点"阿是穴"治疗疼痛的针刺方法。近现代，针灸患部治疗疾病已经取得国内外专家的广泛认可，近年来新兴的"干针"疗法就是对针灸局部取穴的转化。循经远取是以经络辨证论治、根结理论、经络循行为理论基础的治疗方法。孙远征教授认为，相比于局部取穴，远端取穴的一大优势是可以让患者活动患部，通过主动运动或被动运动催促经气，气行则血行，气血畅通，通则不痛，痛症自除。此外，对于患部有红肿、皮损，或位置隐私（如外阴痛、肛门疼痛）不便针刺时，循经远取的另一优势就体现出来了。通过远端取穴可以对不宜针刺的部位发挥针刺作用，快速缓解局部疼痛不适感。

为明确循经远端取穴的疗效，孙教授及其团队通过对60例急性腰扭伤患者进行临床研究，将循经远取动法与传统针刺（局部取穴）相比较。研究结果发现，首次治疗后及治疗1个疗程后循经远取动法组视觉模拟疼痛评分（visual analogue scale，VAS）、腰椎活动度评分（range of motion，ROM）均显著低于传统针刺组，提示循经远取动法组的即刻效应优于传统针刺组，在缓解疼痛与改善腰椎功能障碍方面较传统针刺组更具优势。此外，孙远征教授及其团队还针对足跟痛、三叉神经痛、肩周炎等常见病进行了相关临床研究，结果均表明循经远取动法与单纯局部针刺相比，即刻效应突出，在改善患者关节活动度，缓解疼痛等方面疗效显著，且远期疗效优于单纯局部针刺。循经远取动法治疗痛症时首先进行辨证选穴，根据疼痛部位的归经进行远端取穴，操作简便，容易被患者所接受。循经远取动法的远端取穴疗效肯定，远期效果明显，值得临床推广及应用。

2. 循经远取与循经远取动法的疗效探究

针刺治疗疼痛性疾病时，或因疼痛部位不易取穴如肛周疼痛，或因患处局部组织病变粘连使活动明显受限如肩周炎，或因患处局部疼痛严重等原因而不宜局部施针。孙远征教授认为针刺治疗离不开经络的辨析，循经远取法是辨经取穴及"经脉所过，主治所及"思想的充分应用，解决了疼痛局部不易或不宜取穴的问题，且止痛效果显著。那么如何能够更好地达到"气至病所"之效呢？孙远征教授在肩周炎的治疗中发现，患者易因肩部炎性疼痛刺激而致其肩关节活动受限，肩周软组织粘连进行性加重，单纯的循经远端取穴或局部针刺临床疗效不甚理想；若嘱患者在循经远端取穴针刺后尝试活动患侧肩部，则临床疗效大为提升。对肛周疼痛患者应用此法，在针刺水沟穴的同时配合提肛运动，止痛效果同样有所增强。随后孙远征教授及其团队对169例肩周炎患者采用循经远取动法即循经远端取穴针刺结合肩部活动的治疗方法观察肩周炎恢复情况，肩关节疼痛明显减轻，活动障碍得以改善，有效验证了循经远取动法的治疗作用。

孙远征教授及其团队进一步探究循经远取针刺后"动"与"不动"的疗效差异，扩展循经远取动法的应用范围。在循经远取动法治疗中风后肩手综合征的临床研究中，将循经远取动法与循经远取不动针刺相比，采用循经远取动法治疗一次即可明显改善患者简化McGill疼痛问卷（SF-MPQ）评分，且于总疗程结束后，SF-MPQ评分显著低于循经远取不动针刺组；基于Fugl-Myer上肢运动功能评定量表，循经远取动法可有效提高患者上肢运动功能，疗效优于循经远取不动针刺组。此外，在急性腰扭伤、坐骨神经痛、三叉神经痛、足跟痛、颞下颌关节紊乱等痛症的治疗中，循经远取动法同样取得了显著疗效。

基础研究也表明，一定强度和时长的运动锻炼或针对性的运动疗法，可以有效提高疼痛阈值并改善疼痛症状；从脊髓、皮层等水平诱发镇痛效应，激活中枢神经系统的痛觉内源性调控系统，或影响中枢神经递质的表达水平，通过痛觉下行调控通路发挥疼痛抑制作用。循经远取动法相较于循经远取法而言，以"动"为要，针刺镇痛与运动诱发的镇痛效应双重效果结合，发挥了更为有利的止痛效果。运动还能改善局部血液循环，调节局部组织神经炎症反应，通过增加内源性阿片类物质，促进神经营养因子恢复，调节炎症因子，从而增强疼痛下行抑制以缓解疼痛。针刺与运动的灵活结合，可引导经气直达病所，促进患病部位局部血液循环，调节肌肉紧张度及关节活动，有效缓解疼痛。

3. 循经远取针刺配合不同运动时机治疗痛症对比探究

循经远取针刺中运动时机不同是否会对治疗效果产生影响呢？孙远征教授及其团队对此问题进行了更为深入的探讨：根据运动时机的不同，将96例肩周炎患者分为循经远取针刺同时配合运动、循经远取针刺前配合运动、循经远取针刺起针后配合运动三组，从VAS评分、肩关节活动度评定、日常生活能力评定三个方面进行评估，结果显示三种方法在减轻肩周炎患者临床症状方面均有效果；但组间比较上，三种方法治疗肩周炎效果差异显著，循经远取针刺的同时配合运动疗效最佳。在循经远取针刺前配合运动，患者常因活动诱发疼痛，对患侧的运动存在恐惧抵触情绪，不易配合治疗，使运动疗法不能最大限度地发挥作用；循经远取针刺起针后配合运动，疗效优于循经远取针刺前运动，但由于此时没有针刺的配合，运动与针刺所发挥的协同作用弱，较循经远取针刺的同时配合运动疗效差。

在循经远端针刺发挥即刻止痛的效应下，可减轻患者因运动致痛的恐惧心理，使疼痛部位能够得到最大限度的活动，更好地发挥运动所产生的镇痛效应、松解粘连、缓解肌肉紧张，两者相辅相成，相得益彰。基于以上研究，逐步建立了相对完善的循经远取动法理论体系，在痛症治疗中取得了显著疗效，灵活运用此法为临床针刺治疗痛症扩展了思路。

（四）循经远取动法的优势

循经远取动法的优势显著，主要体现在以下几个方面：①符合软组织闭合性损伤最新治疗原则（POLICE原则）里的OL原则，即"适当负重"。OL原则强调软组织损伤后应适当缩短休息时间，避免长时间无负重对关节造成的潜在损害，以及关节组织生物力学和形态副损伤的负性损伤。这与循经远取动法主张在针刺时活动肢体目的及意义相一致。②即刻效应明显。循经远取动法针刺后可迅速缓解疼痛，同时显著的即刻效应有利于提高患者对针灸的接受度、认知度。③取穴少、操作简便。循经远取动法取穴时根据疼痛部位，一般循经远端取1个腧穴即可。④取穴方便。循经远取动法针刺多选取肢体末端或头部，患者无需脱衣暴露损伤部位。⑤适应性广。循经远取动法适用于各种急性疼痛、软组织挫伤，如肩周炎、颈椎病、腰扭伤、落枕、腕踝关节扭伤等疾病。⑥疗效稳定持久。经循经远取动法治疗后疼痛可快速缓解，且治愈后复发率低。

二、循经远取动法的选穴方案

循经远取动法治疗痛症是以疼痛局部所在经脉循行远端取穴作为主要选穴原则，同时结合针刺配穴方法。即以循所病之经，远而取之为取穴特点，选取在病灶远端针感强、易得气且方便患者活动的腧穴，常远取近腕踝关节的五输穴，一般首选本经穴位。孙教授认为，治病之法当以灵活运用，若本经远端穴位不便于进行带针运动，则可选择同名经，取穴配伍灵活，效力则彰。

（一）本经取穴法

本经取穴，指对经脉循行部位上（包括脏腑、器官和体表部位）发生的疾病，可选取所病之经上的腧穴，调节其经气运行，以达到治疗作用的方法。这是"经络所过，主治所及"指导下的临床取穴应用。《标幽赋》"速效之功，要交正而识本经"，《医学入门》"因各经之病而取各经之穴者最为要诀"，均表达了本经取穴在疾病治疗中的重要意义。杨继洲提出"宁失其穴，勿失其经；宁失其时，勿失其气"的观点，也同样阐明了所选经络与病位对应，在辨证施治时的重要性。另外，标本根结理论阐明了经脉的起止规律，经气所起之处四肢末端与经气所归之处的头胸腹部之间的密切关系，为循经远端取穴，尤其是本经五输穴，奠定了坚实的基础。

如在肩周炎的治疗中，孙教授根据疼痛部位、经络辨证分型，将肩周炎分为手太阴经型、手阳明经型、手少阳经型、手太阳经型、混合型等类型。若疼痛以肩前部肩前穴附近为主，属手太阴经型，治疗取手太阴肺经荥穴鱼际穴；若疼痛以肩前部肩髃穴附近为主，属手阳明经型，治疗取手阳明大肠经原穴合谷穴；若疼痛以肩外侧肩髎穴附近为主，属手少阳经型，治疗取手少阳三焦经输穴中渚穴；若疼痛以肩后部臑俞穴附近为主，属手太阳经型，治疗取手太阳小肠经输穴后溪穴；混合型则根据疼痛位置，兼而取之。

又如腰痛治疗取穴中，痛以脊柱正中为主，则属督脉型，可取督脉走行于面部的水沟穴；痛以脊柱两侧为主，属足太阳膀胱型，可取膀胱经走行于面部的攒竹穴。

（二）同名经配穴法

同名经配穴法是以同名经"同气相通"为理论依据，选取手足经脉名称相同的经穴相配。这种配穴法的应用依据是手足经脉名称相同均可交会灌注。如手足阳明经交会于鼻旁，手足少阳经交会于外眼角，手足太阳经交会于内眼角，手足太阴经交会于胸部，手足厥阴经交会于胸中，手足少阴经交会于心中。《灵枢·厥病》说："头重而痛，先取手少阴，后取足少阴"。"头半寒痛，先取手少阳、阳明，后取足少阳、阳明"。头痛取手太阳经的后溪配足太阳经的昆仑等，而牙痛可取手阳明经的合谷配足阳明经的内庭。

关于同名经配穴法，《长桑君天星秘诀歌》提到："寒疟面肿及肠鸣，先取合谷后内庭。"《百症赋》也提到："热病汗不出，大都更接于经渠"，"倦言嗜卧，往通里、大钟而明"，意指手足太阴经穴相配。这些都是这种配穴方法的具体应用。现以某些穴对为例说明之。

1. 合谷、解溪

合谷在手背，第一、二掌骨间，当第二掌骨桡侧的中点处，主治头痛脊强、腰脊内痛等，直刺0.5~0.8寸。解溪穴在足背与小腿交界处的横纹中央凹陷中，拇长伸肌腱与趾长伸肌腱之间，主治头痛、下肢痿痹、足踝肿痛等疾病，直刺0.5~1寸。

配伍意义：合谷穴为手阳明大肠经之原穴，解溪穴为足阳明胃经之经穴。手足阳明经同用，两穴配伍善治头痛、颈腰痛等。

2. 外关、足临泣

外关在前臂背侧，当阳池与肘尖的连线上，腕背横纹上2寸，尺骨与桡骨之间，主治偏头痛、目痛、胸胁痛、上肢痹痛、腹痛、五指痛等，直刺0.5~1寸。足临泣在足背外侧，当第四、五趾间，趾蹼缘后方赤白肉际处，主治头痛、目赤肿痛、颌痛腮肿、齿痛、髀枢痛、膝踝关节痛、胁肋疼痛、足跗疼痛、偏头痛、足跗肿痛、乳房胀痛等疾病，直刺0.3~0.5寸。

配伍意义：外关穴为手少阳三焦经的络穴，八脉交会穴之一，通阳维脉。足临泣是足少阳胆经的输穴，八脉交会穴之一，通带脉。手足少阳经同用，共为八脉交会穴，两穴配伍主治耳目、颈项及肩部等疾病。

3. 后溪、申脉

后溪在手掌尺侧，微握拳，第五掌指关节后的远侧掌横纹头赤白肉际，主治头项强痛、目赤肿痛、咽喉肿痛、落枕、尺神经麻痹、肋间神经痛、急性腰扭伤、肩关节周围炎、腰背腿痛、肩臂痛等，直刺0.5~0.8寸。申脉在足外侧部，外踝直下方凹陷中，主治偏头痛、目赤肿痛、跟骨痛、腰腿痛、目赤痛、踝关节扭伤等疾病，直刺0.3~0.5寸。

配伍意义：后溪穴为手太阳小肠经的输穴，八脉交会穴之一，通于督脉。申脉是足太阳胆经的经穴，亦为八脉交会穴，通于阳跷脉。手足太阳经同用，共为八脉交会穴，两穴配伍主治耳目、颈项肩、腰腿踝部痛症。

三、循经远取动法的运动方式

循经远取动法与运动针法、动气针法以及浮针疗法等治疗手段有相似之处，有"动而得气"之意，均起源自古代的导引术。导引术重在"调身、调息、调心"，由神主导，以肢体运动和呼吸运动为宜，动静结合，使神随气行，身随血动，气血运行通畅，形神相合，阴平阳秘，进而使病邪无从侵犯。循经远取动法脱胎于导引之术，但囿于临床的具体情况，只能取"动以调气运血"一则，并将与运动配合的呼吸吐纳和意念调节改为循经感传的针刺治疗以取速效。由此可见，循经远取动法另一个重点在于"运动"。

运动分为主动与被动两种方式，在临床上的具体应用根据适应证而定。一般来说，主动运动由患者自行进行，而被动运动则由医师或家属协助进行，运动的具体方法根据不同的疾病特点而定。以肩周炎为例，患者需要在医者循经针刺健侧或患侧远端后，做抬手、展臂等动作，对粘连的肩关节周围组织进行松解。而对于脑卒中后出现的肩手综合征来说，罹患该病的患者往往不能自行进行患侧肩关节的活动，因此需要家属或医师进行辅助，要求对肩背部的肌肉进行动态的牵拉以减轻患者的疼痛。对于类似的四肢部位疼痛，除了自行屈伸外，必要时可以进行抗阻运动，其运动力度及幅度应在痛与不痛之间，以临界为度。若肢体活动受限，一旦觉得疼痛则立即方向择反稍撤力，随后适当地加大力度和幅度，再次向临界点发力，觉察疼痛后再次稍许撤力择反，如此反复，以尽早解除活动受限；而且在运动结束后拔针自由活动肢体时，要求患者观察哪一个角度还存在受限及疼痛的情况，以辨明现存痛点所在的经脉，既可以再次进行治疗，也可以作为下一次治疗的靶点。而对于枕神经痛、三叉神经痛以及偏头痛等类似疾病的患者，运动方式则略有不同。患者需在循经远取后敲打、揉按或摩擦疼痛的皮肤部位，以自身能够承受为度，这样做同样是为了松解局部紧张的肌肉，加速局部血液循环以促进致痛物质的代谢。循经远取动法的运动方式多种多样，不仅限于以上两种类型。例如肛门直肠神经官能症患者，可在针刺水沟穴后嘱患者做提肛运动以达行气活血、通络止痛之效；对于颞下颌关节紊乱患者，可嘱其做张口、咀嚼等动作。总而言之，在临床应用中，循经远取动法的运动方式、活动程度、活动时间要据病而定、据症而定，中心原则是促使患者因疼痛不能动、不敢动、不能碰、不敢碰的部位产生主动或被动活动，这样不仅能够尽快解除患者因疼痛而导致的活动受限，还能够有效减轻患者的疼痛。

运动对于疼痛的缓解是十分必要的。中医学认为，疼痛的病因不外乎两种，即不通则痛及不荣则痛，而不通和不荣又有着相同的病理基础：或是风寒，或是痰浊，或是瘀火等病理产物单独致病或相互搏结导致经脉痹阻，出现"不通则痛"，而病邪日久不愈，瘀毒伏络，正气耗伤，损伤络脉，则会出现"不荣则痛"。《后汉书·方术列传·华佗传》曾载："动摇则谷气自消，血脉流通，病不自生。"这里的"谷气"便是指积聚在经脉中的病理产物，适当的运动可以使这种病理产物"自消"，进而使被病理产物痹阻的经脉重新恢复流通的状态，最终达到"病不自生"的效果。《素问·生气通天论》同样记载道："阳气者，精则养神，柔则养筋。"故阳气运则筋脉柔，而运动则可以调动机体阳气。由此可见，运动可以通过对患部的运动改善经络气血的流通，并通过对阳气的调动温养筋脉，以动为用，从而达到缓解疼痛的效果。

运动不协调而造成的疼痛是临床上痛症最常见的病因。人体的随意运动首先需要主观意识上的判断、指挥，使肌肉发出的力量和实际所需要的力量相匹配。在临床上，我们经常能够遇见由于做需要爆发力的动作如弯腰拿重物导致腰部损伤疼痛的患者，说明这两种力量若不协调是容易导致损伤性疼痛的。其次，动作需要各肌群的配合。在人体某一动作的形成过程中，肌肉间的激活次序和用力主次关系会逐渐产生有序性变化，各肌肉间激活时间长短和用力大小也产生相互间的协调配合性变化，各肌肉间形成一种特定的整体协调关系。而且这种整体协调特性可以通过调节单个肌肉的激活时间长短或用力大小，以适应外界条件的改变。其中，主动肌与拮抗肌的协同尤为重要。一旦主动肌与拮抗肌之间的收缩与舒张不协同，关节就不再稳定，力量会过多地由骨骼承担，甚至超出其所能承受的范围，最终不仅会导致肌肉拉伤，还会出现关节扭伤等情况。最后，整块肌肉又需要肌束、肌肉纤维等小单位协同合作。如果神经的支配作用稍有偏差，都足以对小到单个肌纤维，大到整块肌肉或肌群、肌腱或相关软组织甚至骨骼造成不同程度的损伤，这便是疼痛产生的常见原因。

在长期的临床观察中，运动本身就具有的止痛效果已经得到广泛认证。首先，感觉系统与运动系统是相互联系的，因此，传入和传出也在不断地相互影响。运动活动（传入）可以激活脊髓的上位中枢，促使上位中枢发放下行冲动（传出），在基底节、丘脑、脑干网状结构和脊髓水平控制伤害性感受的传入，并释放相应的镇痛物质，产生突触前抑制和突触后抑制，从而减轻疼痛的程度，减少疼痛发作的频率。其次，运动可以加速机体的新陈代谢，使炎症因子等致痛物质更快速地从患处代谢出去，还可以有效改善血液的循环，促进关节囊滑液的分泌，抑制或剥离病损组织的肌肉粘连。通过运动，人体的结构可以自动复位，为筋肉拘急挛缩、关节屈伸不利、疼痛难忍的患者制造能够活动的时机，为机体的自动复位腾出足够的空间，从而减轻疼痛。最后，长期疼痛患者对于疼痛常伴有"灾难化"的负面情绪，会造成"疼痛–恐惧–回避–运动功能减退–疼痛"的恶性循环，这不仅会导致疼痛程度的加重、频率的加剧，更会导致一些运动功能受限。可见，适当的运动是很有必要的，它可以通过切断该循环而改变患者对于疼痛的感觉和认知，从而减轻患者的疼痛症状。

有学者认为，人体皮肤表面分布有多个神经细胞突触末梢。当某一个点受到刺激时，中枢神经就会接受由多个细胞的突触末梢同时感受到的刺激信号。因此，当人体的某一点受到针刺时，则有多个感觉神经细胞末梢兴奋，将信号传入大脑而产生局部得气感觉，与此同时又有多个运动神经细胞末梢因此兴奋。由于运动神经细胞末梢重叠部位的反应强烈，其范围超过了原刺激点，又使周围多个感觉神经细胞末梢兴奋，再将信号传入大脑，于是酸麻胀等得气感觉便向周围扩散，同时又有更多的运动神经细胞兴奋……如此反复反馈，便产生了神经兴奋的扩散。这种扩散之所以会循经，是因为神经系统为了能最大限度地"节省材料"，同时又能保证功能的高度精确性，以便最有效地发挥感觉、运动作用，通过漫长的进化，形成了神经细胞的轴突末梢按一定几何规律排列的构造。而这种几何结构就是感觉和运动细胞的轴突末梢相对集中在经络上，从而使经络上神经感觉和运动细胞的轴突末梢间距小于其他部位。这样，在经络上一点受到特殊刺激后，引起神经感觉细胞和运动细胞的交互反馈兴奋，便使产生的针感等相对集中在此条经络上，于是就出现了循经感传现象。邻近经络由于距离相对较远，不足以使神经感觉细胞与运动细胞产生交互反馈兴奋，故感传不能传入另一条经络。因此可以认为，经络实际上就是神经系统的一种特殊兴奋现象。因此，针灸"疏通经络"的过程就是不断地使神经细胞重新联络与反馈，使神经细胞间的联络更加畅通。由此可见，针灸可以加强神经细胞间的联络，提高肌肉动作的协同性，而运动则可以即时地反馈肌束、肌纤维、肌肉、肌群的协作情况，循经远取动法让这两种刺激交融互通，协同互助，加速气至病所的效率，以获佳效。

参考文献

［1］孙远征，孙海舒.循经远取动法治疗肩周炎169例［J］.针灸临床杂志，2002（5）：48-49.

［2］丁小丽.循经远取动法治疗肩周炎的临床疗效观察［D］.哈尔滨：黑龙江中医药大学，2018.

［3］赵广然.循经远取动法治疗中风后早期肩手综合征的临床疗效观察［D］.哈尔滨：黑龙江中医药大学，2018.

［4］徐子涵，尤浩军.运动诱发的镇痛效应：脊髓、皮层下和皮层机制［J］.生物化学与生物物理进展，2022，49（3）：481-491.

［5］王成浩，米文丽，王彦青，等.运动镇痛的作用及机制研究进

展［J］.中国疼痛医学杂志，2021，27（10）：764-770.

［6］孟令娟.循经远取动法治疗腰椎间盘突出症所致坐骨神经痛的临床疗效观察［D］.哈尔滨：黑龙江中医药大学，2017.

［7］孙远征，高扬，孙颖哲.循经远取动法结合常规针刺治疗原发性三叉神经痛临床观察［J］.辽宁中医药大学学报，2020，22（4）：5-8.

［8］刘静丹.循经远取针刺配合不同运动时机治疗肩周炎的相关性分析［D］.哈尔滨：黑龙江中医药大学，2020.

（孙妍）

循经远取动法医案

一、循经远取动法治疗上肢部疼痛医案

医案1　肩痹（手太阴经型）

赵某，女，50岁，2015年5月10日就诊。

【主诉】

右肩关节疼痛伴轻度活动受限1个月，加重5日。

【病史】

该患者1个月前无明显诱因出现右肩冷痛不适，逐渐加重，右臂上举、外展时疼痛加重，伴轻度活动受限。右肩关节X线摄片检查显示：未见明显异常。自行购买伤湿止痛膏贴于肩部，疼痛有所缓解。近5天因劳累后病情加重。现患者右侧肩关节疼痛，轻度活动受限，右侧手臂向前上方上举受限，不能过头，若被动抬举患肢则疼痛加剧。

【查体】

局部肩前穴压痛明显，疼痛向上臂前侧放射。舌暗，舌苔薄白，脉弦紧。

【诊断】

中医诊断：肩痹（手太阴经型）

西医诊断：肩周炎

【处方】

鱼际（患侧）。

【操作】

患者取端坐位，鱼际穴针刺8~12mm，得气后行提插捻转手法，留针10分钟，嘱患者患侧大臂反复做向前、上抬举、外展运动。每周治疗5次，休息2日，以1周为一疗程。

【疗效观察】

针刺得气后，患者觉肩部疼痛减轻，拘急不适感减弱。留针活动时上举幅度明显增加。针刺治疗1个疗程后，患者肩部疼痛感基本消失，上举幅度恢复正常，外展角度增加。嘱患者回家后增加主动运动，练习爬格训练。患者继续治疗两个疗程后痊愈。肩关节活动度恢复正常生理水平，疼痛消失。

【按语】

本案以经络辨证为指导思想，采用循经远取动法治疗。根据查体，该患者肩前穴部位有明显压痛，《灵枢·经脉》载"肺手太阴之脉……从肺系，横出腋下，下循臑内，行少阴、心主之前，下肘中……"依经脉循行可知，肩前穴位置为手太阴肺经循经所过，依据中医学理论"经络所过，主治所及"，故循经辨证选穴时选取手太阴肺经腧穴。《灵枢·终始》："病在上者取之下，病在下者取之上。"因患者肩部活动受限，欲减轻疼痛并提高活动度，选择肩部远端腧穴，以便在针刺时活动肩部。因而选取手太阴肺经远端鱼际穴，行提插捻转手法，催促太阴经经气传感至患部，同时让患者活动患部，以活血通络，增加经脉气血运行及局部血液灌注，使经络气血畅通则疼痛自消。

（孙妍）

医案2　肩痹（手阳明经型）

李某，男，40岁，2021年2月10日就诊。

【主诉】

左侧肩关节疼痛伴活动受限4个月，加重1周。

【病史】

该患者4个月前因工作导致左侧肩部牵拉受伤，到当地医院给予中药离子导入、TDP照射等治疗后基本痊愈，但遗留肩部轻度疼痛，左臂上举时疼痛加重伴轻度受限。近1周因劳累病情加重。为求中医治疗，来我院门诊就诊，现患者左侧肩关节疼痛伴活动受限，关节活动度减小，肩部自觉拘急不适。患侧手臂上举受限，若被动活动患肢则有撕裂样疼痛。

【查体】

局部肩髃穴压痛明显，疼痛向上臂前外侧放射。舌暗，舌苔薄白，脉弦紧。

【辅助检查】

左侧肩关节MRI检查示：软组织轻度退行性病变。

【诊断】

中医诊断：肩痹（手阳明经型）

西医诊断：肩周炎

【处方】

合谷穴（患侧）。

【操作】

患者取端坐位，合谷穴针刺8~12mm，行提插捻转手法，得气后嘱患者活动患侧肩部10分钟，肩部活动以上举运动为主。每周治疗5次，休息2日，以1周为一疗程。

【疗效观察】

针刺行提插捻转手法后，患者自觉肩部疼痛明显减轻，拘急不适感减弱，留针活动时上举幅度明显改善。针刺治疗1个疗程后，患者肩部疼痛基本消失，上举幅度恢复正常。嘱患者回家后增加主动运动，练习爬格、上举等训练。继续针刺治疗两个疗程后，肩关节活动度恢复至正常生理水平，疼痛消失，患者痊愈。

【按语】

本案以经络辨证为指导思想，采用循经远取动法治疗。肩痹病，属于中医学"肩凝"范畴，多因劳伤、年老体虚、卫外不固，加之感受风寒、劳伤加剧致肩部经脉经气受阻、气血运行不畅，不通则痛。本例痛在肩髃穴，并向上臂前外侧放射，依《灵枢·经脉》载"大肠手阳明之脉，起于大指次指之端……上循外前廉，上肩，出髃骨之前廉"及《灵枢·经脉》云"大肠手阳明之脉是主津所生病者，目黄，口干，衄衊，喉痹，肩前臑痛，大指次指痛不用"，可知患者疼痛部位为手阳明经循行所过，"经脉所过，主治所及"，故针刺循经远取手阳明经合谷穴。阳明经为多气多血之经，合谷为阳明经之原穴，具有行气活血、通经止痛之效；针刺合谷穴配合活动患侧肢体，可疏通阳明经气血，通络止痛。

（孙妍）

医案3　肩痹（手少阳经型）

王某，女，43岁，2019年11月16日就诊。

【主诉】

左肩后侧疼痛1个月，加重1周。

【病史】

患者于1个月前晨起发现左肩部后侧疼痛，自行到药店购买风湿膏外用，症状有所缓解，1周前因劳累加重，左肩部疼痛加剧，左臂内旋、上举轻度受限，且内旋和上举时疼痛明显。为求中医治疗，来我院就诊，现患者左肩部后侧疼痛伴轻度活动受限，夜间及活动时疼痛加剧，无外伤史，饮食尚可，睡眠欠佳。

【查体】

肩髎穴处压痛明显，左臂内旋、上举时疼痛加剧，疼痛从肩髎穴向颈部及大臂后外侧放射。舌质暗，苔微黄，脉缓涩。

【辅助检查】

左肩X线摄片检查示：关节间隙变窄。

【诊断】

中医诊断：肩痹（手少阳经型）

西医诊断：肩周炎

【处方】

中渚穴（患侧）。

【操作】

嘱患者端坐位，患侧中渚穴直刺8~12mm，针刺得气后行提插捻转手法，留针10分钟，嘱患者左上肢反复做内旋、上举动作以活动患部。每周治疗5次，休息2日，以1周为一疗程。

【疗效观察】

针刺行提插捻转后，患者觉肩部疼痛即刻减轻。留针活动时，内旋幅度改善，内旋时疼痛减轻。针刺治疗6次后，患者肩部疼痛基本消失，内旋、上举幅度与常人无异，肩髎穴处压痛感基本消失。嘱患者回家后增加肩部主动运动，做内旋、上举等活动。继续针刺治疗两个疗程后，患者痊愈。

【按语】

本案以经络辨证为指导思想，采用循经远取动法治疗。《灵枢·经脉》载："三焦手少阳之脉，起于小指次指之端……上贯肘，循臑外上肩，而交出足少阳之后……"本案患者肩髎穴疼痛最为明显，活动时向颈部及大臂后外侧放射，故病在手少阳经。因此依"经脉所过，主治所及"选取手少阳经远端中渚穴。中渚穴主治肩、背、肘、臂疼痛麻木，手指不能屈伸等，针刺中渚穴同时配合活动患侧，可疏通少阳经气血，行气活血，通经止痛。

（孙妍）

医案4　肩痹（手太阳经型）

王某，女，43岁，2015年7月10日就诊。

【主诉】

右侧肩关节疼痛2周，加重1天。

【病史】

患者2周前感受风寒后出现右肩疼痛，以肩后部为重，抬举时活动受限，自行购买止痛片口服后疼痛缓解、活动受限解除，但仍遗留轻度疼痛，昨日因劳累后疼痛加重，无活动受限，为求系统中医针灸治疗来我门诊。现患者右侧肩外侧疼痛，伴拘急不适感，右上肢抬举时疼痛加剧。

【查体】

臑俞穴处压痛明显，右上肢抬举时疼痛加剧，疼痛感从臑俞穴向颈部及大臂后外侧放射。

【辅助检查】

右肩X线摄片检查示：无明显异常。

【诊断】

中医诊断：肩痹（手太阳经型）

西医诊断：肩周炎

【处方】

后溪穴（患侧）。

【操作】

嘱患者端坐位，患侧后溪穴直刺8~12mm，针刺得气后行提插捻转手法，留针10分钟，嘱患者右上肢反复做抬举、前后摆动活动。每周治疗5次，休息2日，以1周为一疗程。

【疗效观察】

针刺行提插捻转手法后，患者觉肩外侧疼痛减轻，肩部拘急不适感减弱。针刺治疗4次后，患者肩部疼痛基本消失，右上肢抬举时仍遗留轻度疼痛。嘱患者回家后增加主动运动，练习爬格、抬举训练。继续针刺治疗2个疗程后，患者痊愈，疼痛消失。

【按语】

本案以经络辨证为指导思想，采用循经远取动法治疗。肩痹病，属于中医学"肩凝"范畴，多因劳伤、年老体虚、卫外不固，加之感受风寒、劳伤加剧致肩部经脉经气受阻、气血运行不畅，不通则痛。《灵枢·经脉》载："小肠手太阳之脉，起于小指之端，循手外侧，上腕，出踝中，直上循臂骨下廉，出肘内侧两骨之间，上循臑外后廉，出肩解，绕肩胛，交肩上，入缺盆……"本案患者臑俞穴处疼痛最为明显，活动时向颈部及大臂后外侧放射，故病在手太阳经。因此循经选取手太阳经远端后溪穴。后溪穴为手太阳经的输穴，所谓输主体重节痛，针刺输穴后溪可疏通太阳经气血，同时配合活动患侧，可行气活血，通经止痛。

（孙妍）

医案5 肩痹（混合型）

李某，男，48岁，2020年5月4日就诊。

【主诉】

右肩关节疼痛伴活动受限2个月，加重1周。

【病史】

该患者2个月前于夜间睡觉时肩部感受风寒后出现右肩冷痛不适，

右臂上举及背伸时疼痛加重，伴活动受限，影响生活。到当地医院就诊，给予中药离子导入、TDP照射，后又行局部封闭治疗，疼痛略有缓解。近1周因劳累病情加重，为求中医针灸治疗，今来我院门诊就诊，现患者右侧肩关节疼痛伴活动受限，关节活动度减小，肩部自觉拘急不适。患侧手臂上举不能过头，背伸手仅到腰部，若被动活动患肢则有撕裂样疼痛。

【查体】

局部肩髃穴及肩贞穴压痛明显，疼痛向上臂前外侧、后侧放散。舌暗，舌苔薄白，脉弦紧。

【辅助检查】

右肩关节X线摄片检查示：未见明显异常。

【诊断】

中医诊断：肩痹（手阳明经、手太阳经混合型）

西医诊断：肩周炎

【处方】

合谷穴（患侧）、后溪穴（患侧）。

【操作】

患者取端坐位，合谷、后溪穴针刺入8~12mm，行提插捻转手法，得气后嘱患者留针同时最大幅度地活动患侧肩部10分钟，肩部活动以上举和背伸运动为主。每周治疗5次，休息2日，以1周为一疗程。

【疗效观察】

针刺得气后，患者自觉肩部疼痛减轻，肩部拘急不适感减弱。留针活动时上举幅度逐渐增加，背伸幅度略有改善。针刺治疗8次后，患者肩部疼痛基本消失，上举幅度恢复正常，背屈时手可达肩胛骨下角。嘱患者回家后增加主动运动，练习爬格、背伸等训练。继续针刺治疗两个疗程后，患者痊愈。肩关节活动度恢复至正常生理水平，疼痛消失。

【按语】

本案以经络辨证为指导思想，采用循经远取动法治疗。《灵枢·经脉》载："大肠手阳明之脉，起于大指次指之端……上臑外前廉，上肩，出髃骨之前廉"；"小肠手太阳之脉……出肩解，绕肩胛，交肩上"。依据中医学理论"经络所过，主治所及"和《灵枢·终始》"病在上者取之下，病在下者取之上，病在头者取之足，病在腰者取之腘"，治疗时根据肩部疼痛部位所属经脉选择腧穴。本例痛在肩髃穴及肩贞穴，并向前外侧及后侧放射疼痛，故病在手阳明及手太阳经，选取阳明经合谷穴、太阳经后溪穴。阳明经为多气多血之经，合谷为阳明经之原穴，具有行气活血、通经止痛之效；后溪为手太阳经输穴，《难经·六十八难》曰："输主体重节痛"，说明输穴适用于病情时轻时重、时作时止和肢体重着、骨节酸痛者。两穴相组并配合活动患侧肢体，共奏疏通阳明经、太阳经气血，通络止痛之效。

（孙妍）

医案6 肱骨外上髁炎

黄某，女，48岁，2019年7月11日就诊。

【主诉】

左侧肘关节疼痛不适3月余，加重2日。

【现病史】

患者于3个月前在工作劳累后出现左肘关节疼痛，以酸胀痛为主，劳累后加重，不能擎握重物，活动受限，自行外敷膏药（具体用药不详）止痛，疼痛及活动受限略有好转，后又于当地医院行局部封闭治疗2次，但症状一直有所反复，2日前患者因着凉再次诱发左肘关节疼痛，故为求系统中医针灸治疗来我门诊。刻下症见：患者左侧肘部外侧疼痛，酸胀不适，外旋时有刺痛向前臂发散，用力握拳、屈前臂时疼痛加重，肘关节旋转及屈伸活动受限，形体偏胖，面色少华，倦怠乏力，睡眠一般，饮食及二便尚可。

【查体】

肱骨外上髁近曲池穴处有压痛，稍肿，腕背伸抗阻力试验阳性，Mill征阳性，左侧前臂肌力三级，舌紫暗，舌下见瘀斑瘀点，苔白，脉弦细。

【辅助检查】

左肘关节正侧位X线片示：无明显异常。血沉及类风湿因子检查示：无异常。

【诊断】

中医诊断：痹病（瘀血阻滞证）

西医诊断：肱骨外上髁炎

【处方】

中渚（患侧）、外关（患侧）、曲池（患侧）。

【操作】

患者取坐位，针刺得气后行捻转提插泻法，以针感向肘关节处传导为佳；同时嘱患者左侧前臂做外旋、内收、屈伸等活动，此外施术者可托拿患者左肘，弹拨患者伸肌总腱或痛点。留针30分钟，其间每隔10分钟行针1次，每次每穴行针1分钟，每日针刺1次。每周治疗5次，休息2日，以1周为一疗程。

【疗效观察】

针刺1次后，患者自觉肘部疼痛有所缓解，前臂活动幅度较前改善；针刺1个疗程后，患者疼痛基本消除，仅在外旋时有酸胀不适感；再次巩固针刺治疗2个疗程，患者痊愈。随访1年未见复发。

【按语】

肱骨外上髁炎俗称"网球肘"，是肘部常见的慢性损伤性肌筋膜炎，属于中医学"肘劳""筋痹"范畴。本案患者为左肘外侧疼痛不适，此为少阳经以及阳明经循行所过之处，因此远端选取手少阳三焦经腧穴中渚和外关进行治疗。《灵枢·经脉》指出："大肠手阳明之脉……是主津液所生病者……肩前臑痛。"经脉通则气血畅，气血畅则痛自消，对于劳损引起的肘关节痛，加选对侧手阳明大肠经的曲池，左病取右，右病取左，配合运动患侧肢体，可达理血行气、柔筋止痛之效。

（孙妍）

医案7 屈指肌腱腱鞘炎

力某，女，68岁，2015年8月3日就诊。

【主诉】

右侧食指胀痛2年余，加重1周。

【病史】

患者2年前自述因过度劳累出现右侧食指关节屈伸不利，用力时患处酸胀疼痛，晨起与劳累后疼痛加重，不伴晨僵，不伴其他关节疼痛，于当地医院就诊诊断为"腱鞘炎"，经推拿和止痛药物治疗（具体用药用量不详）后疼痛有所缓解，但劳作后仍疼痛不止。近年来发作频率增加，手指屈伸受限，活动时伴弹响声，自诉偶尔需辅助推扳才可以完成屈伸动作，今为求中医针灸治疗来我门诊。现患者右侧食指胀痛，弹响指，眠差，畏寒，大便秘，饮食可。

【查体】

神清语利，查体合作，食指1、2关节屈伸不利，勉强伸直有弹响。舌淡，苔白，脉弦涩。

【辅助检查】

手部X线片示：未见明显异常。

【诊断】

中医诊断：痹证（寒凝血瘀证）

西医诊断：屈指肌腱腱鞘炎

【处方】

迎香（健侧）、合谷（患侧）、阳溪（患侧）、偏历（患侧）、手三里

（患侧）。

【操作】

患者取舒适体位，施术者和穴位常规消毒，针刺健侧迎香穴行捻转补法，得气后嘱患者屈伸食指引起疼痛，运动10次。然后针刺患侧合谷、阳溪行捻转补法，针感下传至食指端为度。手三里、偏历针刺后循经脉循行路线行徐和的循按或循摄法。诸穴共留针30分钟。每日针灸1次，连续治疗5日，休息2日，以2周为1个疗程，共治疗2个疗程。

【疗效观察】

首次针刺结束后，患者自述关节疼痛明显减轻，但屈伸时仍伴疼痛和弹响声。针刺1个疗程后，右侧食指关节屈伸自如，屈伸时疼痛明显减轻，自述偶有弹响声，但发作频次明显减少。治疗2个疗程后，患处局部已无压痛，屈伸无痛感，弹响消失，无绞锁现象。半年后随访无复发现象。

【按语】

屈指肌腱腱鞘炎属于中医学"伤筋"的范畴。本案患者为老年女性，长期从事家务工作，手部劳作过度，伤筋耗气，故而气血不行，不通则痛，发为本病。再者患者长期居住于寒冷之地，感受寒邪，气滞血瘀，经络失养，不荣则痛而发病。《灵枢·经脉》载："大肠手阳明之脉，起于大指次指之端，循指上廉，出合谷两骨之间，上入两筋之中，循臂上廉，入肘外廉……交人中，左之右，右之左，上夹鼻孔。"此患者经络辨证属寒凝大肠经，根据"腧穴所在，主治所在"和"经脉所通，主治所及"的取穴原理，治疗时采用远近配穴法，循经选取手阳明经远近端腧穴，合谷、阳溪为大肠经之输穴、原穴，行针手法予以捻转补法可生发阳气，散寒止痛。手三里、偏历则予行针手法中的"循法"，在针刺穴位所在之经络上下推循以促使经络感传得气，并配合远端腧穴迎香穴，通经活络。在针刺的同时嘱患者做主动屈伸食指的运动，使气血运行通畅，改善局部循环，从而达到治疗目的。

（孙妍）

医案8　落枕

王某，女，25岁，2016年1月5日就诊。

【主诉】

左侧颈部疼痛，活动受限1日。

【病史】

患者因昨夜高枕睡眠，晨起后左侧颈部疼痛、僵硬，向左旋转疼痛剧烈，无法自主向左回顾或向左侧偏斜，颈部左侧压痛感明显，自行于家中休息，病情未见明显好转，为求中医针灸来我门诊。现患者左侧颈部疼痛僵硬不舒，向左转颈受限，饮食尚可，二便正常，睡眠质量佳。

【查体】

颈部肌肉强直，无红肿，颈部活动时疼痛加重，因疼痛无法自主向左回顾及偏斜。舌红苔薄白，脉弦。

【辅助检查】

颈部X线检查示：无明显异常。

【诊断】

中医诊断：落枕（少阳经型）

西医诊断：急性颈椎关节周围炎

【处方】

中渚穴（患侧）。

【操作】

患者端坐位，局部皮肤常规消毒，中渚穴直刺8~12mm，得气后行提插捻转泻法2分钟，嘱患者向左转动或倾斜颈部10分钟，留针30分钟。

【疗效观察】

针刺1次后，患者颈部疼痛感明显减轻，颈部向左活动幅度明显增加，继续针刺2次后，患者颈部可随意活动，疼痛完全消失。

【按语】

西医学认为,落枕多因外力损伤、睡眠姿势不当、感受风寒邪引起颈项部肌肉紧张性收缩,颈部肌群力学平衡失调,引起相应肌群痉挛,局部血液循环障碍,导致充血、渗出等无菌性炎症,引发疼痛。中医学将落枕又称为"落枕风""失枕",认为与经气不利、气血受阻关系密切。本案患者因夜间睡眠枕头不合适,导致睡眠期间姿势不当,经脉气血运行受阻,颈部经脉经气不利。《灵枢·经脉》:"三焦手少阳之脉,起于小指次指之端……上贯肘,循臑外上肩……其支者,从膻中上出缺盆,上项,系耳后直上……"患者表现为左侧颈部疼痛,僵硬,向左旋转疼痛剧烈,故病变部位在少阳经,针刺选穴时依据"病在上者取之下,病在下者取之上""经络所过,主治所及"理论,选取少阳经远端腧穴中渚。针刺后让患者配合颈部运动,以推动针气感传,疏通经气,通络止痛。

(孙妍)

二、循经远取动法治疗躯干部疼痛医案

医案9 颈椎病

陈某,男,35岁,2019年7月25日就诊。

【主诉】

肩颈部疼痛1个月,加重1周。

【病史】

患者因长期伏案工作,经常数小时不动,1个月前出现肩颈部疼痛不适感,未在意。1周前洗凉水澡后疼痛加重,到社区医院外用膏药及扩血管治疗,未见明显好转。为求中医治疗,来我院就诊。现患者颈项强,肩背痛,疼痛向上肢前侧及外侧放射,右上肢麻木,活动后麻木减轻,头晕,胸闷,易汗出。既往无高血压、糖尿病病史。饮食

尚可，二便正常，夜间睡眠尚可。

【查体】

臂丛牵拉试验左侧（−）、右侧（＋）。颈椎活动度正常。C_4~C_7夹脊区按压痛（＋），右侧重于左侧。舌质淡，苔白，脉浮弦。

【辅助检查】

颈椎MRI检查示：颈3/4、颈4/5、颈5/6椎间盘突出，压迫硬膜囊。

【诊断】

中医诊断：项痹（少阳、太阳经型）

西医诊断：颈椎病（神经根型）

【处方】

主穴：C_4~C_7夹脊穴。

配穴：中渚（患侧）、后溪（患侧）、风池（患侧）、翳风（患侧）、合谷（患侧）。

【操作】

患者端坐位，常规消毒，中渚、后溪穴直刺8~12mm，得气后行提插捻转泻法约2分钟，嘱患者做颈部的左右牵拉及俯仰动作，患者活动10分钟后再针刺余穴。余穴常规针刺，采用平补平泻手法。针刺后颈夹脊穴，左右为1组连接电麻仪，采用疏波。留针30分钟，每日1次，每周5次，1周为一疗程。

【疗效观察】

第1次针刺中渚、后溪，患者活动颈部后疼痛明显缓解。连续治疗5次后患者颈肩部疼痛感基本消失，做颈部俯仰运动时偶发一过性疼痛，右上肢麻木范围缩小。继续治疗2个疗程后，右上肢麻木感基本消失，又继续巩固治疗1个疗程后痊愈。嘱患者日后慎劳累、避风寒，多活动颈部。

【按语】

神经根型颈椎病归属中医学"项痹""痹症""眩晕"等范畴，本案患者长期伏案工作，气血运行不畅。时值盛夏，腠理开泻，凉水冲洗身体，外寒侵袭体表，阻滞太阳经脉，发为项强。患者颈项部及上肢疼痛部位归属手太阳经、手少阳经，根据"经脉所过，主治所及"，"病在上者下取之"，选取手少阳及手太阳经穴位中渚、后溪配合活动患部疏通太阳、少阳之气，通络活血，起到立竿见影的效果。再针刺局部夹脊穴改善局部血液灌注，疏松局部肌肉，减轻项强，再配风池、翳风、合谷解表散寒，诸穴合用共奏舒筋活络、消除顽麻之功。经孙远征教授团队长期临床观察发现，循经远取动法对神经根型颈椎病、腰椎病具有较好的疗效，可快速减轻神经根性症状，对疼痛、放射痛、麻木等临床症状的效果较好，值得临床推广。

（孙妍）

医案10　痉挛性斜颈

汪某，男，45岁，2015年10月9日就诊。

【主诉】

头颈部不自主向左侧倾斜1个月。

【病史】

患者1个月前无明显诱因出现头颈部不自主向左侧倾斜，伴拘急不适感，偶伴震颤。到某医院就诊考虑为痉挛性斜颈，经西医综合治疗（具体药物不详）2周未见明显缓解。既往无高血压、糖尿病和精神病病史。为求中医治疗来我院，现患者头颈部不自主向左侧倾斜，头颈部僵硬、拘急不适，精神紧张、压力大或情绪激动时症状加重，可见轻度震颤，晨起时喉中有痰，不喜甜食，饮食欠佳，二便正常，夜寐不安。

【查体】

右侧胸锁乳突肌紧张度增加，舌质红，苔白腻，脉滑。

【辅助检查】

颈椎X线正侧位摄片检查示：未见明显异常。

【诊断】

中医诊断：痉病（少阳、太阳经型）

西医诊断：痉挛性斜颈

【处方】

后溪（患侧）、中渚（患侧）、舞蹈震颤区、风池、丰隆（患侧）。

【操作】

患者端坐位，常规消毒，中渚、后溪穴直刺8~12mm，得气后行提插捻转泻法2分钟，嘱患者左右转动颈项10~15分钟。颈部活动后再针刺余穴，舞蹈震颤区采用经颅重复针刺刺激疗法行小幅度快速捻转，每分钟约200转，每次3~5分钟。余穴平补平泻，留针30分钟，每日1次，每周5次，以1周为一疗程。

【疗效观察】

经针刺后溪、中渚配合颈部活动后，头颈部拘急不适感明显减轻，针刺3个疗程后，头颈部向左侧倾斜幅度减小，继续针刺5个疗程后明显好转。

【按语】

痉挛性斜颈是由于颈部肌肉受到中枢神经异常放电导致的不自主收缩，出现头颈部痉挛性扭曲、倾斜和姿势的异常。西医学对本病病因认识尚不明确，药物治疗效果不佳。痉挛性斜颈归属中医学"痉病"范畴，多因七情不顺、感受外邪，气机不顺致太阳、少阳经经气不利，筋脉失于濡养发为本病。手太阳经和手少阳经循经过颈肩部，依"经脉所过，主治所及"，故针刺取穴时选取太阳经及少阳经远端腧穴后溪和中渚。针刺远端腧穴配合颈部活动可快速缓解颈部拘急不适感。针刺双侧舞蹈震颤区，通过高频率捻转刺激，将针感通过高阻抗的颅骨到达大脑中枢，调节脑内中枢神经，以达到止痉目的。风池、丰隆为辨证选穴，诸穴合用共奏舒筋通络、解痉之效。

（孙妍）

医案11 胸背肌筋膜炎

张某，女，50岁，2018年7月19日就诊。

【主诉】

胸背部疼痛不适2月余，加重1周。

【病史】

患者2个月前因工作劳累出现胸背部酸痛不适，伴拘紧感，1周前因搬重物疼痛加重。为求中医治疗，来我院门诊就诊，现患者胸背部肌肉僵硬伴酸痛不适，牵涉双侧颈肩部不适伴拘紧感，活动肩部时伴肩胛骨内侧缘弹响，不伴颈肩部活动受限。饮食减少，夜寐不安。

【查体】

触诊示：脊柱、双侧肩胛骨内侧缘有明显压痛点，背部可触及疼痛结节。舌暗，苔薄白，脉弦紧。

【辅助检查】

颈椎胸椎X线摄片检查示：未见明显异常；类风湿因子（－）；血常规检查示：白细胞 14.5×10^9/L。

【诊断】

中医诊断：痹病（气滞血瘀证）

西医诊断：胸背肌筋膜炎

【处方】

攒竹穴，C_7~T_7 的督脉穴位，膀胱经第一、二侧线上的穴位。

【操作】

针刺攒竹穴：嘱患者取端坐位，对针刺部位进行常规消毒，平刺攒竹穴8~12mm，行患者最大耐受强度的捻转刺激，使之得气。然后让患者配合做胸背部前屈、后仰及扩胸动作，时间约10分钟，之后进行背部阳经透刺治疗，同时攒竹留针30分钟。背部阳经透刺：患者俯卧位，取双侧C$_7$~T$_7$的督脉穴位和膀胱经第一、二侧线上的穴位，由上向下进行透刺（即从某一腧穴向下透刺至另一腧穴），直至无疼痛处为止。进针角度为15°，循经向下平刺入腧穴，得气后施以泻法，使得针刺部位发红充血呈片状，效果最佳。在每条经脉的最上点和最下点穴位连接电麻仪，施以连续波密波（约100Hz），强度以患者耐受为度，留针30分钟。每日1次，每周治疗5次，休息2日，以1周为一疗程。

【疗效观察】

患者针刺治疗1个疗程后，觉背部酸胀消失，拘紧不适感明显减轻，肌肉紧张度下降。肩胛骨内侧缘弹响及压痛点均明显减轻。继续针刺治疗2个疗程后痊愈。

【按语】

胸背肌筋膜炎属中医学"痹证"范畴。《素问·痹论》曰："风寒湿三气杂至，合而为痹也。"经络痹阻，气血运行不畅。西医学认为，胸背肌筋膜炎是由某些因素使筋膜反复受到牵拉、摩擦及冷热等异常或过量的刺激，致使局部筋膜产生缺血、肥厚、变性、粘连等内在病理改变而引起的一种无菌性炎性反应。针刺攒竹穴是"经脉所过，主治所及"的体现，配合胸背部活动是将针刺和运动疗法相结合，既发挥了针刺的镇痛作用，又充分发挥了运动疗法加速血液循环、消除炎性反应、松解粘连的作用。《灵枢·九针十二原》载："以痛为腧，以知为度。"当选取局部所过经络。足太阳膀胱经循行过胸背部，"膀胱足太阳之脉，其直者，从颠入络脑，还出别下项，循肩膊内……其支者，从膊内左右别下贯胛"。故而选取背部和膀胱经第一、二侧线上的穴位沿皮肤透刺结合电针，增强针刺感传，通行局部气血，达通络止痛之效。

医案12 腰背肌筋膜炎

蔡某，女，50岁，2014年3月8日就诊。

【主诉】

腰背部酸痛不适2周，加重1日。

【病史】

患者2周前感冒后出现腰背部酸痛不适，肌肉僵硬拘紧，晨起时加重，未进行干预治疗，昨日外出受寒后酸痛不适感加重，自行于家中热敷按摩治疗，疼痛未见明显缓解，为求中医针灸治疗，到我院就诊。现患者腰背部肌肉酸痛不适，俯仰活动时加剧，饮食及二便未见明显异常。

【查体】

从T_6~L_4两侧骶棘肌紧张、僵硬，深部可触及痛性肌索。舌质淡，苔薄白，脉弦紧。

【辅助检查】

血常规示：白细胞15×10^9/L；血沉（−），类风湿因子（−）。腰椎X线检查示：未见明显异常。

【诊断】

中医诊断：痹病（寒湿阻络证）
西医诊断：腰背肌筋膜炎

【处方】

攒竹穴、T_2~L_5督脉穴位、疼痛范围水平膀胱经第一侧线上的穴位。

【操作】

患者取端坐位，平刺攒竹穴8~12mm后行患者最大耐受强度的捻转刺激，使之得气，并让患者配合做腰背部前屈、后仰及左右转侧动作约10分钟。之后进行背部阳经透刺治疗，同时攒竹留针30分钟，沿膀胱经第一侧线和督脉的穴位由上向下透刺（即从某一腧穴向下透刺至另一腧穴），进针后施以泻法，使得针刺部位得气，再将每条经脉最上点和最下点穴位连接电麻仪，采用密波，强度以患者耐受为度。每日1次，每周治疗5次，休息2日，1周为一疗程。

【疗效观察】

针刺3次后患者自觉背部肌肉拘紧不适感减轻，腰背部疼痛有所缓解。2个疗程后患者背部疼痛感消失。

【按语】

腰背肌筋膜炎多因寒冷、潮湿、慢性劳损使腰背部肌筋膜及肌组织发生水肿、渗出及纤维变性而出现一系列临床症状。本病属于中医学"痹证""腰痛"等范畴。病机为脉络受阻，气血不通。攒竹穴位于面部，在眉头凹陷中，眶上切迹处，因眉毛攒聚形如竹叶而得名，功善宣散太阳经气、疏风清热、降逆止痛。《灵枢·刺节真邪》曰："用针之类在于调气……"

针刺攒竹穴有很好的调气作用，同时配合患者腰背部的活动，可振奋、调畅太阳经，疏通其经脉气血，达到通则痛止的效果。《灵枢·九针十二原》："以痛为腧，以知为度。"故当选取局部所过经络。《灵枢·经脉》言："膀胱足太阳之脉，其直者，从巅入络脑……挟脊抵腰中，入循膂，络肾，属膀胱。其支者，从腰中，下挟脊，贯臀，入腘中。其支者……挟脊内，过髀枢……"《难经·二十八难》载："督脉者，起于下极之俞，并于脊里，上至风府，入属于脑。"故而选取疼痛部位上下节段膀胱经上的穴位及督脉穴位。采用透刺手法，扩大刺激面，增强针刺感传，达到调整气血阴阳、通络止痛之效。

（孙妍）

医案13 急性腰扭伤

张某，男，51岁，2019年3月20日就诊。

【主诉】

腰部疼痛2日。

【现病史】

患者2天前因搬卸重物导致腰部疼痛，前后屈伸以及左右扭腰等活动受限，自行购买红花油、红外线灯照射治疗，疼痛未见明显缓解，严重影响患者正常工作生活，故来我门诊进行针灸治疗。现患者腰部正中位置疼痛，无法完成前屈、后仰、转体等动作，睡眠差，饮食及二便尚可。

【查体】

L$_4$、L$_5$棘突明显压痛。面色少华，表情痛苦，舌淡苔薄白，脉弦细。

【辅助检查】

腰椎X线示腰椎退变。

【诊断】

中医诊断：腰痛（督脉型）

西医诊断：急性腰扭伤

【处方】

水沟。

【操作】

患者站位，水沟穴斜刺得气后行捻转泻法1分钟，嘱患者做前屈、后仰、蹲起、转体等动作，留针30分钟，其间每隔10分钟行针1次，每次行针1分钟，每日针刺1次，每周治疗5次，休息2日，1周为一疗程。

【疗效观察】

首次针刺3分钟后患者即感觉疼痛减轻，腰部活动的幅度增大，10分钟后再次行针，患者可扶墙进行蹲起动作，30分钟起针后患者疼痛基本消除，活动幅度与发病前基本无异。巩固治疗2次后患者痊愈。

【按语】

《素问·骨空论篇》云："督脉为病，脊强反折。"本案患者因闪挫仆伤，督脉气血受阻，不通则痛。故孙远征教授选取督脉经穴进行治疗。根据"病在下者取其上"的治疗原则，位于头面部的水沟穴为最优之选。《通玄指要赋》云："人中除脊膂之强痛。"亦说明了此点。针刺远端穴位，配合以腰部的运动，最终使督脉气血通畅，疼痛自止。

（孙妍）

医案14　急性腰扭伤

孙某，男，68岁，2020年9月11日就诊。

【主诉】

腰部疼痛活动受限3日。

【现病史】

患者3日前因背孙女玩耍不慎扭伤腰部，腰部疼痛，活动受限，不敢转侧，自行购买膏药外用贴敷，疗效不显，为求针灸治疗来我门诊。现患者腰部右侧方位置疼痛，无法做转侧、后仰等动作，形体偏瘦，面色无华，表情痛苦，睡眠、饮食及二便尚可。

【查体】

第三、四腰椎两侧膀胱经第一侧线附近压痛（＋）。舌红苔白，脉弦紧。

【辅助检查】

腰椎MRI示：$L_{3/4}$和$L_{4/5}$腰椎间盘突出。

【诊断】

中医诊断：腰痛（太阳经型）

西医诊断：急性腰扭伤

【处方】

攒竹（患侧）、后溪（患侧）。

【操作】

患者取站位，针刺攒竹、后溪得气后行捻转泻法1分钟，嘱患者做转侧、前俯、后仰等动作，并嘱患者逐渐加大幅度，留针30分钟，其间每隔10分钟行针1次，每穴每次行针1分钟，每日针刺1次，每周治疗5次，休息2日，1周为一疗程。

【疗效观察】

针刺得气后，患者即感觉腰部疼痛有所减轻，10分钟后，患者转侧的角度范围增加，再次行针，患者自觉肌肉紧绷感大幅减轻，可做俯仰等动作。治疗1个疗程后患者基本痊愈，腰部活动受限解除，仅余留少许腰部僵硬不适感。

【按语】

本案患者腰椎间盘突出，故可见腰部之经络早有损伤，气血不能荣养筋肉，加之不慎闪挫，气血瘀滞，而发为腰痛、活动受限。患者疼痛部位位于膀胱经，故应依据经络辨证，远端取穴，病在下者取之上，选取位于足太阳膀胱经的攒竹穴以及手太阳小肠经的后溪穴，在循经针刺后配合以腰部的活动，可以更加高效地疏通经脉，调畅腰部经络的气血，最后达到消除疼痛的目的。

（孙妍）

医案15　腰椎间盘突出

赵某，男，40岁，2020年5月20日就诊。

【主诉】

腰骶部疼痛、右下肢放射痛10日。

【病史】

患者10天前因搬重物劳累后出现腰骶部疼痛，行走时疼痛加剧，向右下肢后、外侧放射，影响下肢运动。自行购买红花油、风湿止痛膏外用，略有缓解。为求中医治疗，今来我院，现患者腰骶部疼痛剧烈，行走、咳嗽时疼痛向右臀部及右下肢后、外侧放射，腰部活动受限。饮食尚可，二便正常，眼干涩，失眠多梦。

【查体】

L_3~L_5处压痛（＋），右侧直腿抬高试验（＋），腰部活动受限。舌红少苔，脉细数。

【辅助检查】

腰椎MRI结果：椎间孔狭窄；腰椎骨质增生；L_3~L_5椎间盘突出。

【诊断】

中医诊断：腰痛（肝肾亏虚证）
西医诊断：腰椎间盘突出

【处方】

水沟、瞳子髎（患侧）、后溪（患侧）、中渚（患侧）、L_2~S_1夹脊穴（双侧）、环跳（患侧）、委中（患侧）、承扶（患侧）、丘墟（患侧）、悬钟（患侧）、阳陵泉（患侧）。

【操作】

循经远取动法配合常规针刺。患者端坐位，常规消毒后斜刺水沟、瞳子髎，直刺后溪及中渚。进针后每穴行提插捻转泻法至少1分钟，力度以患者能耐受为度，同时嘱患者做腰部前后俯仰运动、蹲起动作，留针10分钟，后溪、中渚起针。随后嘱患者左侧卧位，左腿伸直，右腿屈曲，常规消毒后，针刺L_2~S_1夹脊穴（双侧），直刺右侧环跳3寸，使针感放射至足底，余穴常规针刺，平补平泻。每日1次，每周5次，1周为一疗程。

【疗效观察】

患者自述针刺水沟、瞳子髎、后溪、中渚，经留针配合活动10分钟后，腰骶部疼痛即刻缓解，向右下肢放射痛亦减轻。1个疗程后，疼痛明显缓解，腰部活动范围明显增加，右侧下肢疼痛减轻但有麻木酸胀感。继续治疗2个疗程后，腰骶部及腿部症状基本消失，腰部活动基本如常，继续巩固治疗1个疗程后，痊愈。

【按语】

本案治疗以循经远取动法配合常规针刺为主。该病归属中医学"痹证"及"腰痛"范畴，多与肝肾亏虚，风、寒、湿邪侵袭，外力损伤，素体虚弱以及先天肾气不足存在直接联系。本案患者有腰椎间盘突出症病史5年，现因感受风寒出现腰骶部疼痛，为风寒直接侵袭经络，凝滞经脉，经络阻滞不通，不通则发为疼痛。患者当前疼痛剧烈，故治疗时以"急则治其标、缓则治其本"为原则，先通过循经远端针刺水沟、攒竹、后溪、中渚穴，让患者活动腰部，以快速缓解疼痛。腰骶部为督脉及足太阳膀胱经经脉所过之处，腰两侧为少阳经循经所过，故选取少阳经远端瞳子髎、中渚穴，太阳经远端后溪穴，督脉远端水沟穴，行捻转泻法同时活动患部，加强循经感传，疏通经络，缓解肢体疼痛。再配合传统针刺夹脊穴可有效改善局部气血运行，取委中、承扶、丘墟、阳陵泉、悬钟穴，补益肝肾、通调气机、通络止痛。

（孙妍）

医案16　肋间神经痛

薛某，女，37岁，2018年6月22日就诊。

【主诉】

左侧胁肋部疼痛不适2周。

【现病史】

患者2周前在与家人争吵后出现左侧胁肋部疼痛不适，疼痛剧烈如针刺状，时发时止，发作时患者冷汗迭出，不敢用力呼吸，持续时间为数秒到数分钟，休止期无症状，患者自行于家中服用止痛药（具体用药用量不详），疼痛程度减轻，但疼痛频率无明显减少，故患者为求系统中医针灸治疗来我门诊。现患者左侧胁肋部疼痛，不定时发作，持续时间数秒，形体偏胖，睡眠差，饮食及二便尚可。

【查体】

患者左侧T_6~T_8肋间隙疼痛拒按，舌紫暗，苔薄白，脉弦。

【辅助检查】

胸部X线片示：无异常。

【诊断】

中医诊断：胁痛（肝郁气滞证）

西医诊断：肋间神经痛

【处方】

支沟、中渚、足临泣、太冲。

【操作】

患者取坐位，针刺远端穴位后行提插捻转泻法，嘱患者做深呼吸和扩胸运动，幅度以患者能够承受为度，留针30分钟，其间每隔10分钟行针1次，每次每穴行针1分钟，每日针刺1次，每周针刺5次，休息2日，1周为一疗程。

【疗效观察】

针刺3次后，患者自觉胁肋部疼痛程度减轻、发作的频率减少，偶因体位变化诱发。针刺1个疗程后，患者痊愈。

【按语】

肋间神经痛是一种主要以胁肋部呈带状、片状区域疼痛为主要表现的疾病，其临床特点为一侧肋部呈半环形疼痛，属于中医"胁痛"范畴。《灵枢·五邪》云："邪在肝，则两胁中痛。"本案患者因与家人争吵，肝气横逆，局部经络阻滞，气血运行不畅，不通则痛。取足厥阴肝经原穴太冲穴，既有辨证论治之意，又符合"经脉所过，主治所及"的针刺治疗原则。少阳经同样循行经过胁肋部，故孙远征教授选取手少阳经经穴支沟、中渚穴，足少阳经经穴足临泣穴，配合以患者的呼吸运动以及扩胸运动，共奏疏通经络、行气开郁、活血止痛之效。

（孙妍）

医案17　带状疱疹后遗神经痛

谢某，男，47岁，2019年6月3日就诊。

【主诉】

右侧胁肋部疼痛不适2月。

【现病史】

患者2个月前无明显诱因出现右侧胁肋部疼痛不适，2天后患者的疼痛部位出现水疱，成簇状，红豆粒大小，外周绕以红晕，疱疹疱液澄清，疱疹沿第7、8肋间隙带状排列走行，疼痛加重，呈灼烧痛感。患者于当地医院皮肤科就诊，诊断为"带状疱疹"，予以抗病毒、止痛（具体用药用量不详）等对症治疗。半个月后，患者胁肋部皮肤水疱已结痂、脱落，局部皮肤有斑块样黑色素沉着，右肋中线附近遗留针刺样疼痛，为求进一步中医针灸治疗来我门诊。现患者右侧季肋部疼痛，以肋中线附近为重，不可碰触，皮温高于左侧皮肤，坐卧不宁，形体偏瘦。面色少华，表情烦躁，心情焦虑，睡眠差，饮食量少，二便正常。

【查体】

神清语利，查体合作。右侧肩胛骨下缘以及胁肋部散在斑块状色素沉着，以右肋中线附近面积最大，右肋中线与第7、8肋交界处痛觉过敏，皮温增高。舌紫暗，有瘀斑，苔薄白，脉细涩。

【诊断】

中医诊断：蛇盘疮（气滞血瘀证）

西医诊断：带状疱疹后遗神经痛

【处方】

T_5~T_8夹脊穴、阿是穴、侠溪（患侧）、太冲（患侧）。

【操作】

患者左侧卧位，针刺侠溪、太冲得气后行提插泻法，同时嘱患者轻揉胁肋部疼痛处，每次每穴行针1分钟，每10分钟行针1次。将疼痛部位分成3~5个区域，每个区域以各自痛点（即阿是穴）为中心，沿皮肤平围刺4~6针，针尖朝向痛点。进针得气后，以T_5~T_8夹脊穴为一组，每个围刺部位为另一组，连接电针治疗仪，使用连续波密波（约100Hz），每日针刺1次，每周针刺5次，1周为一疗程。

【疗效观察】

针刺治疗2次后，患者感觉夜间疼痛减轻，由刺痛变为痒痛，伴有麻木感，痛觉过敏有所减轻，灼热感及口苦消失，劳累时疼痛偶有加剧。坚持治疗2个疗程后，患者睡眠正常，心情愉悦，局部皮肤麻木、痒痛感消失。

【按语】

中医学认为，带状疱疹尚属"蛇盘疮""缠腰火丹"等范畴，该病的发作部位多位于身体一侧，沿神经走行，与肝、胆二者相关。此案患者平素喜食辛辣之物，性格急躁，酿生热邪，郁结于肝胆经，阻碍经络气血运行，故发作为疼痛。后疱疹虽消，但邪气仍阻塞气血，故而虽见疱疹结痂，但疼痛仍存。肝经循行布两胁，胆经循行布胁里，故治疗选取胆经腧穴侠溪、肝经腧穴太冲行循经远取动法，可快速通络止痛。疼痛部位分区沿皮围刺，既可使邪气不流窜于其他位置，又可将邪气分而治之化之，从而清热利湿、祛风通络。带状疱疹病毒主要潜伏于脊神经后根感觉神经，当人体免疫力下降时则会引起神经支配部位的疼痛，故针刺相应部位夹脊穴，电麻仪采用密波，研究显示，密波对于有疼痛有更加显著的抑制作用，使得邪去神安痛止。

（孙妍）

医案18　尾痛症

杨某，女，65岁，2018年11月23日就诊。

【主诉】

尾骨部疼痛3日。

【病史】

患者3天前行走于冰面上不慎跌倒，臀部着地，随即出现尾骨部疼痛不止，无法站立活动受限，经旁人搀扶后勉强站立行走，不伴下肢放射痛，立即去往当地医院就诊行X线检查，结果示：尾骨半脱位。后于家中自行口服止痛药及患处贴敷红花止痛膏药，疼痛仍未有明显缓解，无法端坐或平卧，焦虑不安，今为求中医针灸治疗来我门诊。现患者骶骨部持续刺痛，痛处不移，活动受限，寐差，二便及饮食可。

【查体】

神清语利，查体合作，表情痛苦，面色少华，尾骶骨压痛（＋），无下肢放射痛。舌质暗，苔白，脉弦涩。

【辅助检查】

X线片示：尾骨半脱位。

【诊断】

中医诊断：痹证（瘀血阻络证）

西医诊断：尾痛症

【处方】

水沟。

【操作】

术者常规消毒后针刺水沟穴，针尖向左平刺8~17mm。针刺得气后，嘱患者做能引起尾骶部疼痛的主动活动，如跺脚或屈膝屈髋，留针30分钟，留针期间每间隔10分钟行针1次。每日针灸1次，连续治疗5日，休息2日，以1周为1个疗程，连续治疗2个疗程。

【疗效观察】

患者针刺得气，主动运动5分钟后，即感觉疼痛有所减轻，但仍不能端坐，嘱患者继续做主动活动，起针后自觉疼痛明显减轻，端坐时感疼痛。针刺1个疗程后，患者疼痛基本消失，但自述坐位时仍有隐痛感。连续治疗2个疗程后，患者疼痛完全消失，行动自如。

【按语】

尾痛症属于中医"痹证"范畴。尾痛症多是由于闪挫跌伤或六邪侵袭导致患处气血凝滞，经络失养，气滞血瘀，故而不通则痛。本病多属急症，患者疼痛难忍，影响正常生活，临床治则以通调督络、化瘀止痛为主。尾痛症病在骶骨部，依照经络理论属于督脉，因此尾骶部的疼痛可从督脉论治。《难经·二十八难》有云："督脉者，起于下极之俞。"督脉的循行起于小腹内胞宫，向后行于尾骶部，止于口唇部，依照"病在下者，取之于上"的理论，并结合孙远征教授"循经远取动法"的思想指导，独取督脉远端的水沟穴治疗本病。因水沟穴为督脉和手、足阳明经的交会穴，督脉总督一身之阳，为"阳脉之海"，阳明经为多气多血之经，故针刺本穴疏通督脉经气，畅达周身气血，舒筋活络，起到"通则不痛"的治疗作用。并且在针刺水沟穴得气的同时，配合诱发患处疼痛的主动拮抗运动，改善疼痛局部血液循环，鼓舞阳气，推动气血运行，临床收效甚佳。

（孙妍）

医案19　肛门直肠神经官能症

王某，男，57岁，2017年5月26日就诊。

【主诉】

肛门疼痛2年余。

【现病史】

患者于2年前无明显诱因出现肛门疼痛，疼痛向肠道内放射，伴有肛门坠胀不适感，于当地医院就诊，诊断为肛门直肠神经官能症，予以止痛药及抗抑郁药（具体用药用量不详）对症治疗，病情无明显好转，后又行盐酸利多卡因（具体用量不详）肛周局部封闭止痛，病情稍有缓解，但患者自觉疗效不理想，故来我门诊求中医针灸治疗。现患者肛门疼痛，向肠道内放射，坐卧不宁，形体偏瘦，面色少华，表情烦躁，心情焦虑，睡眠差，饮食量少，小便正常，大便两日一行。

【查体】

肛门检查：肛门位置正常，肛周肤色正常，肛缘无皮赘、黏膜无水肿及充血。肛门括约肌无痉挛，无压痛以及触痛，齿线附近无黏膜隆起以及乳头样隆起。指套退出无染血。舌质紫暗，苔薄白，脉细涩。

【辅助检查】

腹部彩超示：双肾无明显异常、前列腺无增长、肠道无积气、腹腔内无积液。

【诊断】

中医诊断：肛痛（气滞血瘀证）
西医诊断：肛门直肠神经官能症

【处方】

大椎、水沟、足运感区（双侧）。

【操作】

患者站位，针刺大椎、水沟后行捻转平补平泻法，足运感区行经颅重复针刺刺激疗法（小幅度、快速捻转，每分钟达200转以上为佳），嘱患者做提肛运动，1分钟后电针连接双侧足运感区，留针30分钟，每日针刺1次，每周针刺5次，1周为一疗程。

【疗效观察】

针刺治疗1次后，患者自觉肛门疼痛减轻，睡眠转好；针刺治疗5次后，患者疼痛基本消失，大喜过望，但1日后疼痛有所反复，肛周出现灼痛感，故在原针刺处方上加以大椎穴行捻转泻法、水沟穴逆经斜刺，再次嘱患者做提肛运动。针刺2个疗程后，患者疼痛基本消失，情绪好转，睡眠大有改善。再行针刺1个疗程以巩固疗效，患者基本痊愈，随访1年未见复发。

【按语】

肛门直肠神经官能症是一种癔病性表现，是以自觉肛门直肠不适症状为主要表现的一种疾病。该病虽表现为肛门直肠的异常感觉，但并无器质性病变。罹患该病的患者常出现焦虑、抑郁等情绪，加重肛门直肠的不适症状。孙远征教授选取头部双侧足运感区，该部位正对大脑皮层的旁中央小叶，该区域为尿便中枢，施以经颅重复针刺刺激疗法，使针刺信号透过高阻抗的颅骨，直接作用于旁中央小叶。督脉起于长强，肛门为其循行所过之处，故可选取大椎穴清热、水沟穴泻火，并配合提肛运动，达到通络止痛的效果。

（孙妍）

医案20　会阴痛综合征

患者，女，75岁，于2017年9月10日就诊。

【主诉】

前阴疼痛灼热不适4年，加重半年。

【病史】

患者4年前无明显诱因出现阴部疼痛不适，并伴有灼热感，于多家医院就诊，最初诊断为"泌尿系感染"，给予输液治疗（具体药物不详），症状未见好转，后进行尿常规、B超检查和宫腔镜检查均未发现明显异常，诊断为"会阴痛综合征"，口服阿米替林并外用5%利多卡因软膏，疗效不显著。近半年痛感加重且痛连肛门，灼热疼痛难以忍受，终日不得缓解，甚则坐卧不安，不能行走，夜不能寐，为求进一步中医针灸治疗，前来就诊。现患者前阴疼痛、灼热，痛及肛门，焦虑面容，语声低微，肢体酸痛无力，活动半小时后需平卧休息，口不苦，大便后肛门灼热明显，便质正常，小便后前阴略有灼热感，睡眠欠佳，精神不振，既往体健，否认家族遗传病史。

【查体】

神经系统查体未见异常，外阴无明显皮损，会阴部大阴唇两侧无压痛，骨盆挤压试验（-），其他相关妇科检查均未见明显异常。舌质红绛、少苔，脉细数。

【辅助检查】

尿常规示：无异常。血常规示：无异常。

【诊断】

中医诊断：吊阴痛（肾虚肝郁证）

西医诊断：会阴痛综合征

【处方】

承浆、四神聪、情感区、蠡沟、照海、太溪、安眠、神门、内关。

【操作】

患者端坐位，局部皮肤常规消毒，承浆穴斜刺8~12mm后，行快速提插捻转泻法2分钟，嘱患者缓慢行走主动活动会阴部及肛门部。活动10分钟后，针刺余穴，四神聪和情感区施以快速提插捻转约2分钟，捻转频率约200转/分，其他穴位行平补平泻。左右神聪和情感区通以电针，选用疏波治疗，留针30分钟，每日1次，5天为一疗程。针刺期间不配合使用其他药物。

【疗效观察】

首次针刺承浆穴后，疼痛即刻得到缓解，针刺3次后，持续性疼痛明显缓解，2个疗程后，患者自述前阴疼痛、灼热症状明显减轻，且精神状态明显改善；5个疗程后症状完全消失。3个月后随访，未复发。

【按语】

会阴痛综合征是一种顽固的内脏神经痛，指女子自觉阴中或阴户抽掣疼痛，甚至牵引少腹，上连两乳，而局部无明显异常病变者，属于中医的"阴中痛""阴户痛""吊阴痛"等范畴。该病在临床中并不常见，目前尚无特效治疗方法。本案以疏肝行气、滋补肝肾、安神定志为主，首先采用循经远取动法快速缓解疼痛，又将头针和体针相互配合治疗，疗效明显。《灵枢·经脉》云："肝足厥阴之脉，起于大指丛毛之际……循股阴，入毛中，过阴器，抵小腹，挟胃属肝，络胆……"《灵枢·经筋》云："足少阴之筋，起于小指之下……并太阴之经而上，循阴股，结于阴器。"女阴为足厥阴之分野，肝藏血，主疏泄，为气血之本，肾主生殖，司前后二阴，二者经脉循行均绕阴器，故无论何种证型都须兼顾肝肾。且此患者为老年女性，肾阴亏虚，精

血不足，阴道失于濡养而"不荣则痛"，肾虚髓海不足故可出现肢体酸痛无力的症状；睡眠不佳，精神不振，久而久之情志不舒，故肝失条达，局部气血运行不畅，"不通则痛"。

承浆穴归属任脉，任脉起于胞中，止于下颌，会阴处位置特殊，不宜局部针刺，故针刺时依"经络所过，主治所及"选取远端腧穴，针刺后配合活动患部，促进经气感传，达快速止痛之效。选取四神聪，因其居于头顶，是全身阳气聚集之处，以其特殊的位置可以起到调和阴阳、益脑安神的作用；患者久病情志不舒，针刺情感区可有效改善抑郁情绪，配合安眠、神门、内关，共奏安神定志之功；选取肝经蠡沟，肾经照海、太溪，均符合"经脉所过，主治所及"；且蠡沟为足厥阴肝经别走足少阳胆经之络穴，能通调二经之经气，以其经别分支经胫骨上结于阴部，循经针刺可使经气到达阴器，增强治疗前阴病变之功；又蠡沟和内关同属厥阴经，同气相求，在治疗上互相搭配，可达同一治疗目的，加强疗效。诸穴合用，可共同达到疏肝行气、滋补肝肾、安神定志的效果。

（孙妍）

医案21　痔疮

刘某，女，42岁，2016年12月8日就诊。

【主诉】

肛周肿胀疼痛5日。

【病史】

患者1年前排便后肛门有突出物，可自行回纳，偶有疼痛，时轻时重，每次发作后患者自行口服止痛药及痔疮栓可缓解。5日前患者因过食辛辣，出现肛门疼痛，伴肿胀，排便时可见鲜红色出血。大便先是干结难解，疼痛难耐，后滑润成型。患者拒绝手术治疗，急求缓解疼痛，遂来我院就诊。现患者肛门疼痛，排便时加重，伴见出血，平素胃口较好，口气稍重，睡眠尚可，小便正常。

【查体】

血压：116/86 mmHg，神清语利，面红，舌红苔黄，脉弦。

【诊断】

中医诊断：痔（火毒结聚证）

西医诊断：痔疮（急性期）

【处方】

龈交、金门。

【操作】

嘱患者取平卧位，龈交（小白点）挑刺放血；金门直刺 0.5 寸，行提插捻转手法，得气后嘱患者做提肛运动 10 分钟，留针 30 分钟。

【疗效观察】

首次治疗后，患者自述疼痛明显减轻；针刺治疗 2 次后，肛门疼痛及肿胀均明显减轻，出血量减少；继续治疗 5 次后，疼痛消失，未见出血。

【按语】

本案患者肛门疼痛是由于痔疮的急性发作，患者有痔疮病史 1 年余，现因过食辛辣食物，导致直肠下端静脉充血，排便时损伤静脉，发生出血现象。本案治疗时以经络辨证为指导思想，采用循经远取动法治疗。《素问·气府论》："龈交，属督脉。为督脉、阳明之会。"龈交穴为督脉腧穴，也为阳明之会，督脉循行起于会阴，向后至尾骶部，再上行至龈交穴。依据循经远取动法"经脉所过，主治所及"的核心思想，挑刺龈交穴可缓解督脉循行所过的肛门处疼痛。同时，其作为阳会，挑刺放血可快速泻热，降低静脉充血的现象。此外，足太阳经别入于肛，属于膀胱，故选择太阳经之郄穴金门。郄穴是各经经气深聚的部位，在临床上具有治疗急症和痛症的疗效。提肛运动可以使肛门处的肌肉与软组织进行收缩与舒张，从而改善盆腔的血液循环，促进肛门局部的静脉回流，减轻静脉淤积、曲张，减轻疼痛，促进痔核回收。

（孙妍）

医案22 痔疮术后疼痛

季某，女，38岁，2021年7月19日就诊。

【主诉】

痔疮术后疼痛5日。

【病史】

该患者3个月前无明显诱因肛门部大便出血，色鲜红，便后有肿物突出，能自行还纳，5日前至肛肠医院行痔疮手术治疗，术后出现肛门部疼痛，口服双氯芬酸钠缓释片等止疼药物治疗效果有限，遂来我门诊治疗。现患者肛门部疼痛，排便时加重，面色少华，表情痛苦，入睡困难。

【查体】

肛周无红肿。舌暗，舌苔薄白，脉涩。

【辅助检查】

VAS量表评分为7分。

【诊断】

中医诊断：痔（气滞血瘀证）

西医诊断：痔疮术后

【处方】

金门。

【操作】

嘱患者取平卧位，持针柄刺入相应的穴位，金门穴直刺12mm，行提插捻转手法，得气后嘱患者做提肛运动10分钟，每周治疗5次，休息2日，以1周为一疗程。

【疗效观察】

针刺得气后，患者遂觉肛门部疼痛缓解，做提肛运动时稍有不适感，但可耐受。针刺治疗3次后，患者肛门部疼痛大幅度缓解，排便时疼痛亦减轻，夜间睡眠情况好转，嘱患者回家后做提肛运动。继续治疗2次后患者痊愈，肛门部疼痛基本消失，排便时稍有不适，VAS评分1分。

【按语】

本病是由于痔疮手术后肛门处产生疼痛所致，所以痔疮术后疼痛可归属于"痔"或"金伤"范畴。中医学对疼痛的基本认识为"不通则痛，不荣则痛"，患者进行了手术，皮肤腠理被金刃所伤，伤及经脉，滞塞不通，正常的运输气血功能受到损害，造成气血不能濡养肛门，而致肛门疼痛。本案以经络辨证为指导思想，采用循经远取动法治疗。患者病位在肛门处，《灵枢·经别》记载："足太阳之正，别入于腘中，其一道下尻五寸，别入于肛，属于膀胱。"依据循经远取动法"经脉所过，主治所及"的核心思想，应予足太阳膀胱经之穴进行治疗。治疗首选足太阳膀胱经之金门穴，同时郄穴是各经经气深聚的部位，在临床上具有治疗急症和痛症的疗效，金门穴作为足太阳膀胱经的郄穴，常被用于治疗腰痛、头痛、下肢痿痹、外踝痛等痛症。提肛运动可以使肛门处的肌肉与软组织进行收缩与舒张运动，从而改善盆腔的血液循环，促进肛门局部的静脉回流，减轻静脉淤积、曲张，加速患者伤口愈合，减轻患者痛苦，并且可以预防痔疮的复发。

（孙妍）

医案23 前列腺增生

王某，男，57岁，2020年10月11日就诊。

【主诉】

尿痛伴小便淋沥不畅4年，加重1周。

【病史】

该患者4年前偶有尿痛以及小便淋沥不畅症状，因症状时有时无，遂并未前往治疗，1周前无明显诱因症状突然加重，排尿时疼痛难耐，前往附近医院，诊断为前列腺增生。现患者尿痛伴小便淋沥，夜尿频多，面色少华，表情痛苦。

【查体】

未进行直肠指检。舌质紫，舌苔淡白，脉弦细。

【辅助检查】

彩超检查示：前列腺增生。

【诊断】

中医诊断：淋证（气滞血瘀证）

西医诊断：前列腺增生

【处方】

承浆、蠡沟、次髎、中髎。

【操作】

嘱患者取平卧位，蠡沟穴直刺25mm，承浆穴斜刺12mm，捻转得气后嘱患者于行针时做提肛运动，运动10分钟后起针。然后针刺次髎、中髎穴，刺入骶后孔25~30mm，连接电针治疗仪，采用疏波（约2Hz），时间为30分钟，强度以患者能耐受为度，每日治疗1次，5日为一疗程，疗程间隔2日。

【疗效观察】

针刺2次后，患者述尿痛症状缓解，夜尿减少，嘱其回家继续做提肛运动；治疗3次后，患者尿痛症状大幅度缓解，小便淋沥不畅情况好转；针刺1个疗程后，患者尿痛与夜尿频多情况基本消失，小便淋沥不畅情况好转，结束治疗。

【按语】

前列腺增生发病与肝、肾、膀胱等脏腑功能失调有关，《灵枢·经脉》曰："肝足厥阴之脉……环阴器，抵小腹……是主肝所生病者……遗溺闭癃。"肝主疏泄，通达一身气机，若肝经瘀滞，肝气郁结，则疏泄不利，而成瘀血、痰湿诸有形实邪，阻滞溺窍，水道受阻，遂可见尿痛及小便淋沥不畅。《素问·骨空论》记载："任脉者，起于中极之下，以上毛际，循腹里，上关元……"多数医家认为前列腺与"男子胞"相联系，而任脉"起于胞中"，为"阴脉之海"。前列腺增生疾病性质为阴质结聚、阳气虚弱，最终形成有形之邪，所以本案采用循经远取动法治疗，应予足厥阴肝经之穴以及任脉之穴进行治疗。治疗首选蠡沟穴与承浆穴。蠡沟穴是足厥阴肝经之络穴，别走足少阳胆经，通调两经经气，具有清利湿热、疏肝理气、调经止痛的功效；承浆穴是任脉与足阳明胃经的交会穴，有疏通经脉、调节阴阳、镇静镇痛的作用。提肛训练可以增强人体对盆底肌肉的控制能力，从而有助于缓解盆底疼痛，并能帮助增加尿液控制能力，在部分程度上使排尿恢复顺畅。次髎、中髎穴位于骶后孔中，是足太阳膀胱经穴位，有通利小便的作用，研究显示针刺次髎穴具有调节膀胱逼尿肌的功能，连接电针有助于改善患者排尿功能，增强治疗效果。

（孙妍）

三、循经远取动法治疗下肢部疼痛医案

医案24 缝匠肌损伤综合征

罗某，男，68岁，2016年6月21日就诊。

【主诉】

右下肢疼痛不适1月余。

【现病史】

患者于1个月前因骑行时间过长出现右下肢疼痛不适，外旋以及抬放时疼痛加剧，自行于家中休息未见明显好转，故为求进一步中医康复治疗来我门诊。现患者右下肢疼痛不适，内旋、屈伸均可加剧疼痛，疼痛呈拉扯痛感，以大腿内侧为重，睡眠较差，饮食及二便尚可。

【查体】

形体偏胖，表情痛苦。右侧缝匠肌收缩试验（＋），右侧缝匠肌牵

拉试验（＋）。舌红少苔，脉弦细。

【辅助检查】

髋关节X线片示：无异常。

【诊断】

中医诊断：伤筋（厥阴经型）

西医诊断：缝匠肌损伤综合征

【处方】

太冲（患侧）。

【操作】

患者取仰卧位，针刺太冲得气后行平补平泻法，同时嘱患者家属将患侧下肢抬起，协助患者做蹬车动作，必要时可辅以拮抗运动，即在患者屈髋屈膝的状态下给予患者大腿外侧压力，并嘱患者做下肢外展的动作，幅度以患者能够承受为度，留针30分钟，其间每隔10分钟行针1次，每次行针1分钟，每日针刺1次，每周针刺5次，1周为一疗程。

【疗效观察】

针刺2次后，患者疼痛明显减轻，做抬腿、内旋等动作仍受限，针刺1个疗程后，患者疼痛基本消失，巩固治疗2次，患者痊愈。嘱患者注意日常生活习惯，避免过度牵拉大腿内侧肌群，随访1年未复发。

【按语】

缝匠肌损伤综合征属于中医学"伤筋"范畴。缝匠肌起于髂前上棘，经大腿前面由外上斜行于内下，在关节运动轴的稍后方跨过膝关节，以扁腱止于胫骨粗隆的内缘及胫骨前缘上端内侧，这与肝经的循行不谋而合。《灵枢·经脉》有云："肝足厥阴之脉，起于大指丛毛之际……交出太阴之后，上腘内廉，循股阴，入毛中……"因此孙远征教授选取足厥阴肝经腧穴太冲，配合患者的被动运动及拮抗运动以整筋理复，通痹除痛。

（孙妍）

医案25　股外侧皮神经炎

刘某，女，56岁，2014年10月13日就诊。

【主诉】

左侧大腿前外侧皮肤疼痛2周。

【病史】

患者于2周前出现左侧大腿前外侧皮肤麻木、酸胀感，夜间加重。患者到当地医院就诊，诊断为股外侧皮神经炎，未做系统治疗。为求中医治疗，来我院就诊。患者现左大腿前外侧皮肤出现疼痛、麻木、酸胀感，穿衣、盖被时衣物接触皮肤麻木异常感加重，范围大约15cm×12cm。局部皮肤颜色如常，无红肿、瘀斑瘀点，饮食尚可，二便正常，睡眠质量差，多梦易醒。

【查体】

左大腿前外侧痛觉减退，舌边暗红，苔薄，脉沉涩。

【辅助检查】

腰椎MRI检查示：未见异常。

【诊断】

中医诊断：皮痹（少阳、阳明瘀阻证）

西医诊断：股外侧皮神经炎

【处方】

L_1~L_3夹脊穴（患侧）、局部围刺、侠溪（患侧）、内庭（患侧）。

【操作】

患者采取右侧卧位，侠溪、内庭直刺8~12mm，行捻转泻法，并嘱患者家属反复轻触患者左侧大腿疼痛处，约10分钟。夹脊穴刺入20~25mm。局部皮肤以麻木酸胀部位为中心采用围刺法，每日针刺1

次，每周针刺5次，1周为一疗程。

【疗效观察】

患者自述侠溪、内庭针刺行捻转手法后，大腿前外侧麻木疼痛感有所缓解，从医院回家后疼痛仍旧反复。针刺治疗1个疗程后，患者自觉麻木疼痛感减轻的持续时间变长，且范围缩小。夜间睡眠质量轻度缓解，但仍需改善。遂于前处方基础上加安眠、神门、三阴交、照海穴。双侧安眠连接电针治疗仪，使用连续波密波（约100Hz），留针30分钟。继续针刺治疗1个疗程后，病变部位范围缩小至6cm×6cm，疼痛感几乎消失，但仍遗留轻度麻木感，患者夜间睡眠明显好转。治疗4个疗程后，痊愈。

【按语】

股外侧皮神经炎属于中医"皮痹"范畴。治疗时首先采用循经远取动法快速缓解患者大腿前外侧的麻木、酸胀不适感，再配合夹脊取穴及局部阿是穴，行以疏通经络、行气活血之法。因大腿外侧为足阳明胃经和足少阳胆经循行所过，依据"病在上者取之下"的原则，远端选取足阳明胃经荥穴内庭、少阳胆经荥穴侠溪，行泻法使得邪有出路。因病变在皮肤，属于孙络、浮络之损伤，局部皮肤采用围刺法，祛除邪气，疏通局部气血。又依据大腿外侧皮肤感觉及运动受L_2、L_3神经支配，针刺相应腰髓节段夹脊穴，刺激到脊髓后角感觉中枢，可达事半功倍之效。患者睡眠质量欠佳是由于腿部的麻木不适感所致，但失眠日久，耗伤阴血，故针刺三阴交、照海以补阴血，同时配安眠、神门以宁心安神。

（孙妍）

医案26　膝关节痛

王某，男，51岁，2019年3月21日就诊。

【主诉】

双膝关节疼痛不适1月余，加重1周。

【现病史】

患者于1个月前无明显诱因出现双膝关节疼痛，活动受限，不伴关节处肿胀、皮温改变，于当地医院就近诊疗，诊断为"膝关节痛"，予以止痛药口服（具体用药用量不详），病情有所好转，1周前患者因劳累双膝关节疼痛复发，蹲起时疼痛加剧，为求系统中医针灸治疗来我门诊。现患者双膝关节疼痛，酸胀不适，痛处拒按，蹲起活动受限，形体偏胖，睡眠一般，饮食及二便尚可。

【查体】

双侧膝关节未见肿胀，皮温及皮肤颜色无明显改变，外膝眼压痛（+）。舌红苔薄白，脉弦紧。

【辅助检查】

膝关节X线片示：无明显异常。

【诊断】

中医诊断：痹病（阳明经型）
西医诊断：膝关节痛

【处方】

四白（双侧）。

【操作】

患者站位，针刺得气后行提插泻法，嘱患者做蹲起动作，幅度以患者能够承受为度，留针30分钟，其间每隔10分钟行针1次，每次行针1分钟，每日针刺1次。

【疗效观察】

针刺1次后，患者双膝关节疼痛有所好转，蹲起较之前轻松，巩固治疗2次后患者痊愈。

【按语】

本案患者年老体弱，因经络气血不足而引发双侧膝关节疼痛，中医属于"痹病"范畴。该患相关辅助检查均未见异常，说明本案患者膝关节并无器质性病变，故被诊断为膝关节痛。该患双侧外膝眼处疼痛，而足阳明胃经循行经过双膝外膝眼处，故经络辨证为阳明经型。《灵枢·终始》云："病在上者下取之，病在下者高取之。"故而选取足阳明胃经腧穴四白。因患者疼痛拒按，是为实邪，故进针后行捻转泻法，同时嘱患者活动双侧膝关节，疏通经络，气血运行畅通，疼痛自止。

（孙妍）

医案27　踝关节扭伤

刘某，女，32岁，2019年8月13日就诊。

【主诉】

右踝关节扭伤1日。

【现病史】

患者1天前因下楼时不慎踏空，右踝关节扭挫，活动受限，疼痛难忍，不能双足着地自行站立及行走，伴有右踝关节肿胀，自行于家中冰敷、外用云南白药，疼痛稍缓后来我院就诊。现患者右踝关节肿胀疼痛，稍作活动则大呼疼痛。饮食量少，二便正常。

【查体】

形体适中，面色少华，表情痛苦。右踝关节疼痛拒按，丘墟穴下方疼痛剧烈。舌质紫暗，下有瘀斑，苔白，脉细涩。

【辅助检查】

右踝关节正侧位X线摄片示：未见明显异常。

【诊断】

中医诊断：伤筋（瘀血阻滞证）

西医诊断：踝关节扭伤

【处方】

瞳子髎（患侧）。

【操作】

患者取坐位，针刺瞳子髎后行捻转泻法，嘱患者在承受程度内小幅度地活动右侧踝关节，并尽量加大运动幅度，留针30分钟，每10分钟行针1次，以保证针感的持续。

【疗效观察】

针刺入瞳子髎后，患者自觉右踝部疼痛明显减轻，可自行转动右踝，喜笑颜开，10分钟后再行捻转泻法，患者即可双足触地站立，20分钟再次行针，患者可扶墙缓慢行走，众人直呼神奇，30分钟后患者可正常行走，右踝关节尚肿胀未消，巩固治疗3次后患者痊愈。

【按语】

循经远取动法针刺治疗急性扭伤疗效显著，此案为较有代表性的案例之一。本案患者因跌仆挫伤导致右踝关节疼痛，且痛点主要位于丘墟穴下方，同时伴有关节肿胀、活动不利等特点，当属跌仆损伤后足少阳经气瘀滞不通，不通则痛，因此本病应选取足少阳胆经穴位进行治疗。《灵枢·终始》有云："病在上者下取之，病在下者高取之，病在头者取之足，病在腰者取之腘。"针刺足少阳胆经远端腧穴瞳子髎行捻转泻法，同时嘱患者配合以活动右踝关节，可达行气活血、通痹除痛之效。

（孙妍）

医案28 跖筋膜炎

宋某，女，28岁，2017年7月31日就诊。

【主诉】

左踝内侧疼痛1周，加重2日。

【现病史】

患者1周前因工作站立时间过长导致左侧足踝内侧疼痛，自行回家中按摩、休息后稍有缓解，后常因行走、疲劳而导致疼痛反复发作，患者自行敷贴膏药治疗，病情未见明显好转。遂往当地三甲医院门诊就医，诊为跖筋膜炎，予以红外线照射治疗，病情有所好转。2日前患者因天气转冷疼痛加重，影响正常生活以及睡眠，为求中医针灸治疗来我门诊就诊。现患者左踝尖内侧及足底附近有明显痛点，饮食及二便尚可，睡眠差。

【查体】

形体略胖，面色红润，表情自如。左踝关节局部无红肿，有压痛，站立及行走时自觉足内侧及足底疼痛明显。舌淡胖，苔白腻，脉滑。

【辅助检查】

左足正侧位X线片示：左足骨质未见明显增生。

【诊断】

中医诊断：足痛（太阴经型）

西医诊断：跖筋膜炎

【处方】

鱼际（患侧）。

【操作】

患者取坐位，针刺左侧鱼际穴得气后行提插捻转泻法，嘱患者在承受程度内活动踝关节，进行站立、踮脚、行走、上下台阶等动作，并尽量加大运动幅度，留针30分钟，每10分钟行针一次，以保证针感的持续。每日针刺1次，每周针刺5次，1周为一疗程。

【疗效观察】

针刺得气后，患者自觉走路时疼痛明显减轻，10分钟后再行捻转泻法，患者尝试踮脚，疼痛基本消失，30分钟后患者可正常行走，跑跳均未见明显疼痛。巩固治疗1个疗程后患者痊愈。

【按语】

"跖筋膜炎"在中医学中属于"骨痹"范畴。该病常与劳累损伤、外感风寒湿邪等原因有关，一方面可因经络痹阻，不通则痛，另一方面可因气血虚弱，不能濡养关节，不荣则痛。西医学则将足痛的病因归结为以下疾病：足跟脂肪垫炎或萎缩、跖筋膜炎、跟骨滑膜炎、跟骨高压症等。该患者的疼痛主要以足内踝部和足底为主，分布于此的经脉有足太阴脾经、足少阴肾经以及足厥阴肝经，根据患者商丘附近的痛点分析，经络辨证当属足太阴脾经。《灵枢·经脉》有云："脾足太阴之脉，起于大指之端，循指内侧赤白肉际，过核骨后，上内踝前廉。"病在下者取之上，故取足太阴脾经的同名经脉手太阴肺经的荥穴鱼际穴，通络止痛。

（孙妍）

医案29　足跟痛

徐某，男，72岁，2019年2月20日就诊。

【主诉】

左足跟部疼痛2年，加重2周。

【现病史】

该患者于2年前无明显诱因出现左足跟部疼痛，左足着力时疼痛加重，揉按、休息无明显好转，就近于当地医院拍摄左足跟X线正侧位片，示左跟骨骨质增生，骨质退行性改变，并行利多卡因（具体用量不详）封闭治疗，疼痛有所缓解。近2周患者因工作劳累、站立时间过长导致疼痛加重，为求系统中医针灸治疗来我诊室。现患者跛行，左足不敢着力，疼痛明显、拒按，形体适中，面色少华，表情痛苦，睡眠差，入睡困难，饮食及二便尚可。

【查体】

左足无红肿，无皮温升高，站立及行走时左足足跟呈保护性悬空状态。舌红，少苔，脉沉细。

【辅助检查】

左足跟X线正侧位片示：左跟骨骨质增生，骨质退行性改变。

【诊断】

中医诊断：骨痹（少阴经型）

西医诊断：足跟痛

跟骨骨质增生

【处方】

神门（患侧）。

【操作】

患者取站位，针刺入神门穴后行平补平泻手法，针刺得气后嘱患者做跺患足动作，留针30分钟，其间每隔10分钟行针1次，每次行针1分钟，每日针刺1次，每周针刺5次，1周为一疗程。

【疗效观察】

患者首次治疗时，进针得气后即感痛减，结合跺足动作10分钟后痛感减轻，30分钟后患侧足跟部压痛不明显，行走自如，连续针刺1个疗程，患者疼痛完全消失，半年后随访，未复发。

【按语】

足跟痛属中医"骨痹"范畴，多因年老体弱，或久病劳损，以致肾精不足不能主骨，气血衰少不能濡养筋骨，不荣则痛；或感受风寒湿邪，经脉闭阻，气血不畅，不通则痛。足跟部是足少阴肾经经脉和经筋循行分布的部位，手足少阴经为同名经，其经气相连，同气相求，故治疗上取手少阴心经之腧穴可达同一治疗目的；根据"病在下者高取之"和"循经远取"的原则，独取远端手少阴心经之神门穴，因神门为手少阴心经所注输穴、原穴，《难经·六十八难》曰："输主体重节痛"，原穴乃脏腑原气输注、经过和留止的部位，又因《素问·至真要大论》云："诸痛痒疮，皆属于心"，故针刺神门穴可治疗足跟痛。针刺同时结合拮抗运动，可改善患者疼痛部位血液循环，疏通经络，调畅气血，从而达到止痛之效。足跟部肌肉、脂肪较少，远端取穴可避免患者针刺局部的疼痛，更易获得患者的接受和配合。

（孙妍）

四、循经远取动法治疗头面部疼痛医案

医案30　高眼压症

游某，男，48岁，2020年5月14日就诊。

【主诉】

双目胀痛3周余。

【现病史】

患者3周前醉酒醒来后出现双目胀痛，伴有前额部的闷胀疼痛不适感、头晕、恶心，未见呕吐，于当地医院就近就诊，诊断为"血管性头痛"，予以扩血管药物（具体用药及用量不详），症状未见明显好转，影响患者睡眠以及工作质量，后于眼科就诊，诊断为"高眼压症"，予以眼药水适利达外用（每次1滴，每日1次），症状有所好转，今为求系统中医治疗来我院就诊。现患者双目干涩疼痛，前额部闷胀不适，形体肥胖，面色潮红，情绪激动，睡眠差，饮食量少，大便干，小便黄。

【查体】

血压：122/85mmHg。眼压计示左眼眼压26mmHg，右眼眼压28mmHg。舌红苔黄，脉弦滑。

【辅助检查】

扫描激光眼底检查示：眼底黄斑区未见病变，视神经乳头无水肿，视神经颜色正常，眼底V/A正常。经颅多普勒血管超声示：未见血管痉挛。

【诊断】

中医诊断：目痛（肝阳上亢证）

西医诊断：高眼压症

【处方】

太冲、瞳子髎、风池。

【操作】

患者取仰卧位，首次针刺仅选用太冲穴行提插泻法，并嘱患者揉按眼眶、太阳穴以及前额部附近。第2日太冲穴操作如前，再刺入瞳子髎、风池穴，两穴均要求针感向眼球方向传导，嘱患者继续揉按上述部位。而后治疗方案均同第2日。每日治疗1次，每周治疗5次，休息2日，以1周为一疗程。

【疗效观察】

患者首次治疗后即自觉双目胀痛及前额部闷胀不适感明显缓解，睡眠有所好转。治疗1个疗程后患者眼部和前额部不适完全消失，请眼科会诊，测左眼眼压18mmHg、右眼眼压20mmHg。继续巩固治疗1个疗程，患者痊愈。

【按语】

中医学认为单纯性眼压增高属于"目痛"范畴。该病常由火、热引起，与肝、肾、心三脏相关。本案患者醉酒后出现双目疼痛、干涩，脉弦细，当属肝阳上亢所致。《灵枢·经脉》云："肝足厥阴之脉……上入颃颡，连目系，上出额，与督脉会于颠。其支者，从目系下颊里，环唇内。"故选取足厥阴肝经原穴太冲，以疏肝泻火，平抑肝阳。肝胆互为表里，"胆足少阳之脉，起于目锐眦，上抵头角，下耳后，循颈，行手少阳之前，至肩上，却交出手少阳之后，入缺盆。其支者，从耳后入耳中，出走耳前，至目锐眦后"。故局部取可治疗目赤、目痛、目翳等目疾的胆经腧穴瞳子髎、风池穴，疏通局部气血。诸穴合用，共奏养血活血、清肝降火、明目止痛之效。

（孙妍）

医案31　三叉神经痛

黄某，女，49岁，2021年3月24日就诊。

【主诉】

右侧上颌部反复发作疼痛6年余，加重1个月。

【现病史】

患者6年前因家中琐事焦急上火后出现右侧上颌部疼痛，呈烧灼样剧烈疼痛，自行服用卡马西平后疼痛缓解。近2年内多次发作，辗转数家医院就诊，诊断为原发性三叉神经痛，并予以镇痛治疗，疼痛略有好转。1个月前无明显诱因出现右侧鼻翼、人中及右侧上牙龈处阵发性、烧灼样剧烈疼痛，轻触上唇或鼻旁时可诱发或加重，每次持续数分钟。为求中医针灸治疗，故来我院门诊就诊。现患者右侧上颌部反复疼痛，烦躁易怒，面赤口苦，睡眠欠佳，饮食及二便尚可。

【查体】

形体适中，面色红润，表情痛苦，触及右侧鼻翼、人中、上唇时疼痛加重。舌红苔黄，脉弦数。

【辅助检查】

头颅MRI示：未见明显改变。

【诊断】

中医诊断：面痛（肝胃郁热证）
西医诊断：原发性三叉神经痛

【处方】

下关（患侧）、颧髎（患侧）、翳风（患侧）、合谷、太冲、四白（患侧）、迎香（患侧）、行间、内庭、温溜（患侧）、梁丘（患侧）。

【操作】

患者取仰卧位，针刺选取远端郄穴温溜、梁丘穴，行提插泻法，行针同时嘱患者揉按、敲打右侧鼻翼、人中以及上下牙龈，行间、内庭行捻转泻法，以针感向周围扩散为宜，余穴常规针刺得气，留针30分钟，每日针刺1次，每周针刺5次，1周为一疗程。

【疗效观察】

针刺远端嘱患者活动面部时，患者可明显感到疼痛减轻。系统针刺治疗2个疗程后，患者面部疼痛减轻，可轻触上唇及鼻旁，疼痛间隔时间延长。针刺4个疗程后，疼痛基本好转，随访1年未复发。

【按语】

本例患者平素急躁易怒，怒则伤肝，肝失疏泄，气机郁滞，血行不畅，面部循行之处经脉不通则痛；气郁化火，熏灼头面，则痛剧；火热煎灼，耗伤气血，心神失养，夜不能寐，烦躁加剧，则痛甚。脉症合参，中医诊断为面痛之肝胃郁热证，西医诊断为原发性三叉神经痛（上颌支痛）。基于此，孙教授首先选取手足阳明经郄穴温溜、梁丘，配以"动法"，畅通经络，舒缓面部疼痛。进而将主穴下关、颧髎、翳风、合谷、太冲穴与局部腧穴四白、迎香穴相结合，着重增强面部止痛效果。行间、内庭为肝经及胃经荥穴，可清泄肝经郁热，疏通阳明经气血，达清热止痛之效。

（孙妍）

医案32　三叉神经痛

钟某，女，28岁，2022年2月28日就诊。

【主诉】

左侧下颌部阵发性疼痛1月余。

【现病史】

患者1个月前因吹冷风出现左侧下颌部疼痛，呈针刺、刀割样痛，持续数秒后骤然停止，说话、洗脸、进食等可诱发，一天发作约20次以上，右侧无疼痛。患者于当地医院就诊，诊断为原发性三叉神经痛，予以卡马西平0.2g日两次治疗，疼痛有所缓解，但患者出现头晕、恶心等症状，遂为求中医针灸治疗来我门诊。现患者左侧下颌部疼痛，张口、咀嚼以及左右活动下颌关节时易诱发，一天发作约10次，偶有麻木，伴肿胀，自觉面部、牙齿发紧，睡眠差，饮食量少，二便尚可。

【查体】

形体偏瘦，面色正常，表情痛苦。触及左侧下唇、下颏时疼痛加重，上下、左右活动下颌关节时疼痛可被诱发。舌红，苔薄白，脉浮紧。

【辅助检查】

头颅MRI示：未见明显改变。

【诊断】

中医诊断：面痛（风袭经络证）

西医诊断：原发性三叉神经痛

【处方】

下关（患侧）、颧髎（患侧）、翳风（患侧）、合谷、太冲、夹承浆（患侧）、颊车（患侧）、风池、后溪、温溜（患侧）、梁丘（患侧）。

【操作】

患者取仰卧位，针刺选取远端郄穴温溜、梁丘、风池、后溪穴，得气后行平补平泻法，行针同时嘱患者做张口、咀嚼、左右活动下颌关节等动作，余穴常规针刺得气，留针30分钟，每日针刺1次，每周针刺5次，1周为一疗程。

【疗效观察】

针刺远端嘱患者活动面部时，患者可明显感到疼痛减轻。系统针刺治疗2个疗程后，患者面部疼痛减轻，刷牙、说话诱发疼痛次数减少，疼痛间隔时间延长，卡马西平药量减半。针刺4个疗程后，疼痛基本好转，停止服用卡马西平，随访1年未复发。

【按语】

本例患者因寒风诱发面部疼痛，属外感邪气，痹阻经脉，不通则痛，风为阳邪，善行而数变，因而疼痛乍作乍间，脉症合参，中医诊断为面痛之风袭经络证，西医诊断为原发性三叉神经痛（下颌支痛）。《张氏医通》言："面痛……不能开言语，手触之即痛，此乃是阳明经络受风毒。"三叉神经、下颌支的走向与手阳明大肠经及足阳明胃经在面部的循行不谋而合，故阳明经与原发性三叉神经痛的发病关系最为密切。基于此，孙教授首先选取手足阳明经郄穴温溜、梁丘，配以

"动法"，舒筋荣络，调畅气血。进而将主穴下关、颧髎、翳风、合谷、太冲穴与局部腧穴承浆、夹承浆穴相结合，着重增强面部止痛效果。风池、后溪为胆经及三焦经腧穴，可达祛风邪、通经络之效。

（孙妍）

医案33　三叉神经痛

王某，男，68岁，2018年10月20日就诊。

【主诉】

右侧面颊部疼痛1年余，加重2个月。

【现病史】

患者于1年前清晨洗漱时出现右侧面颊触电样疼痛，就诊于当地社区诊所，诊断为原发性三叉神经痛。予以卡马西平口服治疗（具体用量不详），服药后有效，偶有再发。2个月前因过度疲劳后复发，发作时疼痛难忍，自行服用以上药物未见明显缓解，遂为求系统中医针灸治疗来我院就诊。现患者右侧面颊部疼痛，疼痛部位以上、下颌部为主，呈阵发性，发作时甚则不能入睡，平素时感头晕，面色少华，纳差，二便尚可。

【查体】

形体偏瘦，面色少华，表情痛苦。触及右侧颧骨、鼻旁、上牙龈时疼痛加剧。舌淡苔白，脉细弱。

【辅助检查】

头颅MRI示：未见明显改变。

【诊断】

中医诊断：面痛（气血虚弱证）
西医诊断：原发性三叉神经痛

【处方】

下关（患侧）、颧髎（患侧）、翳风（患侧）、合谷、太冲、夹承浆

（患侧）、颊车（患侧）、四白（患侧）、迎香（患侧）、三阴交、内关、温溜（患侧）、梁丘（患侧）。

【操作】

患者取仰卧位，针刺选取温溜、梁丘、三阴交、内关穴，得气后行平补平泻法，行针同时嘱患者触碰、揉按疼痛部位，并做张口、咀嚼、左右活动下颌关节等动作，余穴常规针刺得气，留针30分钟，每日针刺1次，每周针刺5次，1周为一疗程。

【疗效观察】

治疗1个疗程后，患者右侧面部疼痛减轻，发作频数减少；治疗4个疗程后，患者疼痛消失，饮食、睡眠正常。随访3个月未复发。

【按语】

本案患者有三叉神经痛病史，又因过度疲劳而复发，结合纳差、面色少华，舌淡苔白，脉细弱，辨证为气血虚弱证，因劳耗气，气虚则血滞，面部脉络不通，不通则痛，故当行气活血，调整虚实，畅通经络。孙远征教授依据患者头面部疼痛部位所对应的手足阳明经，选取温溜及梁丘两穴循经针刺，合以动法，以疏通局部气血；合谷、太冲分别为手阳明大肠经、足厥阴肝经输穴，两穴相配气血调和；三阴交、内关可调心脾、行气血。诸穴合用，可达行气血、调虚实、通经络之功。

（孙妍）

医案34　颞下颌关节紊乱综合征

李某，女，53岁，2021年7月26日就诊。

【主诉】

左侧颞下颌关节疼痛不适6月余。

【现病史】

患者6个月前嚼花生米后出现左侧颞下颌关节疼痛不适，伴有活动时弹响、张口幅度受限，咀嚼时关节疼痛加剧，患者自行揉按、休息，症状未见明显好转，于当地医院就诊，诊断为颞下颌关节紊乱综合征，给予TDP神灯照射，疼痛略有减轻，张口幅度有所增加，但活动仍旧受限，故患者为求针灸治疗来我门诊。现患者左侧下颌关节处疼痛不适，下关穴附近肌肉紧张度高，做开口闭口动作时伴有关节弹响，睡眠差，饮食量少，二便尚可。

【查体】

左侧下颌关节与耳屏前有压痛，肌肉紧张度高，张口幅度约为1.5cm。舌质暗，苔薄白，脉沉弱。

【辅助检查】

下颌关节X线片示：未见明显异常。

【诊断】

中医诊断：颌病（气滞血瘀证）

西医诊断：颞下颌关节紊乱综合征

【处方】

合谷、内庭、侠溪、支沟。

【操作】

患者取仰卧位，针刺合谷、内庭、侠溪、支沟得气后行捻转泻法，同时嘱患者做张口、咬牙、咀嚼等动作，留针30分钟，其间每隔10分钟行针1次，每次每穴行针1分钟，每日针刺1次，每周针刺5次，1周为一疗程。

【疗效观察】

针刺治疗1次后，患者张口幅度即增大，下颌关节处肌肉紧张度下降；针刺3次后，患者下颌关节疼痛减轻，张口幅度增加至3.5cm；针刺1个疗程后，患者张口幅度同前无异，但咀嚼时下颌关节仍有胀痛感；再行2次针刺治疗后，患者痊愈。

【按语】

本案患者为中年女性，平素体虚，在食用过硬食物后左侧面部经络瘀堵，气滞血瘀，不通则痛，同时，关节结构在每次细微的磨损中积累损伤，关节稳态失衡，筋出槽，骨错位，故颞下颌关节区域疼痛，活动受限。阳明经、少阳经以及太阳经均循行经过下颌关节，因此孙远征教授选取足阳明胃经腧穴内庭、足少阳胆经腧穴侠溪、手太阳小肠经腧穴支沟为循经远取穴位，同时，《四总穴歌》有云："面口合谷收。"合谷穴为颜面部疾病的要穴、效穴，故远端共选取4个穴位配合以动法活血通经止痛。循经远取动法可以松解局部颞下颌关节紧张肌肉，恢复周围软组织以及关节稳态的平衡，见效较快，收效良好。

（孙妍）

医案35　急性牙髓炎

王某，女，25岁，2018年12月5日就诊。

【主诉】

右侧下牙疼痛3日。

【病史】

患者3日前出现右侧下颌第一磨牙疼痛。疼痛剧烈呈阵发性，夜间加重。口服人工牛黄甲硝唑胶囊无明显缓解，遇冷热刺激时疼痛加重，影响进食及睡眠。为求缓解疼痛今来我处就诊。现患者右侧下颌第一磨牙疼痛剧烈，影响进食，夜间疼痛加剧，小便黄，大便正常。

【查体】

右侧下颌第一磨牙颌面有黑色龋洞，龋洞表面可见微小穿孔，牙龈红，舌红，苔薄黄，脉弦。

【辅助检查】

牙齿X线检查示：牙髓炎。

【诊断】

中医诊断：牙痛（胃火上炎证）

西医诊断：急性牙髓炎

【处方】

三间（患侧）。

【操作】

患者取端坐位，三间穴针刺入8~12mm，得气后行捻转泻法，同时嘱患者右侧上下齿反复咬合，留针30分钟，每日针刺1次。

【疗效观察】

首次针刺后患者即觉疼痛明显减轻。治疗3次后，疼痛明显缓解。

【按语】

牙痛是口腔科常见疾病之一，一般由于龋齿引起。中医学认为，本病由于虫牙或火牙引起。本案患者由于龋齿时间长，龋洞过深暴露牙髓，感染后引起疼痛。手阳明经经脉循行"入下齿中"，按照"经脉所过，主治所及"的原则，取手阳明大肠经远端三间穴强刺激，以泻阳明经实热。足阳明经经脉循行入上齿，若患者上牙痛，可针刺足阳明胃经远端腧穴"内庭"。

（孙妍）

医案36　血管性头痛

姚某，女，22岁，2022年6月9日就诊。

【主诉】

右侧颞部发作性疼痛3月余，加重3日。

【现病史】

患者于3个月前因受凉出现右侧颞部发作性疼痛，疼痛呈搏动性，发作时伴有恶心、呕吐，自行服用布洛芬止痛，但每于遇冷、疲劳、焦虑、月经来时复发，缠绵难愈，3天前患者因搬家劳累、焦虑又见头痛，为求系统中医针灸治疗来我门诊。刻下症：患者右侧颞部搏动性疼痛，形体偏胖，面色少华，表情痛苦，情绪焦虑，倦怠乏力，睡眠差，易惊醒，饮食量少，二便尚可。

【查体】

心率：87次/分，血压：130/82mmHg。形体适中，面色少华，表情痛苦，颞部搏动性疼痛，痛处喜按。四肢肌力及肌张力正常，腱反射对称存在，病理反射未引出。

【辅助检查】

头颅MRI示：未见明显改变。

【诊断】

中医诊断：头痛（少阳经型）

西医诊断：血管性疼痛

【处方】

百会、神庭、本神、侠溪（患侧）、中渚（患侧）、会宗（患侧）、外丘（患侧）。

【操作】

患者取仰卧位，百会穴向后平刺，神庭、双侧本神穴处沿经脉向上、向下各刺一针，至帽状腱膜下，深约30mm，施加小幅度重复刺激捻转，频率约200次/分钟，捻转1分钟；中渚及侠溪行提插泻法，嘱患者揉按、敲打患处皮肤，以患者自身能够承受为度。留针30分钟，其间每隔10分钟行针1次，每次行针1分钟，每日针刺1次，每周针刺5次，1周为一疗程。

【疗效观察】

针刺入中渚及侠溪时，患者即自觉疼痛明显减轻，第一次针灸治疗结束后，患者头痛消失。继续治疗1个疗程，患者自述疼痛频率、次数、程度均下降。再行1个疗程针刺治疗后，患者基本痊愈，随访半年未复发。

【按语】

血管性头痛尚属于中医学"头痛"范畴。该病常反复发作，缠绵难愈,其中焦虑状态是偏头痛慢性转化的独立危险因素。因此,孙远征教授首先选取百会、神庭、本神穴组成调神要穴,其中神庭与双侧本神穴位于额叶在头皮表面的投射区,通过上、下交叉针刺及重复捻转刺激,产生一定的生物磁场,能够穿透高抗阻的颅骨作用于大脑皮层相应部位,进而调节此区域功能,达到疼痛与情感共调的作用;然后进行经络辨证、循经远取,以手足少阳经郄穴会宗、外丘为要。郄穴为气血深聚之处,也是脏腑经脉病症的反应点,通过刺激这些反应点,可有效提高疗效。加之手足少阳经上中渚、侠溪两穴,以达到调畅少阳经气,"通则不痛"的止痛效果。

(孙妍)

医案37　枕神经痛

李某,男,51岁,2022年1月12日就诊。

【主诉】

左侧后头部疼痛5日。

【现病史】

患者5日前因吹冷风出现左侧后头部疼痛,以胀痛、跳痛为主,向枕部放射,体位变化时疼痛加重,患者不敢用力摇头、甩头,自行于家中休息,病情未见明显好转,今为求中医针灸治疗来我门诊。刻下症:患者左侧枕部疼痛剧烈,拒按,形体适中,睡眠差,入睡困难,多梦易醒,饮食及二便尚可。

【查体】

左侧后头部有明显压痛,左侧枕神经分布区域痛觉过敏。血压:129/81mmHg。舌淡,苔白,脉细。

【辅助检查】

头颅MRI示:未见明显改变。

【诊断】

中医诊断:头痛(太阳经型)

西医诊断：枕神经痛

【处方】

后溪（患侧）、昆仑（患侧）、阿是穴。

【操作】

患者取坐位，首先让患者在疼痛区域内寻找阿是穴，并以阿是穴为针刺中心，在距阿是穴约1cm区域进行围刺，围刺每两针之间距离为1.5~2cm，针尖均朝向中心。若压痛点较多，可在相应区域行围刺治疗，然后针刺后溪、昆仑得气后施提插泻法，并用手揉按、敲打患者疼痛的部位。在围刺区域进针方向相对的两针，连接电针治疗仪，选择密波（100Hz），强度以患者耐受为度，留针30分钟，其间每隔10分钟行针1次，每次行针1分钟，每日针刺1次，每周针刺5次，1周为一疗程。

【疗效观察】

针刺治疗1次后，患者即感觉疼痛有所减轻；针刺1个疗程后，患者疼痛基本消失，仅在甩头时遗留轻微针刺样头痛；巩固治疗2个疗程后，患者痊愈。

【按语】

枕神经痛尚属于中医学"头痛"等范畴。《灵枢·经脉》曰："膀胱足太阳之脉，起于目内眦，上额，交颠……络肾，属膀胱。"《灵枢·经筋》指出：足太阳之筋"其直者，结于枕骨……上头……上结于完骨"。枕神经痛当辨为太阳经型，根据经络辨证"循经取穴"及"同气相求，其气相通"之理，治疗时可选取考虑本经及同名经后溪和昆仑为循经远取穴位，针刺膀胱足太阳之脉合穴昆仑，能够激发经气，使枕部经络通畅，起到柔筋止痛的作用。阿是穴是指以压痛点或病变局部或其他反应点等作为施针部位的一类腧穴。围刺法有疏通经络、调气止痛之功效，故本案以压痛点为中心，在病变局部采用围刺法，以其上下左右向中心斜刺、平刺，阻遏邪气的扩散。循经远取动法与围刺法相配合，可使针刺治疗枕神经痛的镇痛效果达到最大。

（孙妍）

医案38 神经血管性头痛

刘某，女，58岁，2018年5月27日就诊。

【主诉】

后头部胀痛2年余，加重1周。

【病史】

患者2年前无明显诱因出现后头部疼痛，1周前因熬夜症状加重，以胀痛为主，偶有恶心，休息后可缓解，无呕吐、视物不清、肢体乏力等症状，于当地某综合医院拍摄颈椎X线片示颈椎退变，诊断为血管性头痛，予以止痛药（具体用药用量不详）治疗，疼痛有所缓解，但易反复发作，故为求中医治疗来我院。现患者后头部胀痛，心情烦躁，饮食尚可，大便秘，睡眠质量欠佳。

【查体】

面色暗淡，心烦失眠，焦虑不安，舌淡苔白，脉弦紧。

【辅助检查】

头颅MRI检查示：无异常。TCD检查示：无明显异常。颈椎X线片示颈椎退变。血压：131/76mmHg。神经系统未见阳性体征。

【诊断】

中医诊断：头痛（太阳经型）

西医诊断：神经血管性头痛

【处方】

风池、百会、后溪、昆仑、安眠。

【操作】

患者端坐位，常规消毒，后溪、昆仑穴直刺8~12mm，得气后行提插捻转泻法约2分钟，嘱患者用手反复轻触胀痛部位10~15分钟，再针其余穴位，双侧风池连接电针，密波（100Hz）。留针30分钟，每日1次，每周5次。

【疗效观察】

首次治疗针刺后溪、昆仑行捻转手法时，患者轻触后头部即感觉胀痛感明显减轻，当晚睡眠质量得到改善。针刺3次后，患者自述后头部胀痛感基本消失，继续针刺治疗2次后痊愈。

【按语】

太阳经头痛，指邪气侵犯太阳经而引起的头痛。《冷庐医话·头痛》："头痛属太阳者，自脑后上至颠顶，其痛连项。"本案患者头痛部位在后头部，为太阳经循行所过，故治疗时采取循经远取动法，首选手足太阳经远端后溪、昆仑穴，二者属同名经，不仅经脉相连会于头面且经气相通，同气相求。治疗上两穴相互搭配，选用百会穴调整十四经气血，配合安眠穴安神定志止痛，风池疏通局部气血。诸穴合用，经络气血通畅，痛止神安。

（孙妍）

第二章
调神针刺法

一、调神针刺法思想的形成

（一）调神针刺法的理论基础

1. 中医学对"神"的认识

"神"的产生并不是凭空虚构、虚无缥缈的，而是古人对自然界的长期观察与反复思考后总结的规律和认知。最初人类对大自然一无所知，在长期探索与发现中，人们逐渐认识大自然，并对部分自然规律有了一定的认知，但当超乎人类认知范围的事物出现时，人们无法用已知的知识解释这些现象，便有了"神"的产生。从字形上就充分体现了"神"的相关背景：其字由左"礻"右"申"构成，《说文解字·示部》对"礻"的解释为由上"二"下"三垂"组成，"二"指天空，"三垂"指日、月、星，意为观乎天文，以察时变；"申"为"电"的变体字，象征阴阳两个气团在空中相互撞击所产生的耀眼的电光，说明在上古时代，人们已经开始有意识地观察、认识各种自然现象，由于当时的认知能力有限，无法对其做出合理的解释，从而认为有一种可以主宰天地万物变化力量的存在，即"神"。古人认为，天地万物间，一切不正常的现象皆由"神"支配，包括自身病理现象，也是由于"神"的责罚。因此，"神"可以被理解为一切不正常现象的背后主宰，这种思维伴随着人类的认知，成为人们解释自然界包括人类自身病理现象的一种定性思维。

中医学中"神"的概念是从多方面论述的，"神"是生命的本原和本质，是脏腑、精气血、阴阳学说的物质基础，主宰人的整个生命活动和感知外界事物，调控机体的一切运动变化和精神活动。从《黄帝内经》来看，神指的是人体的正气、血气以及水谷精气，因由自然界形成的水谷饮食具备五气五味，故也与神有着玄妙的联系，如《灵枢·平人绝谷》载："故神者，水谷之精气也。"血气是维持人体生命重要的物质基础，如《灵枢·营卫生会》谓："血者，神气也。"《灵枢·小针解》曰："神者，正气也；客者，邪气也。"说明血气、正气都是"神"在人体内的体现。换言之，神可以作为血、气、精等精微物质的外在表现，亦可指精神情志活动，因精神活动的基础就是五脏之精微物质。此外，根据《黄帝内经》部分原文，提示神也可指部分精神心理活动，包括思维、情志、灵感、智慧和感觉之意。例如《灵枢》载："心藏神，为五脏六腑之大主，精神之所舍也生"，"心者，君主之官，神明出焉"，"所以任物者谓之心，心有所忆谓之意，意之存谓之志，因志而存变谓之思，因思而远慕谓之虑，因虑而处物谓之智"，提示心主宰人的意志思虑智的认知思维活动。另"人有五脏化五气，以生喜怒悲忧恐"，提示人的情志活动又以脏腑生理为基础，而五脏藏五神，五神为心神所化，故神在人的情志活动中发挥重要作用。《灵枢·邪气脏腑病形》载："按其脉，知其病，命曰神"；《灵枢·九针十二原》："粗守形，上守神，神乎神，客在门"。此处神指的是医生技艺的高超，有智慧之意。《灵枢·周痹》："痛则神归之，神归之则热"；《素问·诊要经终论》曰："秋刺皮肤循环，上下同法，神变而止"。此处所言之神指人的感觉。

"神"于人体外部主要表现在眼神面色、肢体活动、言语声音等；于内部主要表现在精神、意识、思维活动及各种情志变化。神安则人之脏腑功能平衡，气血运行如常，情志、精神活动畅达；神不安则可引起诸多疾病，《素问·移精变气论》曰："得神者昌，失神者亡。"若神不得安，形体、脏腑无所统摄，气血津液输布运行失调，则致气血不能畅通或不能荣润，发而为病，而气血壅滞或衰少，不能濡养形体脏腑，则致神无所依，发而为病，体现出"神"在疾病防治中的重要作用，因此针对诸多病证从"神"论治为历代医家所重视。

2."心脑共主神明"学说

"神"包括由心、脑共同主宰的"心主之神"与"脑主之神"。"神"最早在《说文解字》中被解读为统领万物的天神，直至《素问·灵兰秘典论》言明"心者，君主之官也，神明出焉"，"心主神明"的中医理论得以提出，心则被认为是一身神志活动的主导者。心为神之所，若神安其居，则脏腑功能如常，身心康泰；若神离所居，不安其所，则神乱身弱而致疾。"脑为神明之所出"的中医理论则见于《灵枢·海论》，脑为髓之海，又称"元神之府"，主元神而统志意，通过心的"任物"作用，承担接受和处理外界事物的职能。神调气畅，五脏安和，诸病自去；反之脑神失职，气血逆乱，百病始生。

综合来看，心、脑与"神"三者密不可分，因此各家学者大多支持"心脑共主神明"学说，主张心脑共同统率人体精神心理功能，但心神与脑神所主之神明各有侧重，二者各行其职。张锡纯在《医学衷中参西录·人身神明诠》中论述脑主元神、心主识神，元神乃先天所藏，无关思虑，为正常身体功能运行的先天物质基础；识神为后天心之所生，有关思虑，维系人的精神、心理、思维、意识等活动。故脑神调控机体正常的生理功能，心神则在脑神统领下去感知、辨识与思考，"盖神明之体藏于脑，神明之用发于心"。脑与心两者彼此沟通联系，相互影响，共主神明。

（二）神与情志病的关系

1.情志与情志病的概念

情志是人在接受和认识客观事物时，对外界刺激所产生的心理反应和附带的生理变化的综合表现。情志的概念蕴含于七情与五志中，且七情包含五志。七情喜、怒、忧、思、悲、恐、惊，五志指喜、怒、思、悲、恐，故情志即七情。七情最早见于《礼记·礼运》："圣人之所以治人七情"，这里的七情侧重指人性的表现。《黄帝内经》中有具体关于七情的表述,《素问·举痛论》载:"百病皆生于气也,怒则气上,喜则气缓,悲则气消,恐则气下,惊则气乱,思则气结",具体阐述了七情对气的各种影响。五志最早见于《素问·阴阳应象大论》,其将五志按照五行与五脏相配,提出怒、喜、思、忧、恐对应肝、心、脾、肺、肾五脏。张景岳在《类经》中首次将七情与五志合称为情志,论述道:"情志之伤,虽五脏各有所属,然求其所由,则无不从心而发。"在孙氏川主编的《中医基础理论》中将情志的概念定义为:七情是喜怒忧思悲恐惊七种正常的情志活动,是人体的生理和心理活动对外界环境刺激的不同反应,是人人皆有的情绪体验。情志是中医学特有的对情绪的称谓,与西医学中精神、心理学方面的内容相对应。

情志病概念宽泛,从临床角度看,情志病是人体阴阳失调、脏腑功能紊乱、气血津液异常变化而引起心脑功能失常,从而出现情志功能活动障碍的疾病。"情志病"最早见于《类经》,指张景岳系统整理阐述《黄帝内经》中涉及情志的相关内容,设立有《情志病》专篇,从其论述的内容来看,情志病是指因七情而致的脏腑阴阳气血失调的一种疾病,包括三个方面:一指因情志刺激而引发的病证,如郁证、百合病、癫证、狂证等;二指因情志刺激而诱发的病证,如胸痹、真心痛、心悸、眩晕等;三指在某些疾病的发生、发展及防治过程中,其发病或病理机理与情志变化有密切关系的疾病,如中风后的抑郁、产后抑郁、癌症焦虑以及围绝经期并发的精神神经症状等。

2. 情志病的病因病机

关于情志病的病机特点可以总结为以下三点:气机失调、脏腑经络受损、精气血亏虚。

(1)气机失调

《黄帝内经》中认为情志病的主要病机是各种原因引起的气机失调。如《灵枢·寿夭刚柔》记载:"风寒伤形,忧恐忿怒伤气。气伤脏,乃病脏",不同的情志变化引起的病理变化不同。《素问·举痛论》云:"余知百病生于气也。怒则气上,喜则气缓,悲则气消……思则气结,九气不同,何病之生?岐伯曰,怒则气逆,甚则呕血及飧泄,故气上矣……思则心有所存，神有所归，正气留而不行，故气结矣。"提示任何一种情志过激都会引起人体的气机逆乱，升降出入失常，致机体气血运行紊乱，殃及脏腑经络而引发情志病变。另外，情志引起的气机失调多以"郁"为主，也就是说情志过激可进一步引起人体气机闭塞，如《素问·通评虚实论篇》载："隔塞闭绝，上下不通，则暴忧之病也。"《景岳全书·郁证》曰："凡五气之郁则诸病皆有，此因病而郁也。至若情志之郁，则总由乎心，此因郁而病也。"认为五行之郁是因为脏腑功能紊乱，气机不调导致的，而情志之郁是由心神引起的，从而导致疾病的产生。

（2）脏腑经络受损

情志与脏腑经络联系紧密，《素问·天元纪大论》载："人有五脏化五气，以生喜怒悲忧恐"；《灵枢·百病始生》曰："喜怒不节则伤脏"。均提示当情志宣泄太过时，可直接累及五脏，同时也会伤及六腑。《素问·血气形志篇》曰："形数惊恐，经络不通"，由于经络内联脏腑，外络肢节，故情志致病必伤及经络。

（3）精气血亏虚

气血是脏腑运行的物质基础，情志刺激可直接损伤精气血，如《素问·疏五过论》载："暴乐暴苦，始乐后苦，皆伤精气。"李东垣也认为七情所伤皆累及元气，如《素问·灵兰秘典论》曰："心者君主之官，神明出焉，凡怒、忿、悲、思、恐惧，皆损元气。"在《脾胃论》中也提到："若饮食失节，寒温不适，则脾胃乃伤；喜、怒、忧、恐，损耗元气。"

综上所述，情志与脏腑联系密切，若脏腑虚弱，气机功能紊乱失调，会引起相应疾病的发生发展，故情志因素在疾病发生发展中扮演相当重要的角色。

3. 神的失衡引起情志病的发生

神的失衡导致神出现一系列的病理状态，神的病理状态首先表现在神乱而致疾。《灵枢·百病始生》载："喜怒不节则伤脏。"神藏于五脏，七情过胜、五志过急累及五脏，引发神乱，久之波及形体，神形俱病，说明神志变化会对脏腑产生一定的影响，与西医学所论述的"心身疾病"相通。神乱引起情志病主要包括两方面：一是直接伤及脏腑，"喜伤心，怒伤肝，忧伤肺，思伤脾，恐伤肾"。七情过激，神的平衡失调，致使脏腑功能失调。二是影响脏腑经络气机，《素问·举痛论》载："百病生于气也，怒则气上，喜则气缓，悲则气消，恐则气下，寒则气收，炅则气泄，惊则气乱，劳则气耗，思则气结。"气机紊乱致使神乱，影响脏腑功能，发为不同的情志和形体症状。两者常互为因果。随着工作、生活压力的增加，人们容易产生各种情志过激，如喜怒不节，惊恐过度，忧思悲哀过极，劳逸失常，远虑近忧等精神损耗极大的情况，心力交瘁，使人体脏腑气机失调而神乱导致疾病的发生。若七情过极，则影响神志变化，进一步发展为精神或心理疾患，如大怒导致肝气上逆，血随气而上，影响人体气机运行，肝之神紊乱，失于平衡，致肝脏功能异常，主疏泄的功能失调，将致调畅情志功能紊乱，从而引发一系列精神情志及形体的病理变化，故神乱会影响脏腑功能引发情志疾病。

4. 情志病及其他疾病的相互影响

临床上，情志过极或五脏六腑功能异常均会对神的生理功能产生一定影响，使其产生一系列病理现象，最终神乱致疾抑或加重情志病的发生发展。孙远征教授在近40年的临床实践中发现，一些情志病、疼痛性疾病或者部分功能性疾病都伴有一定的情志异常，由于失治、误治等原因，最终会使原本的疾病加重。基于此，孙教授在针灸施治过程中尤其注重对神的调养，重视对患者情绪、精神、思维等活动的调节，目的是使神气和、五脏调和，而各脏腑功能如常，可促进疾病的向愈，正如《素问·上古天真论》曰："恬淡虚无，真气从之，精神内守，病安从来？"

（三）调神针刺法的理论基础及作用机制

"神"作为人体生命活动的重要因素，自古至今得到充分运用，从而发展出多种"调神"方法，也为"调神"法的应用提供了理论基础。孙远征教授以"心脑共主神明"学说为基础，将前文所阐述的各种"神"相关概念归纳整合并结合多年临床经验，确立了基于"调神"理论的针刺方法，即调神针刺法，明确"神"在针刺过程中的关键作用，以"醒神"为先、"治神"为旨、"调神"为要、"守神"为需，使"调"不再拘泥于调护养生之意，而是从整体角度出发，审证求因，通过针刺某些特定穴位来调控人体情志、脏腑功能、气血津液，最终达到神安疾去的目的。

"调神"最早记载于《素问·四气调神大论》，是指人体应顺应四时之气，使天神与人神协调同步，以达天人合一的境界，主要阐述养生之道。运用调神针刺法应灵活掌握"醒神""治神""守神"之要。"醒神"为一切治疗的首则，"醒"的本意为睡眠状态的结束，可引申为"苏醒""复苏"，"神"由脑所主，由脑所藏，故"醒神"即醒脑，脑醒则神醒，神醒方能激活各脏腑生理功能，统摄人体精神意志，为"治神"做铺垫。"治神"在针刺中占据主导地位，正如《类经·针刺类》载："医必以神，乃见无形，病必以神，血气乃行，故针以治神为首务。"治乃修炼，"治神"应始终贯穿针刺操作的全过程，既是治病之要领，又是医者行针时应修习的一种平和专注的精神境界。"守神"关系到针刺作用的发挥，正如《灵枢·九针十二原》云："小针之要，易陈而难入，粗守形，上守神。"其涵盖医师和患者两方面：一方面，要求医师专注体察针下感觉，并根据患者神气变化施以不同手法；另一方面，也要求患者专心体会针刺感觉，配合医师促使气至病所，以期获得针刺的最佳疗效。因此，调神针刺法以"醒神"唤醒脑神，激发正气；以"治神"促进医患双方共同调节情志，排除杂念，集中注意力于针下；以"守神"于针刺后留守住所得之气，最终共调患者之"神"，推动疾病向愈。

综上所述，心、脑均是精神活动的场所，与情志活动联系密切，故"调神"重在调心与脑。调神针刺法基于"神、脑、心"之间的紧密联系，通过"醒神""治神""守神"调节患者的精神情志，针对诸多焦虑、抑郁相关的情志疾病，功能性疾病及伴随焦虑、抑郁症状的其他疾病效果理想，应用范围广，临床疗效佳，因此予以归纳总结，望为诸位医者提供参考依据。

二、调神针刺法的选穴及操作

1. 调神针刺法的选穴特色

调神针刺法以调"脑神""心神"为核心，多选督脉、手少阴心经、手厥阴心包经穴位。督脉循行交颠上，入络脑，并且上贯心，督脉穴可以反映五脏六腑的变化，并可通过调节"脑神""心神"从而参与调控五脏六腑，振奋阳气，影响气血津液的分布，最终达到治疗疾病的目的。这也是临床中广大医家常使用通督调神的原因。孙远征教授临床常选用调神的督脉穴有百会穴、神庭穴。

《灵枢·口问》言："悲哀愁忧则心动，心动则五脏六腑皆摇。"心藏神，为君主之官，心神影响整体生命的健康运行，一旦心神不宁，五脏六腑的功能就会受扰失衡。心主血脉，主神明，心包是心之外膜，是气血通行的道路，与心本同一体，其气相通，二者密不可分，都为调节心神的关键。孙远征教授主要运用内关穴及神门穴调控心神，养心安神。

（1）百会穴

百会穴，属督脉，位于头顶正中线与两耳尖连线的交叉处，督脉与三阳经交会于此，是人阳气盛极之处，身体的脏腑气血汇集于此，又因其四围各穴，罗布有序，有百脉朝宗之势，故又名为"三阳五会""头昆仑"。百会二字出自《道藏》："天脑者，一身之宗，百神之会也。"天即指人体正中最高之处，"百神"即指有关身体之神识也，亦即百会具有调节神识之作用，故能够主宰身体的精神活动。百会为督脉穴，由督脉入络脑，脑为元神之府，主治神志病，而督脉为阳脉之海，有总督、统率全身阳气的作用。《针灸资生经》有言："百会，百病皆主。"百会是各阳脉交会处，所以"四百四病皆能治之"，被广泛应用于各种疾病中。刺激百会穴可补阳填阴，一穴通百脉，达到四两拨千斤的效果，同时可通达周身气血，疏通经络，调节气机。百会又为督脉要穴，通于脑府，为脑神之所藏，可用于治疗诸多情志疾病，起到清利头目、安神定志的作用。实验研究表明，针刺百会穴可能通过激活下丘脑区和升高额叶区信号来调节情绪，改善睡眠情况。

（2）神庭穴

神庭穴，属督脉，位于前发际正中直上0.5寸，其深入为脑府，为督脉、足太阳经和足阳明经之会。《说文解字》言："庭者，宫中也"，意指神庭穴在脑海前庭，是神识之所。《针灸甲乙经》中记载：神，天部之气也。庭，庭院也，聚散之所，精气汇于顶部，如同充满迷雾的天庭一样，故称"神庭"。神庭穴为督脉之要穴，《淮南子》曰："神者志之渊也。"神庭乃调神之要穴，凡有关神识之症，皆可取此，针刺可清头散风，镇静安神。百会与神庭联用，可调节人体气血，治疗脑神病有很好的效果。神，指元神，为人体生命活动之主宰；庭，有庭堂、宫廷之意。意指神庭居天庭之上，为神居之处。脑为元神之府，神庭为调理脑神之要穴，故其具有宁神解郁、清灵脑窍之功效。

（3）本神穴

本神穴，属足少阳胆经穴，位于前发际上0.5寸，神庭穴旁开3寸处。本者，为草木之根、事物之根源，古人借草木之根命名，意指此穴处人身元神之根本。本神为胆经穴位，擅疗各类神志疾病，具有清头目、宁神志的作用。根据大脑皮层投射区域的定位，神庭穴和双侧本神穴相当于大脑皮层额叶部位，与精神活动有关。西医学研究表明，大脑疲劳与前额叶皮层的活动减弱有关，而失眠、焦虑患者额叶运动皮层的兴奋性增高，会引起内分泌代谢紊乱，日久可导致感觉系统功能减退，进而加重患者的感觉异常及躯体疲劳感。少阳为枢，既是病邪的出入场所、病情转变的门户，同时也是卫气由阳入阴、由阴出阳的枢纽，因此少阳枢机不利是导致卫阳不入营阴的病机关键。少阳胆与厥阴肝相表里，而肝又为阴中之少阳，具有协调脏腑气机、调节情志的作用。故选取本神穴通过调畅少阳枢机、调情志和平衡阴阳来调神。

（4）神门穴

神门穴，属手少阴心经，位于腕掌侧横纹尺侧端，尺侧腕屈肌腱的桡侧凹陷处。神门穴是心经原穴，心主血脉，神门穴可以通过调节血液运行来调控人体整体气血津液的分布，进而调节脏腑功能。原穴与脏腑原气有着密切的联系。《针灸甲乙经》对神门的描述是"心气出入之处"，神门是脏腑原气经过、留止的部位。《灵枢·九针十二原》云："五脏有疾也，应出十二原。"诸上表示神门穴可以反映和治疗脏腑疾病，临床也发现刺激神门穴可达到宁心安神、调节气血阴阳的作用。《道藏》中记载神门穴为"玉房之中神门户"，玉房指心，心藏神，神门穴为心神之门户，亦是意识出入之处，最擅长开心气之郁结。

（5）内关穴

内关穴，属手厥阴心包经，位于腕横纹上2寸，掌长肌腱与桡侧腕屈肌腱之间。内关穴是心包经络穴，可联络心经与心包经，并通于阴维脉，此为"一穴通三经"，可以同时调理三条经脉的气血。《灵枢·终始》记载："溢阴为内关，内关不通，死不治。"内关为协调阴阳升降、调和心神的重要关口，为治疗"胸胁郁闷"之主穴，可宽胸理气，解郁安神。解剖学中内关穴与正中神经的位置重合，所以治疗此穴可刺激正中神经并调节交感神经，从而达到治疗效果。

2. 调神针刺法的操作手法

百会、神庭、本神在操作时，沿经脉向上进行针刺并行捻转，小幅度快速捻转达200转/分以上，每穴操作1~2分钟，内关及神门常规直刺，平补平泻，以得气为度。

三、调神针刺法的临床应用

1. 情志病/神志病（焦虑、抑郁）

临床中因五志过极而引起单纯的情志或神志异常的疾病可应用调神针刺法。例如抑郁症、焦虑症、神经衰弱、癫证、狂证等。大部分来就诊的患者常因工作、学习、生活压力较大，从而导致思虑过度，日久伤脾，可引起身体疲劳、精神倦怠、失眠、记忆力下降等临床症状。此外，调神针刺法还可治疗儿童出现的以烦躁、多动、注意力不集中等神志亢奋症状为主的小儿多动症。

2. 各种伴有焦虑、抑郁的疾病

临床上，部分就诊患者并未明显表现出焦虑、抑郁等精神症状，而是因某些原发病日久缠绵难愈导致脏腑气血津液功能异常影响五脏藏神的功能而产生情志或神志变化，从而出现焦虑或抑郁样的情绪。例如功能性消化不良、功能性心悸、失眠、中风后焦虑/抑郁、围绝经期综合征、压力性尿失禁、干眼症、耳鸣、慢性疲劳综合征、餐后不适综合征/肠易激综合征等。在治疗此类疾病时，孙远征教授常在治疗原发病的基础上加用调神针刺法，一方面可以调养神气，另一方面还可促进原发疾病的痊愈。

3. 各种导致焦虑、抑郁、失眠的疼痛性疾病

痛症患者往往会因为疼痛而影响夜间睡眠质量，睡眠不佳时必然影响脏腑气血，不通则痛，更不利于疼痛性疾病的恢复，长此以往，患者会因反复疼痛而出现焦虑、抑郁或失眠等症状。例如偏头痛、颈椎病、腰椎间盘突出、带状疱疹后遗神经痛、慢性前列腺炎/慢性骨盆疼痛综合征等。当患者疼痛病程较长时，会引起烦躁、焦虑、精神紧张等不良情绪，这些心理因素会提高患者对疼痛的关注度，使患者自我感觉痛感更加强烈。因此，孙远征教授对于疼痛性疾病的治疗，常常加用调神穴位。一方面，可以通过调理心神，发挥宁心安神定志的作用，缓解患者精神紧张和焦虑等情志异常症状，改善患者睡眠状况，睡眠如常，气血充足，亦可促进机体自我恢复。另一方面，还可通络止痛，通过针刺督脉调神、治神，影响脏腑功能，调节气血，疏通经络，通则不痛，经脉通畅则疼痛自除。

4. 部分运动神经相关疾病

临床上某些运动障碍性疾病运用调神针刺法治疗效果显著。此处的运动障碍是指随意运动的兴奋和抑制不受意识控制的疾病，与神经系统病变和精神障碍有关。例如不安腿综合征、原发性震颤、舞蹈症、抽动症、Meige综合征、痉挛性斜颈等。孙远征教授认为，因这部分与运动功能障碍相关的疾病以肢体随意运动不受控制为主，故应该运用

调神针刺法，以通调周身气血阴阳，调畅情志，通过对神的调治来改善气血津液的输布运行，从而缓解肢体的不适症状，推动疾病向愈。

四、调神针刺法的研究进展

孙远征教授及其团队在长期的临床实践中发现，调神针刺法治疗诸多疾病均取得了较好的临床效果，可明显缓解患者的不适症状。调神针刺法对"郁证"范畴的疾病疗效肯定，孙远征教授及其团队将82例轻中度抑郁症患者分为药物组（口服盐酸舍曲林片）和针药结合组（调神针刺法联合盐酸舍曲林片），分别观察患者的汉密尔顿抑郁量表（Hamilton Depression Scale，HAMD）及抑郁自评量表（Self-rating Depression Scale，SDS），发现针药结合组可明显改善患者的抑郁情绪，更早地发挥治疗作用。

对某些伴有焦虑、抑郁的疾病应用调神针刺法不仅可以改善焦虑、抑郁情绪，对原发疾病也有确切的临床效果。孙远征教授及其团队将64例失眠伴焦虑的患者分为常规针刺组和调神针刺组，经4周针刺治疗后发现，调神针刺组改善匹兹堡睡眠质量指数（Pittsburgh Sleep Quality Index，PSQI）、汉密尔顿焦虑量表（Hamilton Depression Scale，HAMA）及睡眠状况自评量表（Self-rating Scale of Sleep，SRSS）的评分更明显，调神针刺组不仅针对失眠进行治疗，同时还注重调节患者焦虑情绪，改善失眠与焦虑的双向影响，可更加有效地缓解失眠问题，对减轻失眠伴发的轻度焦虑也有着显著疗效。另外，对76例腹泻型肠易激综合征进行临床研究，将调神针刺法与电针法相比较，发现调神针刺法能够有效改善腹泻型肠易激综合征患者的临床不适症状，明显降低患者的肠易激综合征病情严重程度量表评分和HAMD评分，提高肠易激综合征生活质量量表的评分，减轻患者的腹痛、腹胀和泄泻症状，缓解患者的紧张抑郁状态。此外，运用调神针刺法治疗慢性疲劳综合征亦收获明确的临床疗效，将72例慢性疲劳综合征的患者分为常规针刺组和调神针刺组，发现调神针刺组在改善疲劳评定量表（Fatigue Assessment Scale，FAS）、疲劳积分量表-14（Fatigue

Scale-14，FS-14）、PSQI量表与HAMA量表评分等方面更明显，可有效改善患者的疲劳状态，缓解患者的睡眠障碍与焦虑情绪。孙远征教授及其团队对70例干眼症患者进行临床观察，发现与单纯采用玻璃酸钠滴眼液相比较，调神针刺法联合玻璃酸铵滴眼液可以更明显地降低临床症状积分及角膜荧光素染色评分、汉密尔顿焦虑量表评分，增加泪液浸湿长度及泪膜破裂时间，可显著改善患者症状、促进泪液分泌、修复角膜缺损并延长泪膜破裂时间，缓解患者焦虑状态。

调神针刺法对于各种导致焦虑、抑郁、失眠的疼痛性疾病临床疗效确切。孙远征教授及其团队通过对比调神针刺法与药物治疗70例慢性前列腺炎/慢性骨盆疼痛综合征的疗效差异，观察到调神针刺法治疗慢性前列腺炎/慢性骨盆疼痛综合征效果显著，可降低前列腺液中白细胞数量，缓解炎症，并对患者的抑郁情绪也有明显的改善。临床上还将调神针刺法应用于带状疱疹后遗神经痛的治疗，在常规针刺法的基础上施以调神针刺法，可以降低患者的VAS量表、HAMA量表及HAMD量表的评分，有效减轻疼痛，改善因疼痛引起的焦虑、抑郁情绪，且有更好的远期疗效。

部分与运动神经相关的疾病应用调神针刺法亦有良效，孙远征教授及其团队运用调神针刺法治疗不安腿综合征，并与单纯常规针刺进行疗效对比，比较两组患者的国际不安腿综合征评定量表（International Restless Legs Syndrome Rating Scale，IRLS）、PSQI量表和HAMA量表评分，发现调神针刺法可明显改善患者的下肢不适感，调节其伴发的睡眠障碍和焦虑情绪，临床取得较好的疗效。

参考文献

［1］孙远征，丁园，于天洋，等.调神法针刺对甲基苯丙胺戒断后焦虑情绪的影响［J］.中国针灸，2022，42（3）：277-280，331.

［2］孙远征，陈存阳，于天洋，等.调神法针刺治疗肝肾阴虚型干眼症临床观察［J］.中国针灸，2022，42（2）：162-166.

［3］孙远征，刘靓，孙妍.基于"调神"理论针刺治疗慢性疲劳综合征的临床观察［J］.中医药导报，2021，27（12）：88-92，102.

［4］孙远征，刘越，于天洋.调神电针联合经颅重复针刺激治疗脑卒中后心脾两虚型睡眠障碍患者的效果及对HRV、5-HT、NE的影响［J］.时珍国医国药，2021，32（11）：2699-2702.

［5］王筱鑫，方思瞳，孙颖哲，等.基于调神理论针刺治疗失眠伴轻度焦虑临床研究［J］.针灸临床杂志，2021，37（11）：10-13.

［6］孙颖哲，高扬，王仕林，等.基于调神理论治疗肝胃不和型功能性消化不良合并抑郁情绪临床研究［J］.国际中医中药杂志，2021，43（10）：971-975.

［7］刘关平，孙颖哲，高扬，等.调神法针刺治疗失眠症伴焦虑的临床研究［J］.河北中医，2021，43（10）：1712-1715，1727.

［8］蒋汶汐，蒋希成，孙远征.调神法针刺治疗餐后不适综合征临床研究［J］.针灸临床杂志，2021，37（9）：6-10.

［9］孙颖哲，高扬，郭颖，等.调神法结合舍曲林治疗抑郁症的临床观察［J］.世界中西医结合杂志，2021，16（8）：1541-1545.

［10］丁园，于天洋，陈存阳，等.从"神-脑-心"体系探析"调神"针刺法［J］.吉林中医药，2021，41（8）：1028-1032.

［11］王筱鑫，孙远征.孙远征针刺治疗原发性三叉神经痛经验撷要［J］.江苏中医药，2021，53（7）：24-26.

［12］孙远征，王筱鑫，孙颖哲.调神循经远取针刺治疗偏头痛临床观察［J］.中华中医药杂志，2021，36（7）：4383-4386.

［13］孙颖哲，郭颖，高扬，等.中医治疗抑郁症的治则［J］.世界中医药，2021，16（18）：2747-2750.

［14］孙远征，王仕林，于天洋."调神针法"联合电针治疗腹泻型肠易激综合征：随机对照研究［J］.中国针灸，2021，41（1）：13-16.

［15］孙远征，周琛，孙颖哲.调神针刺法治疗不安腿综合征临床观察［J］.中国针灸，2020，40（4）：357-360.

［16］夏舜尧，王仕林，方思瞳，等.调神法针刺治疗慢性前列腺炎/慢性骨盆疼痛综合症临床研究［J］.针灸临床杂志，2020，36（3）：11-15.

［17］李书霖，周琛，孙远征.调神法在腹泻型肠易激综合征治疗中的应用研究［J］.针灸临床杂志，2020，36（1）：17-20.

（孙妍）

调神针刺法医案

医案1　抑郁症

张某，女，48岁，2022年8月19日就诊。

【主诉】

入睡困难，情绪低落3年，加重2个月。

【病史】

患者3年前因居住环境差加之琐事导致入睡困难，心情烦躁，忧思忧虑，夜间难眠，其后逐渐出现精神紧张，沉默寡言，少与人交流，家人陪伴其去精神科就诊，诊断为轻度抑郁症，规律口服抗抑郁药物（百忧解）后，症状稍改善，但入睡仍困难，偶有紧张焦虑情绪。2个月前因与家人发生口角，出现烦躁易怒情绪，眩晕，伴有双下肢乏力，走路不稳，睡眠欠佳，多梦易惊醒，口服安眠药后，睡眠时间可持续4小时，但易做噩梦。患者厌世，有自杀念头，自杀两次均未遂。今为求针灸治疗前来我院。现患者情绪低落，需家人陪伴，饮食减少，食欲差，口干偶有口苦，大便黏滞，小便利。

【查体】

血压：113/72mmHg，步入病室，表情淡漠，情绪低落，语音低微，反应迟钝，面色萎黄，舌质红，苔微黄，脉沉弦。

【辅助检查】

头颅CT示：未见异常；HAMD量表评分：23分。

【诊断】

中医诊断：郁病（肝郁脾虚证）

西医诊断：抑郁症

【处方】

主穴：百会、神庭、本神、内关、神门。

配穴：太冲、照海、三阴交、足三里、安眠。

【操作】

百会、神庭、本神施加小幅度高频率重复捻转刺激，达200转/分以上，行针每穴约2分钟，余穴平补平泻，以得气为度，留针30分钟。每日治疗1次，每周治疗5次，休息2日，1周为一疗程。

【疗效观察】

针刺当日，患者自觉心情转好，略有食欲，夜间做噩梦现象略减轻；治疗2个疗程后，患者病情明显好转，可主动与人交谈，双下肢乏力缓解，惊醒及做噩梦现象减少，HAMD量表评分17分，患者询问可否停服百忧解等西药，恐其病情反复，嘱其逐渐减量至停药，继续上述治疗方案；针刺治疗4个疗程后，患者夜间睡眠质量好转，面色红润，入睡较容易，无惊醒及做噩梦现象，每晚能入睡5~6小时，情绪较乐观，反应速度增快，食欲增加，走路如常，HAMD量表评分10分，后继续巩固治疗2个疗程，3个月后随访未复发。

【按语】

抑郁症属中医学"郁病""梅核气""百合病"的范畴。中医学认为，郁病的发生多因情志不疏、忧思忧虑、悲愁恐惧等七情过极，或素体虚弱，脏气亏虚，加之情志刺激，导致气机郁结，肝失疏泄，脾失运化，心神失常，脏腑阴阳气血失调而发为本病。临床主要表现为心情抑郁、情绪不宁、胸胁胀痛、易怒善哭或咽中如有异物梗阻、失眠、乏力等各种症状。抑郁症患者多数在发病前伴有忧思、焦虑、哀愁、恐惧、愤懑等情绪刺激因素，且患者病情的反复常与上述情志刺激因素密切相关，多发于青年女性或更年期女性。本病的基本病机为气机郁滞。《素问·调经论篇》记载："神有余则笑不休，神不足则悲。"说明情志的变化依赖于神的调控，神与情志的关系是密不可分的。因此，在治疗抑郁症时，应以"调神"为先。神得养，气机条畅而血脉调和，则情志的怫郁俱除。因此孙远征教授在长期临床经验及现代神经科学的基础上提出了以调"脑神"之百会、神庭、本神，调"心神"之神门、内关治疗本病，疗效确切。百会穴别名三阳五会穴，为各经经气会聚之处，针刺可通达经络气机，调节机体阴阳平衡，从而达到调气血、宁脑神的效果。神庭之"庭"，为庭院也，聚散之所也，为神志所在。二者均为督脉要穴，而督脉上络于脑，下络于肾，上贯于心，故针刺二穴可调节督脉之经气，使以督脉为轴所联系的肾-脑-心得以气血平和，郁忧即除。本神，本是根本，神是神志，为治神志病之要穴。神庭与本神位于前额发际，根据大脑皮层定位理论，该区对应大脑的额叶。神经影像学的研究揭示抑郁症的发病与前额叶皮层结构和功能的异常密不可分，针刺后作用于额叶，可改善对情志的调控。心经原穴神门、心包经络穴内关针刺，可发挥宁心养神之效。调神组穴与安眠穴合用养心安神，解郁定志，配足三阴经交会穴三阴交、肾经照海、肝经太冲、胃经足三里补益脾肾，疏肝理气，宁心安神。

（孙妍）

医案2　干眼症

患者李某，男，41岁，于2022年5月27日就诊。

【主诉】

眼睛干涩3月余，加重3日。

【病史】

患者3个月前由于家中琐事熬夜出现眼睛干涩，伴有疼痛感，夜间加重，因久久不愈，影响日常生活，遂打算就医。随后该患者多方就医，查泪液分泌试验及泪膜破裂时间、角膜荧光素染色等指标均出现异常，且睑板腺功能出现障碍，诊断为干眼症，尝试睑板腺按摩、人工泪液、止痛药物等治疗方法效果均不显著。患者又到多家医院就诊，曾尝试药物、理疗、常规针灸治疗等多种治疗方式均无确切疗效，近3日来感症状加重，夜间影响睡眠，遂来我门诊就诊。

【查体】

现患者面色少华，神情痛苦，精神萎靡，语声低微，视力、视野正常，泪液分泌减少，舌红少苔，脉沉细。

【诊断】

中医诊断：白涩病（肝肾阴虚证）

西医诊断：干眼症

【处方】

主穴：百会、神庭、神门、本神、光明、风池、瞳子髎、鱼腰透丝竹空、内关。

配穴：太溪、太冲。

【操作】

太冲、太溪施加平补平泻手法。百会、神庭、本神施加小幅度高频率重复捻转刺激，达200转/分以上，行针每穴约2分钟，鱼腰向丝竹空方向透刺，余穴常规针刺，针刺得气后双侧的瞳子髎与鱼腰穴连通电针治疗仪，波形选取密波，强度以患者可以耐受为度，时间设定30分钟，每日治疗1次，每周治疗5次，休息2日，1周为一疗程。

【疗效观察】

针刺治疗1次后，患者遂觉眼部干涩感减轻，心中略觉宽慰；针刺治疗2次后，患者诉夜间症状缓解，睡眠质量提高；治疗2个疗程后，症状大幅度缓解，夜间稍有加重；治疗3个疗程后，患者干眼症状完全消失，睡眠正常，心情愉悦，经测泪液分泌试验指标正常，患者痊愈。1个月后随访，未复发。

【按语】

干眼症，中医学称"白涩病"，其主要表现为眼睛干涩，可伴有视疲劳、异物感、刺痛感、对外界刺激敏感、分泌物黏稠等症状，严重者会影响视力甚至失明。百会作为督脉穴，可以通督调神，并且可以联系各经，调畅气血。《素问·至真要大论》中有言："诸痛痒疮，皆属于心"，并且心经支脉"上夹咽，系目系"，故针刺神门可缓解干眼症患者眼干、眼痛等症状；同时，心主神明，针刺神门穴可以起到安神之效，减轻患者因干眼症导致的焦虑。神庭穴为督脉与足太阳、足阳明经的交会穴，在治疗目系疾患的同时还可以舒畅患者神志。本神穴为足少阳经与阳维脉的交会穴，同样擅治情志疾病，三穴相配，共奏调神宁气之功。光明穴、风池穴为胆经穴，两穴可以联络胆经气血，是治疗目系疾患的经验要穴。根据"腧穴所在，主治所能"的特点，选取眼周的瞳子髎穴与鱼腰穴，并予两穴电针刺激，可增加疗效。此案患者属于肝肾阴虚型干眼症，因此配穴选择太冲、太溪穴，调动肝、肾两经原气，补益肝肾。

（孙妍）

医案3　视频终端综合征

田某，男，29岁，2017年5月12日就诊。

【主诉】

眼睛疲劳、胀痛，头痛1个月，加重3日。

【病史】

该患者1个月前因长时间使用计算机出现眼睛疲劳、胀痛感，并伴有头部阵痛，休息后稍有缓解，症状时轻时重，使用计算机或手机时加重，3日前症状突然加重，并伴有入睡困难症状，遂来我院治疗。

现患者眼睛疲劳、胀痛，伴头痛和视物模糊，表情痛苦，眼睛干涩，头晕目眩，腰膝酸软，潮热盗汗，寐差，饮食可。

【查体】

眼干眼涩，五心烦热。血压：119/74mmHg。舌红，苔少，脉弦细。

【辅助检查】

头颅CT：未见异常；VAS量表评分：6分。

【诊断】

中医诊断：目瞑（肝肾亏虚证）

西医诊断：视频终端综合征

【处方】

主穴：百会、神庭、本神、神门、内关、太阳透率谷、攒竹。

配穴：太冲、太溪、风池。

【操作】

嘱患者取平卧位，百会、神庭、本神施加小幅度高频率重复捻转刺激，达200转/分以上，行针每穴约2分钟，余穴平补平泻，以得气为度，留针30分钟。每周治疗5次，休息2日，以1周为一疗程。

【疗效观察】

针刺得气后，患者眼睛干涩、胀痛缓解，自觉神清目明；针刺治疗1个疗程后，患者眼睛不适感大幅度减轻，失眠症状明显缓解，其间未出现头痛，对疗效非常满意；针刺治疗2个疗程后，患者眼部症状基本消失，治疗过程中未出现头痛，遂结束治疗；2周后随访，患者未复发。

【按语】

视频终端综合征是指由于长时间使用电视、电脑、手机等视频终端而出现的一组无特征的症状，其包括视觉体验的改变、神经系统的改变、运动系统的改变、内分泌系统的改变等，随着电子设备的普及，该病的发病率呈逐年上升趋势。久视劳心伤神，肝肾精血亏耗，不能濡养目窍则眼目干涩，治疗本病选择百会、神庭、本神三穴调节脑神，内关、神门二穴调节心神，心脑同调，宁神明目。太阳向率谷方向透刺可以舒筋活络，缓解疼痛，攒竹为眼周穴，针刺该穴可以调和眼部气血，气血通畅则疼痛自消。《灵枢·脉度》中记载："肝气通于目。"太冲、太溪为肝、肾经原穴，针刺太冲、太溪可以调动两经原气，风池穴可以激发少阳经气、调畅气血、调整脏腑功能，达到明目止痛的作用。

（孙妍）

医案4　慢性疲劳综合征

患者季某，女，50岁，于2022年3月11日就诊。

【主诉】

疲劳乏力6个月，加重2周。

【病史】

患者6个月前无明显诱因反复出现疲劳感，并伴随肌肉酸痛，经休息不完全缓解，伴饮食减少，失眠。后服食中药进行治疗（具体药物药量不详），得到一定缓解。2周前感觉症状加重，遂到某三甲医院就诊，最终诊断为慢性疲劳综合征。今为求中医手段治疗来我门诊，现腰膝酸软，头晕目眩，肌肉酸痛，饮食减少，失眠，心情低落，二便正常。

【查体】

患者面色少华，腰膝酸软，失眠多梦，肌肉酸痛，舌红少苔，脉沉弱。

【诊断】

中医诊断：虚劳（肝肾亏虚证）

西医诊断：慢性疲劳综合征

【处方】

主穴：百会、神庭、本神、内关、神门。

配穴：肝俞、肾俞、太溪、合谷、太冲。

【操作】

患者先取仰卧位，百会、神庭、本神施加小幅度高频率重复捻转刺激，达200转/分以上，行针每穴约2分钟，气海、关元行补法，其余穴位平补平泻，留针30分钟，之后患者改俯卧位，针肝俞、肾俞，行补法，留针30分钟，每日治疗1次，每周治疗5次，休息2日，1周为一疗程。

【疗效观察】

治疗1个疗程后，患者自觉疲劳感得到缓解，肌肉酸痛感减轻，睡眠情况好转。继续治疗3个疗程后，精神状态好转，体力恢复如常，肌肉酸痛消失，饮食恢复正常，夜间睡眠佳。

【按语】

慢性疲劳综合征，又被称为雅痞征等，其症状包括长时间的疲劳感、身体某些部位的疼痛、睡眠质量下降、食欲低下、无法集中注意力、暂时失去记忆力等。本病尚属中医学"虚劳"范畴，其病因病机为阴阳失衡，气血失和，多责之于肝、脾、肾等脏，并有神气涣散之表现。本案患者依据四诊合参属于肝肾亏虚之证，选择百会、神庭、本神调"脑神"，内关、神门调"心神"，心脑同调进而调控气血津液的分布，平衡阴阳气血。其次，选择病变脏腑的背俞穴，补益脏腑经气，四关穴通调气血，诸穴合用，可调神宁心，补益脾肾，调畅气机。

（孙妍）

医案5　焦虑症

杨某，女，42岁，2020年5月27日就诊。

【主诉】

焦虑不安1年，加重3个月。

【病史】

患者1年前因受精神刺激，出现焦虑不安、精神紧张、失眠、呼吸急促、善太息、胸闷气短等症状，眼神闪烁，偶感双手不自主颤动，反感人群，对正常社交生活影响巨大，并且入睡困难，早醒，每日只能睡3~4小时。在某综合医院诊断为焦虑症，规律口服帕罗西汀，症状得到一定的缓解，3个月前受到惊吓，症状再次加重，尝试心理辅导、服用中药等方式进行治疗，收效甚微，今为求中医治疗，来我门诊。现患者家属代述平日焦虑，急躁易怒，胸胁胀满，入睡困难，早醒，无法正常社交，大便2~3日一行。

【查体】

焦虑面容，急躁多汗，注意力不集中。舌红苔黄，脉弦数。

【辅助检查】

头颅CT示：未见异常；HAMA评分：23分。

【诊断】

中医诊断：郁证（气郁化火证）

西医诊断：焦虑症

【处方】

主穴：百会、神庭、本神、内关、神门。

配穴：行间、侠溪、安眠。

【操作】

百会、神庭、本神施加小幅度高频率重复捻转刺激，达200转/分以上，行针每穴约2分钟，行间、侠溪行泻法，余穴平补平泻，以得气为度，留针30分钟，每日治疗1次，每周治疗5次，休息2日，1周为一疗程。

【疗效观察】

治疗1个疗程后，患者自觉紧张状态得到一定缓解。继续治疗2个疗程后，患者感觉精神不再紧绷，手颤症状消失，入睡情况好转。治疗5个疗程后，精神状态好转，可与人交流，夜间可以入睡，睡眠时间可达5~6小时，HAMA评分为14分。

【按语】

焦虑症是一种以烦躁不安、情绪激动为主要表现的精神障碍性疾病，在给患者带来极大痛苦的同时，严重影响患者的工作与社交生活。

中医学认为焦虑症与心、肝、肾等脏器有关，同时作为神志疾病，"心者，君主之官，神明出焉"，"脑为元神之府"，可见与心、脑功能失调有着密切联系，若心神失养、脑窍不充则易引发本病。治疗此案患者运用调神穴位心脑同调，配合肝经荥穴行间、胆经荥穴侠溪，针刺两穴可以疏泄肝胆经郁气，调畅气机，清泄热邪，同时配以安眠穴改善睡眠。诸穴合用，调畅情志，宁心安神。

（孙妍）

医案6　失眠

刘某，女，56岁，2022年2月25日就诊。

【主诉】

入睡困难，多梦易醒3个月，加重2周。

【病史】

患者3个月前因思虑过度出现入睡困难，多梦易醒，醒后不易再入睡，伴有气短乏力，饮食减少。口服艾司唑仑治疗，症状时轻时重，近2周上症加重，今为求中医治疗来我院就诊。现患者心悸健忘，气短乏力，善太息，自述近2周睡眠时长不足3小时，纳差，小便利，大便溏。

【查体】

精神萎靡，面色少华，表情淡漠，舌淡苔薄白，脉细弱。

【诊断】

中医诊断：不寐（心脾两虚证）

西医诊断：失眠

【处方】

主穴：百会、神庭、本神、安眠、内关、神门、三阴交。

配穴：足三里、太白。

【操作】

百会、神庭、本神施加小幅度高频率重复捻转刺激，达200转/分以上，行针每穴约2分钟，余穴平补平泻，以得气为度，留针30分钟。每日治疗1次，每周治疗5次，休息2日，1周为一疗程。

【疗效观察】

针刺治疗1个疗程后，患者觉睡眠时间增加，可至3~4小时。针刺治疗3个疗程后，患者1小时内即可入睡，睡眠时长可达5~6小时，醒后亦能再入睡，面色红润，心悸乏力等症状明显缓解，精神可，情绪佳。巩固治疗1个疗程，痊愈。

【按语】

失眠属中医学"不寐"范畴，多由情志失常、气血不足、肝肾亏虚、思虑劳累等原因诱发。本案患者因忧思过度致心脾受损，心神失养而发病，治疗时取百会以调和阴阳，宁神通络，取神庭以解郁安神，取本神以调畅情志。神庭、本神位于大脑额叶皮层定位区，针刺该区域可对情志进行调控，临床中多用于治疗各类精神障碍性疾病。本案治疗进行心脑同调，因此取心包经络穴内关以宁心安神，加以治失眠之要穴安眠，心经原穴神门，足三阴经交会之三阴交，胃经足三里及脾经太白来补益心脾，安神助眠。以上穴位合用，共奏调和气血、安神利眠之效。

（孙妍）

医案7　卒中后认知障碍

于某，男，60岁，2015年7月8日就诊。

【主诉】

记忆力、计算力下降3个月。

【现病史】

患者3个月前突然晕倒，出现头部昏胀及眩晕，右侧肢体活动不利，于当地三甲医院就诊，确诊为脑梗死，予以对症治疗（具体用药不详），经治疗后症状有所缓解。后家属发现患者意识出现障碍，记忆力以及计算力下降，遂来我院进行治疗。现患者右侧肢体行动迟缓，执行能力下降，记忆力衰退，面色少华，形体肥胖，神情淡漠，反应迟钝，夜间睡眠质量差，大便黏腻。

【查体】

血压：145/90mmHg。右侧上下肢肌力Ⅳ级。MoCA评分17分，MMSE得分22分，主要表现为记忆和空间定向力障碍。舌体胖大有齿痕，苔白腻，脉弦滑。

【辅助检查】

头颅MRI检查示：多发腔隙性脑梗死，轻度脑萎缩。

颈动脉彩超检查示：血管斑块形成，回声不均，血流速度减慢。

【诊断】

中医诊断：呆病（痰湿阻络证）

西医诊断：认知障碍

　　　　　脑梗死

【处方】

百会、神庭、本神、内关、神门。

基础治疗：风池、迎香（患侧）、地仓（患侧）、廉泉、肩髃（患侧）、曲池（患侧）、外关（患侧）、合谷（患侧）、中渚（患侧）、髀关（患侧）、血海（患侧）、梁丘（患侧）、足三里（患侧）、阴陵泉（患侧）、丰隆（患侧）、三阴交（患侧）、丘墟（患侧）、太冲（患侧）。

【操作】

百会向后平刺进针，神庭、双侧本神穴处沿经脉向上、向后各刺一针，至帽状腱膜下，深约30mm，施加小幅度高频次刺激捻转，频率200次/分以上，捻转2~3分钟；神门与内关施以平补平泻手法，至有酸麻胀等得气感；余穴均常规针刺。以局部得气为度，留针30分钟。每日1次，治疗5日为一疗程，疗程间隔2日。

【疗效观察】

治疗2个疗程后，患者反应灵敏度提高，双目有神，记忆力以及计算力均有改善，MoCA得分20分，MMSE得分24分。治疗4个疗程后，MoCA得分23分，MMSE得分26分，能明确分辨方向，头部眩晕感减轻，患者精神明显好转。

【按语】

本案患者是卒中后并发认知功能障碍，此病在中医学属于"呆病""健忘"范畴，多见于老年人。本案患者属年老肾虚，平素嗜食，形体肥胖，致使脾失健运，聚湿为痰，风痰上扰，导致髓亏脑减。《内经》云："心主神明，主血脉"；"肾主骨生髓，通于脑"；"脾为后天之本，生痰之源"。提示病位主要在心、脾、肾。故选取心经、心包经、肾经、脾经穴位。加上诸阳之会百会穴，共同调节经脉气血运行，以达健脾化痰、醒神开窍之效。卒中后认知障碍是因为损伤的部位影响了认知中枢，所以引起了认知障碍，主要表现为记忆力、注意力、理解力和判断力出现问题。纵观患者整个诊治过程，孙远征教授主要以"调神法"通调神志，再根据经络循行针刺以调畅气机，恢复肢体功能，继而辨证施治，精准治疗，故疗效显著且不易复发。

（孙妍）

医案8　功能性消化不良

张某，女，42岁，2018年4月26日就诊。

【主诉】

胃脘部胀满不适1年余，加重1周。

【病史】

患者1年前无明显诱因出现餐后腹胀、满闷不适，偶伴上腹部疼痛感，无呕吐、腹泻等症状。于当地某三甲医院经系统检查后，确诊为功能性消化不良，予对症药物治疗（具体药物用量不详），病情控制尚可。1周前患者情绪激动后上症加重，嗳气带有酸腐气味，食欲欠佳，今为求中医针灸治疗来我院就诊。现患者胃脘部胀闷不舒，嗳气频作，情绪焦躁，寐差，小便可，大便秘。

【查体】

右上腹部季肋区深压痛，舌红，苔白，脉弦细。

【辅助检查】

胃肠镜检查示：未见异常；^{13}C尿素呼气试验示：Hp（-）。

【诊断】

中医诊断：胃痞（肝胃不和证）

西医诊断：功能性消化不良

【处方】

主穴：百会、神庭、本神、中脘、足三里、内关。

配穴：胃俞、合谷、太冲、三阴交。

【操作】

嘱患者取侧卧位，百会、神庭、本神施加小幅度高频率重复捻转刺激，达200转/分以上，行针每穴约2分钟，余穴平补平泻，以得气为度，留针30分钟，每日治疗1次，每周治疗5次，休息2日，1周为一疗程。

【疗效观察】

针刺治疗3次后，患者觉胃脘部不适感有所缓解。针刺治疗1个疗程后，患者自觉胃脘部不适感缓解，嗳气频次减少。针刺治疗2个疗程后，患者自述胃脘部胀闷感明显减轻，心情好转，睡眠正常。针刺治疗4个疗程后，症状消除，痊愈，嘱其注意饮食调护，避免生冷辛辣刺激之物。

【按语】

功能性消化不良是一种以早饱感、餐后饱胀不适、上腹痛与上腹烧灼感一个或多个消化道症状为主要表现，并经专科检验检查证实无器质性病变的常见消化系统疾病。本病属于中医学"痞满""胃痞"范畴。中医学认为，本病的发生是由于脾胃虚弱、外感时邪，或饮食不节、情志不畅，或药物治疗失当所致。治疗中百会、神庭、本神三穴合用具有宁神醒脑、通经止痛之效。中脘位于胃脘部，针刺可畅达经络之气，起近治作用。内关系八脉交会穴，可宁心醒神、行气止痛，治疗心胸、胃脘部疾病。足三里与三阴交相配，疏通经络、补益气血。胃俞与胃腑内外相应，又为背俞穴，调达胃脘气机，通络止痛。太冲、合谷开四关，畅达周身气机。以上穴位合用，诸症自除。

（孙妍）

医案9　肠易激综合征

王某，女，32岁，2022年8月9日就诊。

【主诉】

腹痛、腹泻6个月，加重1周。

【病史】

患者6个月前因工作压力大出现腹痛、腹泻，泻后痛减，反复发作，次数每日4~6次，发作时便意急迫，质稀。于当地某三甲医院检查便常规、腹部超声、胃肠镜均示未见异常，诊断为肠易激综合征。给予对症治疗（具体用药及用量不详），效果不佳，1周前上述症状加重，今为求中医治疗来我院就诊。现患者表情烦闷，焦虑不安，自述腹痛、肛门坠胀感，胁肋胀满，头晕神疲，纳差，夜寐不安，小便利，大便稀。

【查体】

肠鸣音亢进，腹肌紧张，舌淡红，苔薄白，脉弦细。

【辅助检查】

胃肠镜检查示：未见异常；便常规检查示：未见异常；腹部超声检查示：未见异常。

【诊断】

中医诊断：泄泻（肝郁脾虚证）

西医诊断：肠易激综合征

【处方】

主穴：百会、神庭、本神。

配穴：天枢、中脘、关元、上巨虚、足三里、太冲。

【操作】

百会、神庭、本神施加小幅度高频率重复捻转刺激，达200转/分以上，行针每穴约2分钟，太冲行捻转泻法，足三里行捻转补法，余穴平补平泻，以得气为度，留针30分钟，每日治疗1次，每周治疗5次，休息2日，1周为一疗程。

【疗效观察】

针刺治疗1个疗程后，患者觉腹痛、腹泻次数减少，胸胁胀满有所缓解。针刺治疗3个疗程后，患者大便次数及性状基本正常，偶在劳累后出现腹痛、胁肋胀痛，情绪尚可，食欲好，睡眠佳。继续巩固治疗1个疗程，痊愈。

【按语】

肠易激综合征是一种以腹部不适、排便习惯和粪便性状改变为主要表现的常见疾病，其中以腹泻型最为多见，常因反复发作、迁延不愈而使患者焦虑不安，影像及病理检查通常无明显异常。本病属中医学"泄泻""腹痛"等范畴，多由饮食不节、劳倦思虑而致脾胃虚弱，情志不畅，进而气机郁滞所引起。本案治疗时施以调神之法，针刺百会、神庭、本神调顺情志、调达气机，改善焦虑等不良情绪，促进疾病康复。同时选取天枢以理气健脾，中脘以调中和胃，关元以益气止泻，上巨虚以通调肠腑，足三里以调和气血，太冲以疏肝行气。以上穴位合用，共奏疏肝健脾、调神宁心之功，诸症自除。

（孙妍）

医案10 胃食管反流病

黄某，女，53岁，2018年6月30日就诊。

【主诉】

反酸、嗳气，胃部灼热不适3月余，加重1周。

【病史】

患者3个月前因家庭琐事争吵后出现反酸、嗳气，并有胃部灼热不适感，时有纳少，胃脘部胀满不适，于当地某三甲医院消化科就诊，经胃镜检查后诊断为胃食管反流病，予以奥美拉唑肠溶片及马来酸曲美布汀片口服进行治疗（具体用药及用量不详），症状有所好转，1周前患者因工作压力增加、饮食不规律上述症状加重，为求中西医结合治疗来我门诊。现患者胃部灼痛不适，嗳气，时有腹胀，口干口苦，手足心热，烦躁难当，面色少华，表情焦虑，纳少，小便黄，大便干，寐差。

【查体】

胃脘部深压痛。舌红，苔黄，脉弦滑数。

【辅助检查】

胃肠镜检查示：反流性食管炎（LA–A级），Hp（－）。

【诊断】

中医诊断：吐酸（肝胃郁热证）

西医诊断：胃食管反流病

【处方】

百会、神庭、本神、内关、神门、三阴交、足三里、中脘、膻中、太冲、行间、内庭。

【操作】

患者仰卧位，百会、神庭、本神施加小幅度高频率重复捻转刺激，达200转/分以上，行针每穴约2分钟，太冲、行间、内庭行捻转泻法，余穴平补平泻，以得气为度，留针30分钟，每日治疗1次，每周治疗5次，休息2日，1周为一疗程。

【疗效观察】

针刺1次后患者自觉胃部灼热减轻，烦躁情绪有所好转，继续针刺1个疗程，患者反酸、嗳气等症状较之前明显改善，睡眠亦有所好转，烦躁不复；巩固治疗3个疗程，患者胃脘部不适症状基本消失，口苦口干症状改善，夜寐安。嘱患者调情志、节饮食，避免复发。

【按语】

胃食管反流病主要表现为因胃内容物反流至食管及以上部位引起的反酸、烧心等症状。本病隶属于中医学"吐酸"范畴。《素问·至真要大论》云："诸呕吐酸，暴注下迫，皆属于热。"《临证备要·吞酸》云："胃中泛酸，嘈杂有烧灼感，多因肝气犯胃。"由此可见，本病病位多在肝、胃，而本案患者则是因为情志失调使肝气郁结，横逆犯胃，郁久化热，胃气难以顺降，挟热上逆，嗳腐吞酸发为本病，因此在治疗上应选取百会、神庭、本神调畅情志，内关、神门宣发心神，共奏调神之功。同时《针灸大成》有云："胸满腹痛刺内关。"内关有和胃降逆之效，与足阳明胃经合穴、下合穴足三里和募穴中脘相配，对胃肠功能的调节大有裨益。除此之外，三阴交为三阴经之会，可调气血，与气会膻中共用，有降逆中寓以补气之意。同时，太冲、行间、内庭可清泻肝胃之火，故患者在接受针刺治疗后，不仅有胃脘部症状的缓解，口苦口干、手足心热、烦躁难安、夜寐差等症状也一并向好。

（孙妍）

医案11　不宁腿综合征

赵某，女，50岁，2018年6月15日就诊。

【主诉】

双侧下肢不适感3月余，加重1周。

【病史】

患者3个月前受凉后出现下肢酸胀不适感，于安静状态下及夜间加重，偶有醒后不能入睡，需不停活动或敲打双下肢后症状减轻。于当地医院行双下肢血管超声检查，结果未见异常改变，诊为不宁腿综合征。遵医嘱服用镇静类药物（具体药物及用量不详），症状略见好转。1周前上述症状加重，每日睡眠时间3~4小时，今为求中医针灸治疗来我处就诊。现患者双下肢酸胀沉重，坐立不安，心烦易怒，口苦，口干，食欲不振，寐差，小便黄，大便干，3日一行。

【查体】

血压：132/76mmHg。焦虑面容，舌质红，苔微黄略干，脉弦。

【辅助检查】

双下肢血管超声检查示：未见异常。

【诊断】

中医诊断：血痹（肝郁气滞证）

西医诊断：不宁腿综合征

【处方】

主穴：百会、神庭、本神。

配穴：足三里、阳陵泉、悬钟、三阴交、太冲。

【操作】

百会、神庭、本神施加小幅度高频率重复捻转刺激，达200转/分以上，行针每穴约2分钟，余穴平补平泻，以得气为度，留针30分钟，每日治疗1次，每周治疗5次，休息2日，1周为一疗程。

【疗效观察】

首次治疗后，患者觉双下肢酸胀感有所缓解。治疗1个疗程后，患者自述酸胀感减弱，夜间活动双下肢次数减少，睡眠时长达4~5小时，胸闷症状缓解。治疗3个疗程后，患者双下肢不适感基本消失，偶有发作时略做活动即可缓解，夜间睡眠良好，时长可达5~6小时，焦虑情绪改善，精神佳，胸闷、口苦、纳差等症消失。治疗5个疗程后，患者下肢不适感消失，睡眠正常，情绪稳定，痊愈。

【按语】

不宁腿综合征是一种睡眠障碍类疾病，根据病因分为原发性和继发性，中医虽无不宁腿症候群的确切病名，但依据其临床表现，与中医的"胫酸""足惋"等病症类似。本病常因外感风、寒、湿之邪，邪客经脉，导致局部气血运行不畅，肌肉筋脉失濡，故而发病，或因气血不足，肝肾虚衰，外邪乘虚而入，日久耗伤气血而成本虚标实证。取百会、神庭、本神穴，施以小幅度高频率重复捻转刺激，起到安神定志，抗焦虑解抑郁的作用。足三里与三阴交归属脾胃二经，两穴相配，调中和胃，补益脾气。阳陵泉为八会穴之筋会，悬钟为髓会，本病患者下肢拘挛酸紧感，多属筋髓失养，针刺二穴可疏通下肢气血，同时起到近治作用。针刺太冲可疏肝解郁，理气止痛，从而平稳不良情绪。以上穴位合用，诸症自解。

（孙妍）

医案12　交感神经链综合征

崔某，男，45岁，2017年10月13日就诊。

【主诉】

双下肢自觉发凉、站立位双足底灼热疼痛10余日。

【病史】

患者10日前无明显诱因出现双下肢自觉发凉、站立时双足底部麻木疼痛，前往当地三甲医院就诊，诊断为"交感神经链综合征"，予以药物治疗，症状缓解不明显。为求中医针灸治疗，遂来就诊。现患者双下肢自觉发凉，身着多层衣物以期保暖，但双下肢发凉仍不得解，站立时又感双足底部灼热疼痛。患者平素思虑较重，常觉心烦气短，易汗出，睡眠欠佳，饮食尚可，大小便可。

【查体】

精神尚可，舌质淡红，苔薄白，脉弦细。L_3~L_5棘突下、双侧椎旁压痛（＋），放射痛（－），双侧直腿抬高试验70°（－），双侧下肢腱反射正常，双侧Babinski征（－）。

【辅助检查】

腰部CT示：腰椎退行性改变，$L_3 \sim L_5$椎间盘突出。

【诊断】

中医诊断：痹症（气血虚痹证）

西医诊断：交感神经链综合征

【处方】

足运感区、百会、神庭、本神、神门、内关、合谷、$L_3 \sim L_5$腰夹脊、环跳、委中、承山、三阴交、昆仑、涌泉。

【操作】

足运感区、百会、神庭、本神施加小幅度高频率重复捻转刺激，达200转/分以上，行针每穴约2分钟，针刺环跳时，嘱患者取侧卧位，被压于下面的下肢伸直，位于上面的下肢髋、膝关节屈曲，毫针直刺，施以提插手法，使针感直达下肢末端，腿部有强烈的抽动后出针。余穴平补平泻，以得气为度，留针30分钟，每日治疗1次，每周治疗5次，休息2日，1周为一疗程。

【疗效观察】

治疗1个疗程后，患者站立位时，双足灼热疼痛感明显减轻，但仍双下肢自觉发冷，$L_3 \sim L_5$棘突下、双侧椎旁压痛稍有减轻。继续治疗3个疗程后，患者双下肢肢冷感缓解，双足灼热疼痛感基本消失，$L_3 \sim L_5$棘突下、双侧椎旁压痛基本消失。继续巩固治疗1个疗程后，患者无双下肢发凉等不适感，其余各项体征均正常。

【按语】

交感神经链综合征又称交感神经干综合征，是由交感神经节受损（如外伤、脊柱退行性疾病、急慢性感染等）而诱发的以疼痛、感觉障碍、血管功能障碍等症状为主，并基于不同病因出现不同伴随症状的一种疾病。本案患者症见双下肢凉热痛感觉异常，为气血不足、寒湿阻滞，经络不通，感觉失司所致。根据大脑皮层定位，足运感区位于旁中央小叶、中央前回和中央后回的区域，可调节下肢的感觉及运动功能异常，故取足运感区予以强刺激，以改善患者双下肢的感觉异常。然有"心寂则痛微，心躁则痛甚，百端之起，皆自心生"；"身热疼痛，进退往来，神道主之"。故感觉失司，又与心神、脑神的调节密切相关，故取百会、神庭、本神、神门、内关以调节心脑之神，促进感觉恢复。此外，针刺夹脊穴可激发自主神经系统反应，调节交感神经系统中枢功能。又与局部腧穴如环跳、委中、承山等相互配合，经络通利，感觉得复。

（孙妍）

医案13 慢性前列腺炎

李某，男，49岁，2020年10月18日就诊。

【主诉】

尿频尿急、淋沥不畅4月余，加重10日。

【病史】

患者4个月前食用辛辣刺激之物后出现尿频尿急，小便淋沥不畅、排出困难，伴下腹部烧灼胀满，疼痛不适，腰酸腰痛，自行口服三金片后略有好转，于当地医院诊为慢性前列腺炎，对症治疗后症状缓解，时有反复。10日前患者饮食不当后上症加重，今为求中医针灸治疗来院就诊。现患者面容焦虑，坐立不安，自述尿频尿急，下腹部有胀满烧灼、疼痛不适感并向会阴部放射，饮食可，寐差，小便赤黄，大便黏。

【查体】

血压：137/79mmHg。舌质红，舌体胖大，苔黄腻，脉滑数。

【诊断】

中医诊断：淋证（热淋）

西医诊断：慢性前列腺炎

【处方】

主穴：百会、神庭、本神、内关、神门、中极、水道。

配穴：气海、关元、三阴交、金门、水泉、太冲。

【操作】

百会、神庭、本神施加小幅度高频率重复捻转刺激，达200转/分以上，行针每穴约2分钟，水道、水泉、太冲行捻转泻法，余穴平补平泻，以得气为度，留针30分钟，每日治疗1次，每周治疗5次，休息2日，1周为一疗程。

【疗效观察】

针刺治疗1个疗程后，患者尿频、尿急、小便淋沥不畅症状减轻，仍伴有下腹部烧灼感，胀满感有所缓解。针刺治疗3个疗程后，患者小便次数接近正常，排尿较畅快，无尿痛，下腹部烧灼胀满感基本消失，会阴部疼痛症状消失，睡眠正常。针刺治疗4个疗程后，患者自觉不适症状均消失，临床痊愈。

【按语】

慢性前列腺炎为前列腺炎中最常见的类型，目前其病因尚不明确，临床表现复杂，以尿频、尿急，小便排出不畅或排出困难，下腹部及盆腔烧灼、满胀、疼痛等不适感为主要临床症状，属中医学"淋证""腰痛"等范畴，多由湿热蕴结下焦、筋脉痹阻、经气闭塞等因素所引起。治疗以利湿通淋，调神止痛为主，取百会、神庭、本神以疏通经气，调畅情志，内关、神门以宁心安神，通络止痛，心脑同调，有助于缓解心理压力，使神安痛减。取主小便不利之中极以利尿通淋，水道以利湿化浊，气海、关元以疏通气机，膀胱经郄穴金门、肾经郄穴水泉以激发经气、缓急之痛，阴陵泉、丰隆以运化水湿，三阴交以调和阴经气血，太冲以理气止痛。上述穴位合用，诸症自除。

（孙妍）

医案14　产后抑郁症

周某，女，30岁，2018年9月13日就诊。

【主诉】

产后抑郁2个月。

【病史】

患者2个月前足月顺产一名健康男婴，产后患者身体虚弱，敏感多疑，逐渐出现心情郁闷，情绪低落，乳汁分泌偏少，暗自流泪，偶出现拒绝喂养婴儿，不愿与家人交谈。现患者全身乏力，面色少华，精神淡漠，心烦焦躁，反应迟缓，自觉胸中郁闷不舒，胃脘胀满，入睡困难，多梦易醒。问诊时与患者交流其表现出情绪低落，善叹息，胸胁胀满，口干口苦，饮食减少，二便无异常，无阴道出血以及腹痛。

【查体】

焦虑面容，精神不振，语声低微，舌淡苔薄白，脉弦细。

【辅助检查】

头颅MRI检查示：无明显异常。妇科B超示：子宫、附件未见明显异常。HAMD评分：22分。

【诊断】

中医诊断：郁病（肝郁气滞证）

西医诊断：产后抑郁症

【处方】

主穴：百会、神庭、本神、内关、神门。

配穴：关元、气海、安眠、太冲、光明。

【操作】

百会、神庭、本神施加小幅度高频率重复捻转刺激，达200转/分以上，行针每穴约2分钟，再针关元、气海、安眠行泻法，余穴平补平泻，以得气为度，留针30分钟。每日治疗1次，每周治疗5次，休息2日，1周为一疗程。

【疗效观察】

针刺治疗2个疗程后，患者情绪低落明显好转，心烦焦躁症状减轻，反应速度变快，入睡较之前容易，乳汁分泌较之前增多，胸中郁闷不适感消失。针刺治疗5个疗程后，患者夜间睡眠质量佳，情绪稳定，无流泪，HAMD评分为13分。继续针刺治疗2个疗程，患者痊愈，3个月后随访未复发。

【按语】

产后抑郁症是指女性在产褥期出现情绪低落、心情抑郁、容易哭泣、注意力不集中、沉默寡言、睡眠障碍、悲观轻生等一系列临床表现的疾病，是产褥期精神综合征常见的类型。多因产后女性体内雌激素水平下降，内分泌紊乱所致。本病尚属于中医学"郁病"范畴。本案患者因生产耗伤元气，气血亏虚，肝血不足，肝气郁结，肝木横克脾土，脾失健运，肝脾不和，扰乱心神发为本病。治疗时，施用调神针刺法，共调脑神与心神，并选取肝经原穴及相表里经络穴，配合安眠穴助眠，共奏疏肝解郁、宁心安神之功。

（孙妍）

医案15　围绝经期综合征

林某，女，47岁，2022年5月22日就诊。

【主诉】

潮热汗出，心烦失眠1年，加重2个月。

【病史】

患者1年前无明显诱因出现潮热汗出，心烦失眠，月经先后不定期，量少色淡，口服逍遥丸效果不佳，症状未见明显改善，后在朋友建议下改为口服更年安、坤宝丸等药物，潮热、失眠等症状略有缓解。近2个月因家中琐事上述症状明显加重，今为求针灸治疗前来我门诊。现患者潮热，盗汗，心烦，善太息，胸胁胀满，腰酸，手足心热，偶有入睡困难，纳呆，二便正常。

【查体】

焦虑面容，面色少华，善叹息，舌质红少苔，脉弦细。

【诊断】

中医诊断：脏躁（肝肾阴虚证）

西医诊断：围绝经期综合征

【处方】

主穴：百会、神庭、本神、内关、神门、关元、子宫、中极。

配穴：膻中、合谷、三阴交、复溜、照海、太冲。

【操作】

百会、神庭、本神施加小幅度高频率重复捻转刺激，达200转/分以上，行针每穴约2分钟，再针刺膻中、合谷、太冲，行补法，嘱患者做深呼吸3~5次。关元、子宫、中极行补法，余穴平补平泻，以得气为度，留针30分钟。每日治疗1次，每周治疗5次，休息2日，1周为一疗程。

【疗效观察】

针刺治疗3次后，患者觉胸胁胀满症状消失，善太息、心烦、夜间睡眠明显好转。针刺治疗3个疗程后，患者潮热缓解，出汗、手足心热、心情烦躁等症状均减轻。针刺治疗6个疗程后，患者上述症状基本消失，临床疗效满意。

【按语】

围绝经期综合征又名更年期综合征，是指女性在绝经后由于卵巢功能衰退、体内雌激素分泌减少而出现的一系列临床表现，主要表现为月经不规律、潮热出汗、面部潮红、心情烦躁、头晕耳鸣、失眠多梦、手足心热、腰酸背痛、焦虑烦躁等临床症状。属于中医学"脏躁"范畴。本病基本病机为肾精亏虚，冲任失养，阴阳平衡失调。《素问·上古天真论》曰："女子七岁肾气盛，齿更发长……七七任脉虚，太冲脉衰少，天癸竭，地道不通，故形坏而无子也。"本案患者步入七七之年，肾精亏虚，肝血不足，冲任失养而见月经先后不定期、量少色淡、烦躁、胸胁胀满等症。治疗当补益肝肾，宁心止汗。选择调"脑神""心神"之穴宁心安神定志；膻中、合谷、太冲调理气机，疏肝除烦；复溜、三阴交、照海滋阴补肾止汗；关元、子宫、中极补益冲任二脉。诸穴合用，共奏补肾疏肝、安神定志、宁心止汗之功。

（孙妍）

医案16　梅杰综合征

苏某，女，42岁，2021年4月14日就诊。

【主诉】

双侧眼睑、面部不自主抽搐2月余，加重2日。

【病史】

2个月前患者因疲劳出现不自主眨眼以及面部肌肉痉挛，以眼肌为主。自述在劳累、生气或强光刺激下症状加重，于外院确诊为梅杰综合征，口服硫必利治疗后无明显效果，建议其注射肉毒素以减轻临床症状，患者拒绝该治疗方案。近2日病情逐渐加重甚至不能完成睁眼动作，面部皮肤拘紧麻木，口周肌肉抽搐，Burke-Fahn-Marsden肌张力障碍量表评分13分，今为求中医治疗，遂来我院就诊。现患者双侧眼睑痉挛，眼睑无力，不能完成睁眼动作，并伴有不自主眨眼，眼干畏光，面部皮肤麻木，面色萎黄，气短乏力，口角轻微抽搐，心烦意乱，口苦，寐差，大便溏，小便调，食欲减退。

【查体】

神清语利，双眼睑痉挛，不自主眨眼，口角抽搐，缩唇噘嘴。舌淡，苔白，脉弦细弱。

【诊断】

中医诊断：胞轮振跳（肝郁脾虚证）
西医诊断：梅杰综合征

【处方】

主穴：百会、神庭、本神、舞蹈震颤区、视区、印堂、阳白、瞳子髎、四白。

配穴：光明、照海、三阴交、太冲、行间、足三里。

【操作】

百会、神庭、本神、舞蹈震颤区、视区施加小幅度高频率重复捻转刺激，达200转/分以上，行针每穴约2分钟，余穴平补平泻，以得气为度，留针30分钟。每日治疗1次，每周治疗5次，休息2日，1周为一疗程。

【疗效观察】

首次针刺后患者自觉可以完成睁眼动作，眼前变亮。针刺1个疗程后，患者自觉症状减轻，双眼闭合次数明显减少，口角痉挛减轻，面部麻木改善，眼干眼涩好转。针刺3个疗程后，患者症状好转，无不自主动作，略微畏光。针刺5个疗程后，眼睑正常开闭，面部肌肉柔软，眼干涩消失，口唇活动正常，3个月后随访未复发。

【按语】

梅杰综合征是锥体外系疾病，临床表现为双眼睑痉挛、面部肌张力障碍样不自主运动，中医学将本病归于"痉症""颤症"等范畴，其症状与"胞轮振跳"最为相似。治疗应调神畅志，疏肝健脾。依照调神理论选取百会、神庭、本神醒神调志。选取焦氏头针分区舞蹈震颤区、视区主治眼睑痉挛症状。光明为治疗眼疾验穴，联络肝胆二经，俱关于目，故眼病必取光明。照海乃八脉交会穴，属阴跷脉，司眼睑开合。印堂、阳白、瞳子髎、四白为眼周穴位，四穴共用，功在疏通经络，畅调血脉，起到腧穴的近治作用。另外本病患者辨证为肝郁脾虚、气血两虚，故取太冲、行间条达肝气，舒畅情志。三阴交配足三里，多气多血，改善气血生化无源。诸穴合用，可有疏肝健脾、安神明目之效。

（孙妍）

医案17 颜面部偏侧无汗症

杨某，男，48岁，2014年3月13日就诊。

【主诉】

左侧颜面部无汗出2年余。

【病史】

患者2年前无明显诱因出现左侧肢体活动不利，言语不利，遂前往当地医院就诊，经MRI检查示多发腔隙性脑梗死，经对症治疗，左侧肢体活动不利及言语不利症状好转后出院。数日后，患者自觉左侧颜面部无汗出，全身、颈项及右侧颜面部汗出正常，就诊于多家医院后，仍未见好转。今为求中医针灸治疗，遂来我门诊就诊。现患者以任脉为界，右侧颜面部有些许汗珠流淌，左侧颜面部无汗出，扪之干涩，纳可，寐安，二便调。

【查体】

精神尚可，面色少华，舌质淡红，苔薄白，脉弦细。

【辅助检查】

头颅MRI示：多发腔隙性脑梗死。

【诊断】

中医诊断：汗出偏沮（气血不足证）

西医诊断：无汗症

　　　　　脑梗死

【处方】

百会、神庭、本神、太阳（患侧）、牵正（患侧）、迎香（患侧）、神门、内关、合谷、足三里、丰隆、三阴交、复溜、太冲。

【操作】

百会、神庭、本神施加小幅度高频率重复捻转刺激，达200转/分以上，行针每穴约2分钟，合谷进针得气后行提插捻转补法，复溜进针得气后行提插捻转泻法，余穴平补平泻，以得气为度，留针30分钟，每日治疗1次，每周治疗5次，休息2日，1周为一疗程。

【疗效观察】

治疗1个疗程后，患者患侧颜面部扪之有潮湿感。继续治疗3个疗程后，患侧颜面部已有正常汗出，与健侧相比所出汗量基本无异。

【按语】

"汗出偏沮"首见于《素问·生气通天论篇》"汗出偏沮，使人偏枯"。张志聪注释曰："沮，湿也。"汗出偏沮，即指身体一侧有汗、湿润，另一侧无汗，且汗出有明确的分界线。多见于中风、自主神经功能紊乱以及某些慢性虚弱性疾病。《素问·调经论》曰："寒气独留于外……上焦不通利，则皮肤致密，腠理闭塞，玄府不通"，故汗不得出。中医学认为，汗出偏沮多因汗源不足或腠理开阖失节所致，故治以调和营卫、调神通经之法。故本案取百会、神庭、本神、神门、内关以调和心脑之神，通调阴阳。局部取太阳、牵正、迎香三穴以疏通经络，协调营卫，宣阳疏表，以助汗液排泄。《针灸大成·汗门》曰："少汗，先补合谷，次泻复溜。"故取远端合谷、复溜以促汗出。诸穴合用，营卫调和，汗自得出。

（孙妍）

医案18　舌咽神经痛

马某，男，65岁，2021年5月14日就诊。

【主诉】

右侧舌咽部疼痛4月余。

【病史】

患者4月余前无明显诱因出现右侧舌根部发作性刀割样疼痛，并逐渐加重，多由吞咽或说话诱发，可持续数秒钟。于当地医院诊断为舌咽神经痛，予以卡马西平口服治疗，初始剂量为100mg，症状改善，2个月后症状加重，逐渐加大用药剂量，最多时每日口服卡马西平400mg方可止痛，2天前患者因疼痛难忍再次前往当地医院求治，医生建议行手术治疗，患者因惧怕手术，故前来我处寻求中医针灸治疗。现患者右侧舌根及咽喉部呈刀割样疼痛，并向右耳根周围放射，睡眠差，饮食不佳，大便干。

【查体】

舌红，苔薄白，脉弦细。

【辅助检查】

咽喉镜检查无异常。

【诊断】

中医诊断：喉痹（阴虚火旺证）

西医诊断：舌咽神经痛

【处方】

百会、神庭、本神、廉泉、翳风（患侧）、完骨（患侧）、风池（患侧）、合谷、太冲、神门、照海。

【操作】

患者取仰卧位，百会、神庭、本神施以小幅度高频率重复捻转刺激，达200转/分以上，行针每穴约2分钟，廉泉向舌根方向针刺，风池向鼻尖方向针刺，其余穴位常规针刺，平补平泻，得气后，留针30分钟，每日治疗1次，治疗5次为1个疗程，疗程间休息2日。

【疗效观察】

治疗3天，卡马西平减至300mg。治疗6天，减至200mg。治疗9天，减至100mg。3个疗程后，停服卡马西平，疼痛症状逐渐好转。治疗4个疗程后，疼痛消失，咽喉部无不适感。

【按语】

舌咽神经痛是发生在舌咽神经分布区内反复出现的发作性剧痛，常可由刺激区域内的扳机点诱发，产生数秒至数分钟的电击或撕裂样疼痛。本病可归属于中医"喉痹"范畴，患者往往因长时间的疼痛不适感，引发躯体性焦虑，故选取百会、神庭、本神以调畅情志，解郁宁神；廉泉、翳风、完骨、风池位于舌咽神经和迷走神经走行处及附近，取局部穴位，以疏通经气；合谷、太冲以开四关，畅达气机，又有化瘀通络之效；诸痛痒疮皆属于心，故取心经原穴神门以安神宁智；"阴跷照海膈喉咙"，照海为八脉交会穴，通于阴跷脉，此穴可治疗咽喉部疾病，照海穴又属足少阴肾经，经脉"循喉咙，挟舌本"。诸穴合用，共奏宁心安神、通络止痛之功效。

（孙妍）

医案19　干燥综合征

杨某，女，54岁，2017年6月12日就诊。

【主诉】

双眼干涩、口干多饮3年余。

【病史】

患者自诉3年前无明显诱因出现眼干、视物模糊、鼻干、口干、多饮、全身皮肤干燥等症状，曾于当地三甲医院风湿免疫科就诊，经相关检查明确诊断为"干燥综合征"。予甲泼尼龙、环磷酰胺及人工泪液等药物治疗。治疗初期症状尚可缓解，但后来渐感疗效不佳，且担心药物存在较大的副作用，欲求中医治疗，遂来针灸科门诊就诊。现患者神疲乏力，眼干、鼻干、口干，纳差，睡眠尚可，小便多，偶有便秘，舌红少苔，脉沉细。

【查体】

眼睛干涩，鼻腔干燥，口干咽痛，饮水后口干咽痛症状稍能缓解，周身皮肤干燥、瘙痒，偶有便秘，舌红少苔，脉沉细。

【辅助检查】

抗核抗体：阳性。抗SSA抗体：阴性。

【诊断】

中医诊断：燥痹（气阴两虚证）

西医诊断：干燥综合征

【处方】

百会、本神、神庭、阳白、四白、瞳子髎、牵正、合谷、神门、气海、关元、足三里、三阴交、太冲、太溪、照海。

【操作】

患者取仰卧位，百会、神庭、本神施加小幅度高频率重复捻转刺激，达200转/分以上，行针每穴约2分钟；针斜刺牵正穴，行小幅度提插捻转手法使针感沿下颌放射至嘴角，以患者口中有唾液分泌为佳。其余各穴位常规消毒进针，每穴得气后均行平补平泻捻转针法。留针30分钟，留针期间行平补平泻针法3次，留针30分钟。每日1次，5次为一疗程，疗程间隔2日。

【疗效观察】

连续治疗1个疗程后，患者自觉眼睛干涩、口干症状有所缓解。连续治疗3个疗程后，眼睛干涩消失，口干、皮肤干等症状基本消失。后续转为每周治疗3次以巩固治疗，治疗3个月后症状消失。1年后随访，患者感觉良好，其间未再服用相关治疗药物，上述症状未见复发。

【按语】

本案患者西医诊断为干燥综合征，多数患者以眼干眼涩为首发症状，前往眼科就诊后医生详细询问患者是否并发口干、鼻干等症状并建议其去风湿免疫科经系统检查可明确诊断。中医学认为本病归属于"燥痹"范畴。《素问·经脉别论》云："饮入于胃，游溢精气，上输于脾，脾气散精，上归于肺，通调水道，下输膀胱，水精四布，五经并行。"首先脾胃为气血生化之源，脾为孤脏，中央土以灌四傍，且脾胃为气机升降之中枢，中焦升降如常，气机畅达，则脾气升，三焦气机通利。故本病治疗先从脾胃论治。治疗原则为补益脾胃，调节升降。足三里穴是足阳明胃经的合穴及下合穴，是健运胃气之要穴。三阴交穴是脾、肝、肾三经的交会穴，能调理脾、肝、肾三条阴经的气机。《脾胃论·饮食劳倦所伤始为热中论》云："既脾胃气衰，元气不足，而心火独盛，心火者阴火也，起于下焦，其系于心，心不主令，相火代之。相火者，下焦包络之火，元气之贼也。火与元气不两立，一胜则一负。"指出阴火病机以脾胃气虚为基础，若元气失于滋养，元阳不足则生阴火，阴火为燥热之邪，久耗伤阴，阴伤气虚则无以生化津液，导致阴火更伤脾胃、元阳之气，如此反复循环。故取气海、关元穴，以振奋脾阳胃气，恢复脾升胃降之功能，使中焦恢复正常。其次根据"用针之要，勿忘其神"理论，孙远征教授在治疗久病时都注意调神之要则，故而选取百会、神庭、本神调畅情志。同时在治疗过程中选取合谷、太冲，以使肝气条达、定志安神。最后燥则气血凝滞，牵正穴浅层为咬肌，深层有腮腺和下颌腺，行针刺手法后可促进局部血供，增强唾液腺分泌功能；眼周局部取穴以疏通局部经络、行气活血，改善眼部干涩症状。取肾经原穴太溪可补益肾精，八脉交会穴照海为治疗咽喉干燥的要穴，四关穴合谷、太冲相配理阴阳、调气血，诸穴合用补肝肾阴精，布散津液，口舌得津而和。周身津液得以运行疏布，患者干燥等症状得以好转。

（孙妍）

第三章
原络通经针法

一、原络通经针法的形成

原络通经针法是孙远征教授以中医整体观念为指导，从脏腑辨证入手，于传统原络配穴理论基础上融入通经理念，经过多年临床探索，溯本求源，博采众长，总结发展而成的一种针灸治疗配穴方法。原络通经针法以祛瘀通经、补益活络为总则，选取百会穴以达通经之效，又根据疾病不同将原穴与络穴进行配伍应用并施以相应补泻手法，从而调整十二正经经气及阳脉之海，具有补虚泻实、助病向愈之功。

1.原络通经针法的理论基础

（1）原络理论

"原"指十二原穴，是经气所过和留止的部位，具有本原和原气之意，可反映脏腑及十二经脉的病变，也是治疗脏腑病证的主要穴位之一。关于原穴的记载最早见于《灵枢·九针十二原》："五脏有六腑，六腑有十二原，十二原出于四关，四关主治五脏"。"五脏有疾，当取之十二原，十二原者，五脏之所以禀三百六十五节气味也。五脏有疾也，应出十二原，而原各有所出，明知其原，睹其应，而知五脏之害矣"。五脏之原左右各二，再加上膏之原鸠尾、肓之原脖胦各一，共计十二穴，故称十二原。后世更倾向于张介宾的注释，认为原穴在肘膝关节以下，包括五输穴，皆手不过肘，足不过膝，故可以治五脏疾也。针刺原穴不仅可以治其相应脏腑之病，亦可治与脏腑有关和经脉所过部位之疾，且为经络感传的激发部位，从而具有和内调外、通达经脉原气、调整脏腑功能，进一步影响气血流注及水液输布和代谢。

"络"指十五络穴，是络脉从经脉别出部位的腧穴，有网络、联络之意。全身有主络脉十五条，每一条主络脉都有一个络穴，称为十五络。络穴首载于《灵枢·脉经》："凡此十五络者，实则必见，虚则必下，视之不见，求之上下，入经不同，络脉异所别也。"络脉是人体内外沟通的桥梁和纽带，既可治各自所属之络的病证，又可治本经脏腑及表里经循行所过部位和其归属脏腑的疾患。《临证指南医案》中云："初病在经，久病在络"，可见络穴在内伤久病的治疗中应用广泛。络穴多分布于四肢肘、膝关节以下，可以沟通表里经脉，加强十二经脉间的循环流转，并将经脉中的气血渗濡灌注到全身各部，因此针刺络穴既能治疗表里经病，又能治疗同名经病，故将原穴与络穴相配多用于一经有病、传至表里经或表里经同病的情况。原络通经针法正是以原络理论为基础，通过针刺原穴与络穴达到疏通经络、调和气血而治疗疾病的目的。

（2）原络配穴法

配穴是针灸临床治疗疾病时穴位相互配合的方法，以腧穴的特性、主治和选穴原则为基础，结合各种病证的具体情况，选择具有协调作用的穴位进行配伍应用。原穴与络穴相配首见于明代杨继洲《针灸大成》中的"十二经证治主客原络图"，其中全面介绍了表里经主客原络配穴的辨证选穴方法以及所适用的临床病证，原络两穴相配为用，一表一里，一浅一深，通达内外，贯穿上下，对互为表里的脏腑经络疾患有协调作用。针灸治疗与方药相似，讲究组方配穴，原络配穴属配穴方法中的按经配穴，是临床上最常用的配穴法，在分析病因病机、明确辨证立法的基础上，遵循整体观念和辨证论治的原则，将原穴和络穴按照不同方法相互配伍，于多系统疾病的针刺治疗中都有较为突出的优势，亦因其疗效明显、操作易行得到历代医家的青睐，故对于原络配穴的探究也从未停止。此方法沿用至今，运用广泛，后世医家多据此法提出新的穴位配伍治疗模式，原络通经针法即在原络穴相配的理论基础上演变发展而来。人体气血发源于五脏六腑，通过经脉运行灌输全身，原络通经针法通过针刺原络相配组穴来激发原气、网络全身，从而通调周身之经气，对于五脏六腑经气调节具有独特作用，诸穴配伍，共奏疏通经络气血、调和脏腑阴阳的功效。

（3）原络通经针法的西医学研究依据

原穴和络穴大多分布于四肢的肘膝关节以下，西医学研究表明，人体各部位在高级中枢大脑皮层投影区的面积大小与其功能大小成正比，而四肢在大脑皮层内的投影面积相对较大，感觉较为灵敏，灵活度高，在这些部位施以针刺之后所产生的神经冲动对大脑的刺激也相对较强。研究表明，人的高级思维、记忆及精神活动主要与大脑半球有关，因此通过针刺四肢部位的原穴、络穴可以改善脑功能的代偿作用，促进减退的神经细胞的能量代谢，对脑病、认知功能障碍、焦虑、抑郁、睡眠障碍等疗效显著。亦有研究表明，大脑对脏腑的调节功能较强，且脑与胃肠道之间存在相互作用的脑肠轴，因此通过针刺原穴、络穴能够使肘膝关节附近神经末梢得到刺激，局部血液循环得到改善，同时调节脑肠轴功能，促进脑功能的代谢，进而对消化系统疾病起到治疗作用。

2. 原络通经针法的特色

（1）疏通经气，调和阴阳

"通经"是指通过针刺百会穴来调整督脉之气，进而激发疏通十二经经气以通调经络气血，促使阴阳平衡。《灵枢·海论》记载："夫十二经脉者，内属于脏腑，外络于肢节。"孙远征教授认为，人之所以能成为一个有机的整体，是由于经脉纵横交错，出入表里，贯通上下，内联五脏六腑，外至皮肤肌肉，而人体气血正是依靠经络的这种沟通和联系，才能使脏腑相通，阴阳交贯，内外相通。督脉循行交颠上，入络脑，总督诸阳经，取督脉颠顶之要穴百会能够振奋一身阳气，调控五脏六腑气血津液的分布，使气血于十二经内周行贯注，促进十二经的沟通联系，从而对十二经经气进行疏通协调。十二正经是经络系统的主体，对称分布于头面、躯干、四肢，纵贯全身。十二经经气循环传注，将气血周流全身，只有十二经经气得以疏通，脏腑形体才能得以气血精微的濡养，机体才能处于平和状态。因此，原络通经针法通过激发十二正经及阳脉之海令经气疏通，阴阳交贯，从而使得脏腑相通，内外相联，阴阳平衡，其协同治疗作用得到强化。

（2）脏腑辨证

经络与脏腑是维持人体正常生命活动最重要的功能单位，二者之间紧密相连，经络"内属于腑脏，外络于节"，维持着人体正常的生理功能。脏腑功能正常，则经络气血运行通畅，各组织器官得以濡养；脏腑功能失调，则经络气血运行受阻，人体正常功能活动受到影响，进而出现病理变化，引起疾病发生。原络通经针法是孙远征教授在整体观念的指导下，于脏腑辨证基础上进行组穴配方，强调在临床运用中必须首先通过望、闻、问、切充分了解疾病的具体情况，辨明其病机，明确其分型，而后深入细辨，透过纷繁复杂的现象看到其本质，才能达到取穴精确、疗效显著的境界。

3.原络通经针法的优势

（1）倡导取穴精少，穴少效精

目前临床针灸治疗时多取疾病相关全部或大部分腧穴，往往也会取得良好的疗效，但针刺数量较多，且穴位散在分布于人体躯体前后部及四肢，常需变换体位而不能一次完成针刺，对治疗的协同作用及操作者的施术方便性和患者的舒适度造成一定影响。原络通经针法则取穴简练精少，可以根据临床辨证分型选择特定、病损脏腑相应的原络腧穴进行治疗，而这些原穴、络穴不仅对相应脏腑具有调节作用，其本身也多为具有特殊作用的经验穴、效穴，同时选用督脉要穴百会以调和脏腑、周身之气血阴阳，与原络穴配合使用能够进行协调和补充，使治疗作用更强、更广。

（2）注重整体观念，异病同治

孙远征教授认为，人体是一个有机的整体，在功能上相互协调、互为补充，在病理上则相互影响，要取得好的临床疗效一定要将局部病理变化和整体病理反应统一起来，因此原络通经针法应用百会穴以激发督脉经气，既能培补阴阳，补髓益脑，醒神开窍，又能疏经活络，贯通调节十二经脉气血，从而增强疗效。临床上多种疾病虽表现不尽相同，但具有相同的病位和病机，因此孙远征教授在治疗中亦注重异病同治，如轻度认知障碍、血管性痴呆、皮质下动脉硬化性白质脑病、卒中后焦虑、抑郁症、失眠等均可采用原络通经针法作为治疗方案。

（3）强调穴位配伍

针灸穴位配伍得当与否直接关系着针灸临床的治疗效果，是实现针灸疗效的核心关键。孙远征教授认为，在临床选穴时要依据传统经络与腧穴理论，在整体观念的指导下，基于脏腑辨证进行组穴处方、加减用穴，进而取得良好疗效。在原络配穴的同时，原络通经针法还选取了具有交通阴阳、通调脏腑之功的百会穴，从而使治疗范围更为广阔。

（4）中西参照，相得益彰

孙远征教授认为，中西医各有所长，在治疗过程中，应以脏腑经络辨证为指导，根据不同疾病的不同证型施治以发挥中医特色，同时运用中西医结合的方式进行诊断，既不易漏诊，又可以区分病情严重程度，为治疗及预后判断打下基础。

总之，原络通经针法能够祛除病邪、兼顾整体，对脏腑、八纲、气血、阴阳、情志等多方面进行调理，作用全面深透，通过激发五脏六腑阴阳之气，集全身表里经络通运无阻之势，使郁、瘀、结、滞无所藏身，由内向外祛除经脉病邪，推动疾病向愈。同时能够减少针刺数量，方便操作，具有便于进行个体化治疗的优点。原络通经针法体现了孙远征教授重视穴位配伍、强调脏腑辨证的学术思想，经过长期临床、教学及科研中的反复实践，学术思想体系日益完善，并于2002年荣获黑龙江省中医管理局中医药科学技术进步奖一等奖（《原络通经针法治疗皮质下动脉硬化性白质脑病的临床研究》），于2014年荣获黑龙江省高校科学技术奖二等奖（《原络通经针法结合口服安理申治疗轻度认知障碍的临床观察》），于2019年荣获黑龙江省医疗卫生新技术应用奖一等奖（《原络通经针法治疗卒中后焦虑的临床应用》），因此，原络通经针法是一种可为临床提供值得参考借鉴的有效治疗方法。

二、原络通经针法的选穴

孙远征教授在临床上对于原络通经针法的选穴注重整体观念及穴位配伍，取穴少而精，根据病变脏腑，结合患者具体病情变化，选取病变经脉的原穴配合其相表里经脉的络穴，再取通经之百会穴。下面介绍原穴与络穴的配伍意义。

1. 足太阴经原穴与足阳明经络穴

太白穴，为足太阴脾经原穴。太，大也。白，肺之色也，气也。脾主运化，为后天之本、气血生化之源，肾精有赖于后天脾胃运化的精微来充养，人的正常神志活动的保持是以脾化生的气血为基础的。针刺太白穴具有调节脾胃功能，促进脾胃运化、水谷受纳及输布水谷精微的作用。丰隆穴，足阳明胃经之络穴。此穴位于肌肉丰聚之处，也是气血丰盛之处，为化痰之要穴，可化浊祛痰，降逆开窍，具有联络脾胃二经气血，调节脾胃功能的作用。太白配伍丰隆适用于脾经先病或者病重，而胃经后病或者病轻者，可健脾和胃，祛痰通络，升清降浊。

2. 手少阴经原穴与手太阳经络穴

神门穴，为手少阴心经原穴、输穴，其名意指心经体内经脉的气血物质由此交于心经体表经脉。心为"君主之官"，心主神明，主宰人的精神、意识、思维活动，心在精神意识思维活动中起主导作用。同时心主血脉，故神门有调神、调节血液运行的功能。支正穴，为手太阳小肠经络穴，其名意指手太阳正经的分支，走向心经。支正可滋润组织，沟通小肠经与心经。神门配伍支正可宁心安神，疏经活络，调和阴阳。

3. 足少阴经原穴与足太阳经络穴

太溪穴，为足少阴肾经原穴、输穴，其名意指穴内流行的地部经水水面宽大而流动缓慢。肾为先天之本，肾中精气与脑功能的关系主要表现在作为脑功能物质基础的脑髓的化生来源于肾中精气，肾"藏精主骨生髓"，太溪擅滋肾阴，根据张景岳"善补阳者必阴中求阳"理念，选取太溪穴滋阴以壮阳，从而使阳气的升发得到阴精的资助而生生不息。飞扬穴，为足太阳膀胱经的络穴，其名有经气飞举之意，表示气血在此穴宣散、升达，功效强大。飞扬具有联络内外、沟通表里的作用，膀胱经入络脑，与脑联系密切，此外膀胱经又与其他脏腑有联系，能够调节脾胃及其余脏腑功能。太溪配伍飞扬可滋肾充髓，清热安神，疏经活络。

4. 足厥阴经原穴与足少阳经络穴

太冲穴，为足厥阴肝经原穴，脏腑的经气在此经过停留并发展壮大，肝经的水湿风气由此向上冲行。肝主疏泄，可以调理气机，肝为刚脏，体阴用阳，主筋藏魂，其志怒，其气急，为人体罢极之本。针刺本穴有清泻肝火、通调经气、疏肝解郁之功，可助神驭气以达全身，升体内之阳气，同时可反映肝脉气血充盈盛衰。光明穴，为足少阳胆经络穴，胆经气血至此后变为纯阳之气，足少阳胆经吸热蒸升的阳气皆会合于此，可以联络肝胆两经的经气。太冲配伍光明可平肝息风，清热利湿，利胆活络。

5. 手厥阴经原穴与手少阳经络穴

大陵穴，为手厥阴心包经原穴、输穴，位于掌后两筋之间，其体隆而高如大阜，故名大陵。心包为心的外层结构，与心有密切的联系，对心具有护卫的效用，当邪气入侵时，心包最先受损伤，选择心包经的穴位，可以祛邪疗疾。大陵不仅是心包经原气留止的位置，更是经气向外传输的关键位置，具有舒筋活络、宽胸理气等功效。外关穴，为手少阳三焦经络穴，八脉交会穴之一，通于阳维脉，与内关相对故得名，手少阳之络脉由此别行，外关可以沟通三焦经与心包经，治疗两经的病证，通调气血。大陵配伍外关可清热宁神，通络活血，宽胸理气。

6. 百会穴通经

百会穴，为督脉穴，头为诸阳之会，本穴又位于颠顶，贯通诸条阳经，《类经图翼》中曰："百会穴百病皆治。"督脉在十四经脉中与脑联系最为密切，针刺百会可激发督脉之经气，既能培补阴阳，补髓益脑，醒神开窍，又可升提阳气，舒经活络，贯通调节十二经脉气血，增强疗效。

三、原络通经针法的临床应用

1. 认知功能障碍

认知功能障碍属于中医学"健忘""痴呆""遗忘"等范畴，是指记忆、语言、视空间、执行、计算和理解判断等方面中的一项或多项功能受损，对个体的日常和社会能力造成一定的影响，但意识水平一般不受影响。根据病变原因或大脑损害部位的不同，多见于皮质下动脉硬化性白质脑病、轻度认知障碍、血管性痴呆、阿尔茨海默病、中风后认知功能障碍等，虽然临床表现不尽相同，但病位均在脑，与心、肝、脾、肾功能失调密切相关，其中以肾虚为本，肾不藏精，髓海渐空，元神失养，并可出现心血亏虚、肝血不足、脾不生血、精髓无源等病理变化，最终导致肾虚髓减，元神失养，灵机失常而发为本病。另外，痰浊、瘀血、火扰等病邪留滞脑窍，脑络不通，导致脑气与脏腑气血不相连接，神机失用，痴呆日渐加重。本病病程较长，病因复杂，属情志病顽疾，治愈甚难。故治疗方面可标本同治兼顾补虚泻实，以达补肾健脾、开窍醒神、祛瘀通络之效。基于此，孙远征教授主张异病同治，提出原络通经针法治疗本病的针刺方案。

临床上通常选取足厥阴肝经之原穴太冲配足少阳胆经络穴光明、手少阴心经之原穴神门配手太阳小肠经络穴支正、手厥阴心包经原穴大陵配手少阳三焦经络穴内关、足太阴脾经之原穴太白配足阳明胃经络穴丰隆、足少阴肾经之原穴太溪配足太阳膀胱经络穴飞扬，以及诸阳之会百会穴激发疏通经气，辅以一定的补泻手法，最终达到补虚泻实、醒脑益智的目的，符合"心主神明""肝主疏泄""肾主骨生髓"以及"脾主运化"的中医传统理论。百会又名三阳五会，是督脉、足太阳、手少阳、足厥阴肝经的交会穴，能调节一身经气，通畅脉道，扶正祛邪。孙远征教授强调，针刺百会可激发督脉之经气，既能培补阴阳，补髓益脑，醒神开窍，又可舒经活络，贯通调节十二经脉气血，且其位于颠顶部，针之能疏通脑络，通利血脉，促进气血循环以治疗认知障碍。大量的临床实践研究表明，孙远征教授采用原络通经针法治疗认知功能障碍，主要包括皮质下动脉硬化性白质脑病、轻度认知障碍、血管性痴呆、阿尔茨海默病、中风后认知功能障碍等，疗效显著，在改善临床症状、提高生活质量、延缓病情发展等方面具有独特的优势，取得了较好的临床效果。

2. 中风后焦虑/抑郁

中风是以猝然昏仆、不省人事，伴半身不遂、口眼㖞斜、语言不利为主要临床表现的病症。基本病机为阴阳失调，气血逆乱，病位在脑，涉及心、肝、脾、肾等多个脏腑，因素体气血亏虚，脏腑功能失调，加之饮食不当、劳累过度、五志过极或外邪侵袭，气血上冲于脑，致脑脉痹阻或血溢脉外，神窍闭阻，故猝然昏仆，不省人事，并常引发多种并发症或后遗症。孙远征教授在临床上多采用原络通经针法治疗中风后焦虑/抑郁。中风后焦虑/抑郁属中医学"郁证"范畴，本病的病位在脑，与肝、心、脾、肾密切相关。若脏腑亏虚，阳不化津，痰浊内生，阻滞脉络、脑窍而发为中风，痰瘀互结，髓海失养，元阳亏损，导致心气受损、肝气不舒、脾失健运、肾经亏虚，又因心藏神、肝藏魂、脾藏意、肾藏志，故而容易发为焦虑/抑郁之症。孙远征教授在原络配穴法理论指导基础上，头针选取诸阳之会百会穴激发疏通经气，沟通督脉，灵活运用原络通经针法治疗本病，疗效确切。

因病变部位与认知功能障碍相同，故临床取穴亦相同，均选择厥阴肝经之原穴太冲配足少阳胆经络穴光明、手少阴心经之原穴神门配手太阳小肠经络穴支正、手厥阴心包经原穴大陵配手少阳三焦经络穴内关、足太阴脾经之原穴太白配足阳明胃经络穴丰隆、足少阴肾经之原穴太溪配足太阳膀胱经络穴飞扬，以及诸阳之会百会穴激发疏通经气，通于督脉，进而达到补益心肾、解郁醒神、调神定志之效。孙远征教授在临床上运用原络通经针法治疗本病疗效显著，原络配穴对于五脏六腑经气调节具有独特作用，能够激发原气，而络穴网络全身，能够通调经气，百会总督诸阳，阳经与阴经相互交会，可调动全身元阳之气，鼓动气血运行，使郁滞之郁、瘀、结、滞无所贮藏，通散而遁形，可解焦虑、抑郁之结症，明显缓解中风病患者的焦虑、抑郁情绪。

四、原络通经针法的研究进展

孙远征教授及其团队在长期的临床实践中发现，原络通经针法在认知功能障碍方面临床疗效确切，可明显缓解患者的不适症状。应用原络通经针法治疗30例轻度认知功能障碍患者，观察到治疗30天后患者的记忆商、指向记忆、图像自由回忆、无意义图形再认及人像特点联系回忆的记忆分值均较治疗前明显改善。另外，又对20例轻度认知障碍患者的简易智能量表评分（Mini-Mental State Examination，MMSE）以及事件相关电位P300进行观察，发现原络通经针法可明显提高轻度认知障碍患者的MMSE评分，且事件相关电位P300中的N2、P3潜伏期明显缩短，波幅明显提高，原络通经针法对认知障碍患者的记忆功能和认知功能均有明显改善。此外，将40例皮质下动脉硬化性白质脑病患者分为西药组（都可喜）和针药结合组（原络通经针法结合都可喜）各20例，治疗60天后发现针药结合组在改善神经功能评分、长谷川痴呆量表、事件相关电位P300方面均较西药组更明显，可见，原络通经针法可明显改善皮质下动脉硬化性白质脑病患者的事件相关电位P300的潜伏期与波幅，提高大脑皮层的兴奋性，增强减退的大脑神经元的能量代谢，从而减少皮层神经细胞的死亡，有利于大脑功能的恢复。孙远征教授及其团队亦对血管性认知障碍运用原络通经针法并进行临床疗效观察，将40例血管性认知障碍患者分为单纯药物（多奈哌齐片）和原络通经针法联合药物（多奈哌齐片）两组进行疗效对比，发现原络通经针法联合药物较单纯药物可明显提高MMSE评分、蒙特利尔认知评估量表（Montreal Cognitive Assessment，MoCA）评分以及事件相关电位P300中的N2、P3波幅，缩短事件相关电位P300中的N2、P3潜伏期，原络通经针法对血管性痴呆患者的干预疗效确切，能够改善患者的认知功能，延缓本病的发生发展。

原络通经针法治疗中风后焦虑/抑郁有明显的临床效果，孙远征教授及其团队将60例卒中后焦虑障碍患者随机分为两组，两组患者均接受中风病神经内科基础治疗及康复治疗，同时给予盐酸氟西汀（百忧解）口服，在此基础上，治疗组采用原络通经针法，对照组采用常规针刺方法，治疗4周后，分别应用HAMA量表、Zung氏焦虑自评量表（Self-rating Anxiety Scale，SAS）、日常生活自理能力评定Barthel指数（Modified Barthel Index，MBI）进行评分，发现两组患者治疗后HAMA评分均显著下降，BMI指数及SAS评分较治疗前均有明显改善，且原络通经针法在降低HAMA、SAS评分，提高BI指数上更明显，即原络通经针法治疗脑卒中后焦虑障碍有确切疗效，可明显缓解脑卒中后焦虑障碍患者焦虑状态，提高患者日常生活自理能力。

参考文献

［1］宋颢，孙冬，章军建.《2019年中国血管性认知障碍诊治指南》解读［J］.中国临床医生杂志，2021，49（6）：655-657，661.

［2］中华医学会老年医学分会老年神经病学组，脑小血管病认知功能障碍诊疗指南中国撰写专家组.脑小血管病相关认知功能障碍中国诊疗指南（2019）［J］.中华老年医学杂志，2019，38（4）：345-354.

［3］孙远征，李书霖，祝鹏宇，等.原络通经针法结合口服安理申对轻度血管性认知障碍患者记忆影响的临床观察［J］.中医药信息，2016，33（3）：109-111.

［4］张立，关莹，王璐，等.孙远征教授原络通经针法治疗认知功能障碍经验［J］.中医药信息，2015，32（4）：71-73.

［5］雷晴宇.原络通经针法治疗脑卒中后焦虑障碍的临床研究［D］.哈尔滨：黑龙江中医药大学，2015.

［6］孙远征，姜倩，张茗.原络通经针法治疗中、轻度抑郁症疗效的临床观察［J］.针灸临床杂志，2015，31（4）：18-19.

［7］孙兴华.原络通经针法配合药物治疗非痴呆血管性认知障碍的临床研究［D］.哈尔滨：黑龙江中医药大学，2012.

［8］孙远征，孙兴华，张淼.原络通经针法配合药物治疗对轻度认知功能障碍患者事件相关电位P300的影响［J］.上海针灸杂志，2012，

31（1）：12-14.

［9］孙远征，祝鹏宇，张淼，等.原络通经针法治疗轻度认知障碍临床观察［J］.中国针灸，2007（11）：810-812.

［10］王春霞.原络通经针法治疗皮质下动脉硬化性白质脑病的临床研究［D］.哈尔滨：黑龙江中医药大学，2006.

［11］王春霞，孙远征.原络通经针法治疗皮质下动脉硬化性脑病的研究［J］.针灸临床杂志，2006（3）：7-8.

［12］王东岩，孙忠人，孙远征，等.原络通经针法治疗血管性痴呆的临床应用与思考［J］.中医药信息，2003（3）：31-32.

［13］王东岩，孙远征，孙忠人，等.原络通经针法治疗皮质下动脉硬化性白质脑病的临床研究［J］.中医药学报，2003（2）：3-4.

（孙颖哲）

原络通经针法医案

医案1　认知功能障碍

陈某，女，68岁，2022年7月5日就诊。

【主诉】

记忆力减退，计算力差6个月，加重1个月。

【病史】

患者6个月前出现短期记忆力下降，经常遗忘近期发生的事，自行购买保健品，但未见效果，后家人发现患者计算力下降，算数时间变长且不准确，近1个月来症状加重。现患者体态臃肿，步入病室，精神倦怠，反应迟缓。记忆力减退，询问早餐食谱，患者不能回忆。右侧肢体活动不利，脘腹闷胀不适，饮食减少，二便正常，嗜卧易眠。

【查体】

血压：133/76mmHg；记忆力、计算力差（100-7=93，93-7=？），舌暗红，苔白腻，脉弦滑，尺部无力。

【辅助检查】

甘油三酯检查示：5.41mmol/L；头颅 MRI 检查示：轻度脑萎缩；蒙特利尔认知评估量表评分：20分。

【诊断】

中医诊断：健忘（痰浊蒙窍证）

中风

西医诊断：认知功能障碍

脑萎缩

【处方】

百会、太白、丰隆、太溪、飞扬。

【操作】

百会施加小幅度高频率重复捻转刺激，达200转/分以上，行针约2分钟，余穴平补平泻，以得气为度，留针30分钟，每日治疗1次，每周治疗5次，休息2日，1周为一疗程。

【疗效观察】

针刺治疗3个疗程后，患者反应速度提高，记忆力及计算力均有改善（100-7=93，93-7=86，86-7=？）。继续巩固治疗5个疗程后，患者双目有神，蒙特利尔认知评估量表评分24分，计算力明显提高，夜间睡眠好，血压稳定。

【按语】

卒中后患者可能出现不同程度运动、言语、认知等方面的功能障碍，其中80%患者至少出现1个认知领域功能障碍，认知功能障碍尚属中医学"健忘""呆病"范畴，多见于老年人。本案患者年老体衰，脏腑功能虚损，致使津液代谢失常，水湿停聚，痰浊内生，蒙蔽清窍，神明失用，元神失养，发为本病。张景岳指出："五脏之病，虽俱能生痰，然无不由乎脾肾。"可见，本案患者当责之于化脾、肾。依据原络通经针法，选取心经、脾经原穴，配相表里络穴，加上诸阳之会百会穴，共同调整经气，标本同治。

（孙颖哲）

医案2　血管性痴呆

卜某，男，74岁，2020年4月6日就诊。

【主诉】

反应迟钝、方向感差3个月，加重1个月。

【病史】

患者3个月前出现反应迟钝，记忆力下降，难以回忆近期发生的事，方向感差，单独出门后找不到家，认知能力减退，不能正确使用手机等通信设备，自理能力不足，去某三甲医院行MRI示脑梗死、脑白质病变。近1个月来症状加重，现患者头部昏沉，不能回忆早上餐谱，计算力差，平日烦躁易怒，饮食减少，大便溏结不调。

【查体】

血压：160/90mmHg；记忆力、计算力差（100−7=？），苔白腻，脉弦滑。

【辅助检查】

头颅MRI示：脑梗死、脑白质病变；MMSE量表：15分。

【诊断】

中医诊断：痴呆（痰瘀痹阻证）

西医诊断：认知功能障碍

　　　　　脑梗死

脑白质病

　　　　　高血压病

【处方】

　　百会、太白、丰隆、太冲、光明。

【操作】

　　百会施加小幅度高频率重复捻转刺激，达200转/分以上，行针约2分钟，余穴平补平泻，以得气为度，留针30分钟，每日治疗1次，每周治疗5次，休息2日，1周为一疗程。

【疗效观察】

　　针刺治疗1个疗程后，患者头部昏沉症状减轻。针刺治疗3个疗程后，患者计算力有一定提升（100-7=93，93-7=？），能够明确方向，二便正常。针刺治疗7个疗程后，患者明显好转，可以回忆早上餐谱，MMSE量表评分为18分。

【按语】

　　血管性痴呆是指因为脑血管病变或其危险因素所导致认知功能衰退的临床综合征，包括脑卒中、脑白质病变等原因，此病严重影响老年人的身心健康以及生活自理能力。本病亦属于"呆病""痴呆"范畴，中医学认为本案患者是由于七情所伤，肝郁气滞，横逆犯脾，脾胃功能失调，不能转输运化水湿，酿生痰湿，痰蒙清窍，发为本病，运用原络通经疗法治疗此病可有较好的疗效。本案患者属肝肾阴虚型，治疗时选取脾经原穴太白及胃经络穴丰隆、肝经原穴太冲及胆经络穴光明，以及诸阳之会百会，诸穴配伍，交通阴阳，贯通气血，补益肝肾，增强疗效。

（孙颖哲）

医案3　中风后抑郁

张某，男，57岁，2021年7月21日就诊。

【主诉】

表情淡漠，精神抑郁，反应迟钝1个月。

【病史】

患者1个月前突发右侧肢体无力，上肢可抬举，下肢无力行走不便，去某综合医院行头颅MRI检查示左侧基底节区脑梗死，遂入院予改善循环等对症治疗，现遗留右侧肢体活动不利，表情淡漠，情绪低落，胸闷，善太息，反应迟钝，注意力难以集中，不善与人交谈，不自主流泪，腰膝酸软，头晕耳鸣，入睡无障碍，但多梦易醒，纳差，小便黄，大便略干，2日一行。

【查体】

表情淡漠，双目无神，面色少华；血压：135/85mmHg；右侧上肢肌力Ⅲ级，右侧下肢肌力Ⅱ级，右侧巴宾斯基征（+），舌红，少苔，脉弦数。

【辅助检查】

头颅MRI检查示：左侧基底节区脑梗死；HAMD-17量表评分：22分。

【诊断】

中医诊断：郁病（肝肾阴虚证）
　　　　　中风
西医诊断：卒中后抑郁

【处方】

辨病取穴：百会、太冲、光明、太溪、飞扬。中风病取穴：风池、天柱、完骨、肩髃（患侧）、曲池（患侧）、手三里（患侧）、外关（患侧）、合谷（患侧）、髀关（患侧）、伏兔（患侧）、血海（患侧）、阳陵泉（患侧）、足三里（患侧）、三阴交（患侧）、丘墟（患侧）、太溪（患侧）、太冲（患侧）。

【操作】

百会施加小幅度高频率重复捻转刺激，达200转/分以上，行针约2分钟，余穴平补平泻，以得气为度，留针30分钟。每日治疗1次，每周治疗5次，休息2日，1周为一疗程。

【疗效观察】

针刺2个疗程后，患者情绪有所恢复，睡眠改善，可主动与人交谈，偶有流泪，胸闷不适症状消失，反应力明显提高，HAMD-17量表评分15分，饮食及二便尚可。右上肢肌力Ⅲ⁺级，下肢肌力Ⅲ级；继续针刺治疗4个疗程后，患者情绪基本稳定，可与人正常交流，反应较迅速，HAMD-17量表评分7分。

【按语】

中风后抑郁是中风病常见的精神障碍之一，大多发生在脑卒中后的2个月到1年，大约48.8%的中风病人有罹患抑郁症的风险，临床多表现为情绪低落，多疑多虑，委屈想哭，不善与人交流，睡眠紊乱，胸闷头晕，食欲下降，悲观绝望，对许多事情兴趣降低等。本病尚属中医学"郁病"范畴。中医学认为，本病的病位在脑，与心、肝、脾、肾等多个脏腑密切相关，基本病机为气血逆乱，肝气郁结，阴阳失调。《灵枢·经脉》曰："肾藏志，舍志"；"脾藏意，在志为思"。本案患者为脏腑亏虚，肝肾阴虚，气血衰少，痰浊内生，阻滞脉络、脑窍而发为中风。痰瘀互结，郁堵脉络，肝气郁结，又因元阳亏损，髓海失充，导致肝血不足、肾精亏虚，而发为抑郁之症。孙远征教授治疗中风后抑郁在原络配穴法理论指导基础上，提出原络通经针法，头针选取诸阳之会百会穴激发疏通经络，沟通督脉，根据本病的中医证型选取足厥阴肝经之原穴太冲配足少阳胆经络穴光明、足少阴肾经之原穴太溪配足太阳膀胱经络穴飞扬，诸穴配伍，相得益彰，共奏补益心肾、解郁醒神之效。

（孙颖哲）

医案4　中风后焦虑

滕某，女，45岁，2018年12月8日就诊。

【主诉】

脑梗死后精神紧张，焦虑不安半年。

【病史】

患者半年前突发左侧肢体无力，行头颅MRI示右侧基底节区脑梗死，住院予改善脑循环、抗血小板聚集、调脂稳定斑块等对症治疗，症状明显改善，出院后遗留左侧肢体活动不利、精神紧张、焦虑不安、不善言谈、交流困难、反复搓手等症状，今为求针灸治疗前来我处。现患者精神恍惚，眼神闪躲，不善交谈，善太息，易汗出，倦怠懒言，入睡障碍，纳差，尿频，大便干。

【查体】

焦虑面容，声音低微，面色萎黄；血压：135/80mmHg；左侧上肢肌力Ⅳ级，下肢肌力Ⅲ级，左侧巴宾斯基征（＋），眼颤征（＋），舌颤（＋）；舌红，苔黄，脉弦数。

【辅助检查】

头颅MRI检查示：右侧基底节区脑梗死；甘油三酯检查：5.41mmol/L；HAMA评分：21分。

【诊断】

中医诊断：郁证（心脾两虚证）
　　　　　中风
西医诊断：中风后焦虑
　　　　　高脂血症

【处方】

辨病取穴：百会、神门、支正、太白、丰隆。中风病取穴：风池、天柱、完骨、肩髃（患侧）、曲池（患侧）、手三里（患侧）、外关（患侧）、合谷（患侧）、髀关（患侧）、伏兔（患侧）、血海（患侧）、阳陵泉（患侧）、足三里（患侧）、三阴交（患侧）、丘墟（患侧）、太溪（患侧）、太冲（患侧）。

【操作】

百会施加小幅度高频率重复捻转刺激，达200转/分以上，行针约2分钟，余穴平补平泻，以得气为度，留针30分钟。每日治疗1次，每周治疗5次，休息2日，1周为一疗程。

【疗效观察】

针刺治疗2个疗程后，患者精神紧张、焦虑不安症状缓解，尿频、睡眠状况改善，胸闷气短症状消失，HAMA评分18分；针刺治疗3个疗程后，患者主动与医生进行交流，眼睛有神，出汗明显缓解，睡眠障碍明显改善，HAMA评分12分；继续针刺治疗2个疗程，患者临床症状基本消失，无焦虑情绪，HAMA评分7分。

【按语】

中风后焦虑是发生于脑卒中后以焦虑为主要临床表现的病症，是继中风后抑郁位居第二的脑卒中后情感障碍，发病率约为38.4%。中风后焦虑属于中医学"郁病"范畴，病位主要在脑，与心、肝、脾、肾密切相关。本案患者为脏腑亏虚，阳不化津，痰浊内生，阻滞脉络、脑窍而发为中风。痰瘀互结，阻滞经络，肝血不足，脾胃运化功能失常，气机郁滞，扰乱心神，发为焦虑之症。治疗时依据原络通经针法，针刺诸阳之会百会，一穴带多穴，一经带多经，发挥调理气血之用。再选用心经、脾经的原穴，配以相表里经的络穴，调整阴阳气血，疏肝理气。诸穴合用，共奏调神理气、养心健脾、安神定志之功。

（孙颖哲）

医案5 癔症性瘫痪

刘某，男，28岁，2018年9月13日就诊。

【主诉】

双下肢无力，行走困难半月余。

【病史】

患者半个月前因工作调动、感情破裂等原因，心情极度低落，卧床数日后，自觉双下肢无力，站立、行走困难，症状持续数小时不解，遂前往当地三甲医院就诊，诊断为"癔症性瘫痪"，未予药物治疗。为求中医系统治疗，来我院就诊。现患者双下肢无力、不能站立，行走困难，伴胸闷气短，善太息，情绪抑郁，失眠易醒，食欲不振，大小便可。

【查体】

精神不振，双上肢肌力 Ⅴ 级，双下肢肌力 Ⅲ 级，腱反射对称，双侧 Babinski 征、Oppenheim 征、Chaddock 征均阴性，无肌肉萎缩，舌淡、苔白，脉沉弦。

【辅助检查】

头颅CT示：未见明显异常。

【诊断】

中医诊断：百合病（气滞血虚证）
西医诊断：癔症性瘫痪

【处方】

足运感区、环跳、百会、神门、支正、大陵、外关、太白、丰隆、太冲、光明。

【操作】

足运感区施加小幅度高频率重复捻转刺激，达200转/分以上，行针每穴约2分钟。而后针刺环跳，嘱患者取侧卧位，被压于下面的下肢伸直，位于上面的下肢髋、膝关节屈曲，毫针直刺，施以提插手法，使针感直达下肢末端，腿部有强烈的抽动后出针。余穴平补平泻，以得气为度，留针30分钟，每日治疗1次，治疗5次为一疗程，疗程间休息2日。

【疗效观察】

治疗1个疗程后，患者双下肢无力感基本消失，可站立行走，双下肢肌力 Ⅴ 级。巩固治疗2个疗程后，患者行走如常，情绪抑郁基本消失，睡眠情况明显改善。

【按语】

癔症性瘫痪是指在意识清晰的情况下一个或几个肢体全部或部分丧失运动能力，体格检查和辅助检查均不能发现有相应的器质性损害，是一种与器质性瘫痪有本质区别的功能性瘫痪，可表现为单瘫、偏瘫或截瘫，伴有肌张力增强者常固定于某种姿势，被动运动时出现明显抵抗。瘫痪肢体可伴有感觉障碍，但不符合神经解剖分布规律。中医学认为，本病多因七情悖逆，内伤脏气，脏气郁结，气机失和，宗筋弛缓，不能束筋骨利关节所致。故治以调神益智、醒脑开窍之法。先刺足运感区，以刺激大脑皮层，从而恢复上运动神经元对下运动神经元的调控作用；再刺环跳，使针感麻窜到脚，以通下肢经脉；另外，足运感区与环跳的强刺激作用，可以起到一种暗示疗法的作用，医者在针刺前先向患者说明针刺后针感的传递与针刺目的，在针刺时出现上述反应，可以取得患者的信任和配合，从而获得立刻恢复的效果。另取百会、神门、支正、大陵、外关、太白、丰隆、太冲、光明则为原络通经之法，以调心、肝、脾脏腑之神，七情协调，神愈则体健。

（孙颖哲）

第四章
面瘫的分期治疗

一、面瘫分期治疗思想的形成

（一）面瘫的临床表现及诊断

1. 面瘫的临床表现

面瘫是以口眼㖞斜、眼睑闭合不全为主要表现的病症，中医又称之为"口僻""口眼㖞斜"等。西医称之为特发性面神经麻痹（idiopathic facial palsy）、Bell麻痹（Bell palsy），是由于茎乳孔内面神经急性非特异性炎症所致的周围性面瘫。面瘫起病较急，多数患者在数小时或数天内达到高峰。患者在面瘫发生前往往有受凉、吹风、病毒感染的前驱史。起病初期患者可有患侧外耳道、耳后乳突区和下颌角后部疼痛，或见外耳道疱疹。

面瘫的典型表现为面部表情肌瘫痪。患者主要表现为患侧额纹消失，不能皱眉、抬眉；眼睑闭合不全，眼裂变宽，闭眼时患者眼球向外上方转动并露出白色巩膜；鼻唇沟变浅，不能噘鼻，嘴角下垂，示齿时嘴角被牵拉到健侧；患者不能做噘嘴、吹口哨等动作，鼓腮时嘴角漏气。此外，根据病变严重程度不同，患者会在上述典型表现基础上出现患侧舌前2/3味觉减退或消失、患侧听觉过敏、唾液腺分泌障碍、耳内或耳后疼痛、外耳道带状疱疹等症状。

2. 面瘫的诊断方法

中医对面瘫的诊断主要依靠其典型的临床表现，患者因受凉、吹风、病毒感染等突然出现以口角向一侧歪斜、眼睑闭合不全为主症的临床表现。满足以下3个条件即可诊断为面瘫：（1）急性起病，3天左右达到高峰。（2）单侧面瘫，伴或不伴耳后疼痛、舌前味觉减退、听觉过敏、泪液或唾液分泌异常。（3）排除其他疾病继发原因。

（二）中西医对面瘫病因的认识

1. 中医病因病机

中医学认为，本病多由劳累过度，正气不足、脉络空虚、卫外不固，风寒或风热乘虚而入导致面部经络气血阻滞，气血运行不通、筋脉失养而发病。面瘫发病机制与风邪、寒邪、热邪阻滞经络，气血亏虚，经筋失养，痰湿阻滞气机等密切相关。王清任在《医林改错》中提到："若壮盛之人，无半身不遂，忽然口眼歪斜……乃受风邪阻滞经络之症，气不上达于面。"《诸病源候论》中指出："偏风口喎，乃体虚受风，使经筋急而不调也。"论述了面瘫的发病机制与感受风邪密切相关，一是平素身体健康之人，仅出现口眼喎斜而无半身不遂等症状，是由于感受风邪，阻滞经络，气血不能上荣面部，面部经络失养，就会出现口眼喎斜的症状。二是患者本身体虚感受风邪，风邪阻滞经络，筋经拘挛不调而出现口眼喎斜。

若人体气血充盛，正气存内，则邪不可干，那么风、寒、热等外邪均不能致病。若机体气血亏虚，则正不抵邪，邪必侵犯机体。此外气血虚则运行无力，气机不畅则易阻滞经络，面部经络受阻则发为面瘫。正如《景岳全书》所载："凡非风口眼喎斜……然血气无亏，则虽热未必缓，虽寒未必急……亦总由气血之衰可知也。"《医编》中也提到："凡遇旋风而口斜者，皆为虚人也。"均强调了因"虚"而引起面瘫的发病机制。此外，痰湿壅盛也是面瘫发病的重要病机，虽然痰湿并不直接引起面瘫的发生，但痰湿之邪易与他邪相合，痰湿壅盛易化火，热盛则经脉拘挛，面部经行不畅则发为面瘫。《严氏济生方》："或因喜怒忧思惊恐，或饮食不节，或劳累过伤，遂致真气先虚，荣卫失度，腠理空虚，邪气乘虚而入。乃其感也，为半身不遂，肌肉疼痛，为痰涎壅盛，口眼㖞斜，偏废不仁、神智昏乱。"阐述了面瘫之痰湿证的病因病机。

在经络辨证中认为面瘫的发生与太阳经和阳明经关系密切。《灵枢·经脉》："足太阳之筋，起于足小指，上结于踝，邪上结于膝……其别者，结于腨外，上腘中内廉……其支者，为目上纲"；"足阳明经筋，起始于足次趾、中趾及无名趾……太阳经筋散络于目上，为目上纲，阳明经筋散络目下，为目下纲"。从二者的经脉循行可知，足太阳经筋循行过"目上纲"，足阳明经筋循行过"目下纲"。若二者经络循行阻滞，患者就会出现眼睑闭合不全。故在针刺治疗时针对眼睑闭合不全应优先选择太阳经及阳明经腧穴。此外手太阳经"从缺盆循颈上颊，至目锐眦，却入耳中；其支者，别颊，上䪼，抵鼻，至目内眦"。手阳明经"其支者，从缺盆上颈，贯颊，入下齿中；还出挟口，交人中，左之右，右之左，上挟鼻孔"。足阳明经"起于鼻之交频中，旁纳太阳之脉，下循鼻外，入上齿中，还出挟口，环唇，下交承浆，却循颐后下廉，出大迎，循颊车，上耳前，过客主人，循发际，至额颅"。该三条经脉循行均经过面、口、唇、鼻部，当风寒湿热等外邪阻滞面部经络气血运行时，则出现鼻唇沟变浅，示齿嘴角牵向健侧，不能鼓腮、吹口哨等临床表现。

2. 西医病因病理

特发性面神经麻痹的西医病因尚不明确。部分研究认为，是由于骨性的面神经管内只能容纳面神经，当面神经缺血、水肿时就会引起面神经受压，引发炎症。此外病毒感染、自主神经功能异常也可导致局部神经血管痉挛，局部面神经缺血水肿出现面肌瘫痪。面神经炎的早期病理变化主要为以茎乳孔和面神经管内部分为主的神经水肿和脱髓鞘，严重者出现神经轴索变性。

（三）面瘫分期治疗学术思想的建立

西医学认为，面瘫发病的确切病因尚待明确，但主流观点认为本病与嗜神经病毒Ⅰ型单纯疱疹病毒感染相关。面部肌肉的瘫痪可能是由于茎乳孔内的面神经急性病毒感染和水肿致神经受压或局部血液循环障碍。大多数特发性面神经麻痹患者都有局部受风、着凉的病史，这也从侧面说明该病主要与抵抗力降低、感染病毒相关。东北地区常年气候寒冷，因此本病极为常见。特发性面神经麻痹的发病不受年龄、季节限制，临床患者数量较多。孙远征教授在跟从国医大师孙申田教授学习的过程中善于总结归纳，将孙申田教授根据面瘫患者不同时期的疾病特点侧重于不同的治疗方法进行总结，提出面瘫的分期治疗。面瘫分期治疗是在全面归纳总结面瘫患者发病时、病程中，以及预后特点的基础上得出的一套行之有效的治疗方案：在面瘫的急性期及恢复期，主要治疗目标是尽量缩短病程，避免患者的病情步入后遗症期；而在后遗症期，主要治疗目标则是在不加重患者面部肌肉痉挛的同时尽可能减少患者后遗症的严重程度，并进一步恢复患者面部的肌肉力量。通过区分确立三个时期不同的治疗方案，孙远征教授在四十余年的临床实践中为广大面瘫患者解除了病痛，取得了令人满意的疗效。

面瘫的急性期为发病1周内，病理改变为神经水肿和脱髓鞘，轴索变性通常发生在麻痹症状出现2周内，因此治疗应当尽早地在面神经变性前改善其周围组织血供并消除其水肿。根据面瘫的治疗指南，推荐面瘫急性期应该在患者没有相关禁忌证的情况下使用激素或脱水药以减轻水肿，并针对病因采用抗病毒、营养神经等治疗，同时予以眼保护、物理疗法等对症治疗。目前对于针刺治疗时机及疗效主要的争论焦点集中在面瘫的急性期是否能够针刺治疗。然而据近期文献以及相关Meta分析报道，针灸从急性期介入治疗周围性面瘫可以提高痊愈率，缩短痊愈时间，减少并发症，且无明显不良反应。该结果提示针灸在急性期介入对周围性面瘫是一种安全而有效的良性刺激。孙远征教授认为，急性期面瘫症状逐渐加重是疾病自然发展过程，而早期适度刺激量的针灸干预配合头针电针可减轻面神经水肿和受压，避免面神经进一步损伤，对疾病的病程和预后转归是有积极影响的。

面瘫的恢复期为发病8日至3个月，这是治疗的关键阶段。在此阶段，患者的病情基本稳定，面部肌肉功能逐渐开始恢复。本阶段治疗重点主要放在改善患者面部功能障碍上，因此主要以电针配合中药治疗为主。在面瘫的恢复期，可酌情改变患者电针的波形，以达到更加有效的刺激，最终使面部肌肉的局部血液循环得到改善，进一步减轻面神经水肿。对于眼睑等部位活动不利的患者可多刺、浅刺，甚至行滞提等手法，使局部的经气得到最大限度的激发。

联动症、面肌倒错和面肌痉挛出现在特发性面神经麻痹发病的3个月以后。该时期的治疗难度较大，预后较差。联动症是由于病损后神经纤维再生时长入邻近的属于其他功能的神经细胞髓鞘中所致，而面肌倒错及面肌痉挛可能是由于面神经炎脱髓鞘病变所致。总而言之，在疾病进展到该时期时，对于患侧的刺激应当慎之又慎，避免过度刺激使原有的症状加重。

孙远征教授对于面瘫实行分期治疗，取得了显著的临床效果，与此同时，孙教授对其进行了系统的临床研究。多年以来，孙远征教授的团队在本课题上硕果累累，直至2021年12月，共发表相关论文8篇，获得科技成果"基于正交试验设计的电针治疗周围性面瘫的疗效评价"1项，"滞提法治疗特发性面神经麻痹的临床疗效评价研究"获黑龙江省医疗卫生技术应用二等奖。

二、面瘫分期治疗方案的临床应用

根据周围性面瘫发病时间的长短，将其分为急性期、恢复期、后遗症期三期；根据各期不同的临床特征，采用适宜的治疗方案，灵活运用，尤其是在针刺治疗中，应根据患者的证候变化加减腧穴，调整手法，切不可"一法治三期"。

（一）急性期治疗

1. 西医治疗

急性期以中西医规范化综合治疗为首选方案。西医治疗方案根据《中国特发性面神经麻痹诊治指南》要求合理应用。

（1）糖皮质激素的应用

对于所有无禁忌证的16岁以上患者，发病前3天宜尽早应用糖皮质激素治疗，可以减轻面神经水肿，减弱面神经传导阻力，使得损伤的神经尽快恢复，改善预后。通常选择泼尼松或泼尼松龙口服，30~60mg/d，连用5日，之后于5日内逐步减量至停用。

（2）抗病毒治疗

对于急性期患者，可以根据情况尽早联合使用抗病毒药物，特别是对于面肌无力严重或完全瘫痪者可能会有获益，但不建议单独使用抗病毒药物治疗。抗病毒药物可以选择阿昔洛韦或伐昔洛韦，如阿昔洛韦口服每次0.2~0.4g，每日3~5次；或伐昔洛韦口服每次0.5~1.0g，每日2~3次，疗程7~10日。

（3）神经营养剂的使用

临床治疗中，给予B族维生素等神经营养剂，如甲钴胺和维生素B_1、B_6等。

（4）眼部保护

由于周围性面瘫患者易出现眼睑闭合不全、瞬目无力或动作缓慢，导致异物容易进入眼部，同时由于泪液分泌减少，使得角膜损伤或感染的风险增加，必要时应请眼科协助处理。建议根据情况选择滴眼液或膏剂以防止眼部干燥，合理使用眼罩保护，特别是在睡眠中眼睑闭合不拢时尤为重要。

2. 针刺治疗

对于急性期是否介入针刺治疗说法不一，但已有研究发现，在急性期针刺可加速面部局部的淋巴、血液循环，能够及时改善受损的面神经及面肌的营养状况，同时可以促进局部水肿的吸收。结合相关临床研究与实践经验，提倡在规范的西医治疗基础上，宜尽早采用适宜的针刺手法治疗。

（1）针刺选穴

面部代表区、百会、阳白、四白、迎香、地仓、颧髎、下关、颊车、翳风、合谷、太冲。

（2）针刺操作

百会、面部代表区施以小幅度重复提插捻转刺激，频率为200转/分左右，持续行针2分钟；在临床中也可通过电针百会、面部代表区，增强头针刺激。针刺颜面局部腧穴时，手法宜轻宜浅，轻刺激。

（3）治疗特点

1）注重头穴在周围性面瘫中的应用：百会穴为诸阳之会，可调整一身之阳，助护正气。《素问·刺法论》云："正气存内，邪不可干。"疾病的进展即正邪交争的过程；固护正气，则邪祛病愈。相关研究发现，针刺百会穴可激活不同脑区，并在相应脑网络间形成功能连接，促进周围神经的恢复。面部代表区为运动区下2/5处，即头部前后正中线中点后0.5cm处和眉枕线与鬓角发际线前缘交点的连线下2/5处，该区是中央前回面部区域在头皮的投射区，通过针刺该区，激活并调节该区大脑神经细胞功能，可提高面神经核的兴奋性，促进面神经的修复。百会、面部代表区不单单应用于周围性面瘫急性期的针刺治疗中，而是贯穿面瘫治疗三期的重要腧穴。

2）注重颜面局部取穴：颜面局部取穴也是周围性面瘫治疗中不可或缺的一部分。对古籍中针灸治疗面瘫的腧穴应用规律进行分析结果表明，地仓、颊车穴有着很高的使用频率，可见古人在对面瘫疾病的治疗中同样注重局部取穴的近治作用。从面神经解剖及面肌结构上看，地仓位于口轮匝肌、颊肌处，受面神经颊支、下颌缘支、颊肌支支配；翳风、下关位置与面神经干解剖定位相吻合；通过针刺颜面局部腧穴，可有效调节面神经功能，促进面肌恢复。

3）注重针刺手法的调整：除选穴外，针刺治疗中另一个重要因素为针刺的操作手法。在周围性面瘫的治疗中采用不同的操作手法，可起到调节刺激量的作用：①根据针刺部位的不同，强调不同的刺激量，如面瘫急性期治疗中以经颅重复针刺刺激疗法强调头穴刺激，而对于颜面部则采用轻刺浅刺，强调轻刺激，以免出现可能加重面神经水肿的情况。②根据不同时期，调节刺激量，如面瘫恢复期，临床常表现为患侧面肌受损瘫痪，无法正常活动，此时则可增强对颜面部肌肉的刺激，从而促进面神经恢复。

（二）恢复期治疗

恢复期治疗以中医疗法为主要治疗手段，其中以针刺治疗效果较为显著。恢复期阶段，患者病情趋于稳定，面肌瘫痪表现明显，主要涉及额肌、眼轮匝肌、口轮匝肌、颧肌等。在治疗时着重进行颜面部局部刺激，可应用电针增强对颜面肌肉的激活作用，必要时局部采用"滞提法"，通过外源性力量增加瘫痪面肌的活动度。在急性期选穴基础上，抬眉困难可增加攒竹、瞳子髎；人中沟歪斜可增加水沟；颏唇沟歪斜可增加承浆。

滞提法是指医者针刺得气后，以同一方向捻转针柄，使少量肌纤维缠绕针尖，产生滞针，提拉针柄使肌肉被动活动的一种特殊针法。该法不同于传统意义上的滞针，并不是临床意外情况的一种，而是以治疗疾病为目的，通过人为手法操作，以增强针感、松解粘连、提升对相关肌肉的刺激，起到牵正纠偏的作用，常用于周围性面瘫的治疗。如针对眼睑闭合不全，可在四白穴处使用滞提法，增加眼轮匝肌、颧肌的活动度，提高面神经兴奋性，使瘫痪面肌恢复肌力，促进眼睑闭合，从而缩短治疗周期。

（三）后遗症期治疗

面瘫常见后遗症包括联动症、面肌倒错和面肌痉挛。联动症是指当病人瞬目时即发生患侧上唇轻微颤动；示齿时，病侧眼睑不自主闭合，或闭目时病侧额肌收缩。面肌倒错是指原本偏向健侧的口角反牵向患侧，出现倒错现象。而进一步发展就会出现瘫痪侧肌肉挛缩、抽搐即所谓的面肌痉挛，现代研究证实面肌痉挛的发生是由于部分再生或错位再生的神经支配所引起的。面瘫后期出现倒错现象主要是由于病程久延，气血亏损，面部筋脉失于濡养，造成患侧面肌板滞挛缩，致使患侧口眼轮匝肌张力过高出现面部发紧，口角歪向患侧的现象。在治疗上首先选取颜面部在大脑皮层的投影部进行针刺治疗，予以经颅重复针刺刺激疗法，使针感穿过抗阻的颅骨，作用于大脑皮层颜面运动中枢。针灸对以上并发症的总体治疗方法是一致的，都采取针刺双侧头面部运动代表区结合远端取穴的方法，根据针灸的平衡理论，手法上采取补健侧颜面穴位的方法。

治疗原则：滋阴潜阳，疏通经络。

针刺取穴：双侧面部代表区、百会；健侧攒竹、瞳子髎、翳风、迎香、地仓；双侧合谷、外关、中渚、足三里、申脉、照海、太冲、蠡沟。

针刺操作：百会穴与面部代表区行经颅重复针刺刺激疗法，电针连接双侧面部代表区，采用密波治疗。健侧颜面部穴位及其余穴位行补法。

治疗特色：头针选用百会、面部代表区，该区为颜面部在大脑皮层的投影，可作用于颜面部皮层中枢，抑制面神经的兴奋性。针刺健侧翳风、迎香、地仓，调整面部经络气血，协调两侧肌力。手足三阳经上行于颜面部，治疗时选择手足三阳经远端穴位合谷、足三里，同时配蠡沟、照海、申脉等穴养血息风止痉，补虚扶正。

三、面瘫分期治疗的研究进展

孙远征教授在临床中注重总结经验，基于科研思维设计临床试验，发表多篇学术论文，并指导研究生完成多篇毕业论文，现将文献总结如下。

1. 急性期治疗方案的优势

研究者将60例急性期周围性面瘫患者随机分为治疗组和对照组。对照组选穴：百会、阳白、太阳、颧髎、四白、迎香、地仓、翳风、人中、颊车、承浆、合谷（健侧）。治疗组在对照组选穴基础上增加颜面运动代表区。治疗前后观察比较两组的H-B面神经分级量表。结果表明，针刺颜面运动代表区结合常规针刺治疗急性期周围性面瘫效果显著，能够提高治愈率，随着治疗时间延长，有效率显著增加。针刺面部代表区即运动区下2/5时，可产生生物电穿透颅骨到达皮层，作用于相应功能区，改善局部微循环及末梢神经的神经传递速度，使面神经损伤部位的营养充足，从而使面神经水肿消退、髓鞘修复。

2. 恢复期治疗方案的优势

临床研究选取恢复期面神经炎患者105例，随机分为对照组Ⅰ、对照组Ⅱ、治疗组（各35例）。对照组Ⅰ采用常规针刺法，取阳白、四白、太阳、下关、迎香、颧髎、颊车、地仓、翳风和健侧合谷。对照组Ⅱ采用针刺健侧面部代表区结合常规针刺。治疗组采用针刺双侧面部代表区结合常规针刺。三组均在针刺的同时采用电针治疗，四白与阳白一组，迎香与颧髎一组，翳风与地仓一组，施以疏密波，采用H–B面神经功能分级量表、Portmann评分量表、瞬目反射作为观察指标。结论示三组治疗方法均能明显改善恢复期面神经炎患者的面神经功能，缩短瞬目反射潜伏期波幅，针刺双侧面部代表区结合常规针刺法治疗恢复期面神经炎疗效确切，优于其他两种治疗方法。针刺双侧面部代表区可增强对面神经核的兴奋性，且能促进患侧面肌的恢复，发挥协同作用，提高治疗面神经炎的临床效果；从中医理论角度分析，人体经络左右交叉联系，全身相互连贯，在头部纵横循行，交叉成网。针刺双侧头针既可增加刺激量，又能更好地疏通经络气血，共同作用病所，故疗效更广泛、更有效。

3. 后遗症期治疗方案的优势

研究者设计随机对照试验纳入60例顽固性面瘫患者，对照组选取患侧阳白、太阳、四白、颧髎、颊车、地仓、翳风、合谷、牵正穴，配以足三里、气海穴进行治疗，采用常规针刺。治疗组在对照组的基础上加上患侧四白、阳白穴采用滞针提拉法。以阳白与四白为一组、地仓与翳风为一组进行通电，施以连续疏波。比较治疗前后H–B面神经功能分级量表电生理检查（颞支、颧支、颊支的潜伏期及波幅的变化）。结论表明，滞提针刺法治疗顽固性面瘫可以缩短患侧面神经颞支、颧支、颊支潜伏期，提高波幅，疗效优于常规针刺组，治疗本病效果稳定，后遗症的发生率小于常规针刺组。滞提针刺法是进针后的一种辅助手法，针刺入穴位得气后，用拇指食指转动针身，沿同一方向捻转针体数周，医者手下产生滞针感，说明针下肌肉的肌纤维已缠绕针身，此时出针会受阻力不能拔除，同时带动针下肌肉一起运动，从而产生提拉的效果。因此滞提法运用于阳白、四白穴可有效改善眼睑下垂和口角下垂的症状，促进表情肌的恢复，提高面神经兴奋性，进而加速血液循环和淋巴循环，改善面神经和局部肌肉的营养状况。

孙远征教授运用缪刺法治疗面肌痉挛，纳入60例面肌痉挛患者分为治疗组和对照组。对照组采取传统针刺治疗，眼肌痉挛者穴取患侧攒竹、瞳子髎、鱼腰，面颊、口角肌痉挛者穴取患侧颧髎、地仓、迎香。治疗组应用缪刺法治疗，穴位选取与对照组相同的健侧相应穴位。治疗前及每个疗程结束后分别采用Penn痉挛频率分级和Cohen痉挛强度分级对痉挛的程度进行评估，结论表明缪刺法可改善面肌痉挛发作频率、强度，降低复发率。"缪刺"为左病刺右，右病刺左，浅刺之能够调整阴阳，舒筋活络，缓解痉挛状态。

参考文献

［1］刘明生.中国特发性面神经麻痹诊治指南［J］.中华神经科杂志，2016，49（2）：84-86.

［2］杨万章.周围性面神经麻痹诊断、评价与分期分级治疗［J］.中西医结合心脑血管病杂志，2017，15（3）：257-263.

［3］刘明生.中国特发性面神经麻痹诊治指南［J］.中华神经科杂志，2016，49（2）：84-86.

［4］方美善，冯桂梅.周围性面神经麻痹针刺时机选择［J］.中国针灸，2001（7）：21-22.

［5］Tiemstra JD, Khatkhate N. Bell's palsy：diagnosis and management［J］.Am Fam Physician, 2007, 76（7）：997-1002.

［6］卫彦.基于正交试验设计的电针治疗周围性面瘫的疗效评价［D］.哈尔滨：黑龙江中医药大学，2011.

［7］刘彦麟.滞提针刺法治疗顽固性面瘫的临床疗效评价研究［D］.哈尔滨：黑龙江中医药大学，2019.

［8］武丹.双侧面部代表区针刺对急性期面神经炎患者的临床疗效观察［D］.哈尔滨：黑龙江中医药大学，2019.

（孙颖哲）

面瘫分期治疗医案

医案1　面瘫（急性期）

崔某，女，35岁，2022年6月15日就诊。

【主诉】

左侧口眼㖞斜1日。

【病史】

患者清晨起床后自觉左侧面部有拘紧感，耳后轻度疼痛，漱口时水从嘴角流出，患者未在意，中午发现嘴角向右歪斜，咀嚼食物时左侧齿颊部遗留食物残渣，为求治疗，遂来我院门诊。现患者左侧额纹消失，抬眉无力，眼裂变大，鼻唇沟变浅，示齿时嘴角偏向右侧，舌前2/3味觉正常，无头痛、肢体麻木、无力等症状。饮食尚可，二便正常，睡眠可。

【查体】

神清语利，瞬目运动（－），睫毛征（＋），舌淡苔薄白，脉浮紧。

【诊断】

中医诊断：面瘫－急性期（风寒侵袭证）
西医诊断：特发性面神经麻痹

【处方】

主穴：运动区下2/5、百会、阳白（患侧）、四白（患侧）、颧髎（患侧）、下关（患侧）、迎香（患侧）、地仓（患侧）、牵正（患侧）、翳风（患侧）；配穴：太冲（患侧）、外关（患侧）、中渚（患侧）、足三里（患侧）、合谷（健侧）。

基础治疗：抗病毒、糖皮质激素、营养神经药物常规治疗。

【操作】

患者仰卧位，局部皮肤常规消毒，双侧运动区下 2/5、百会，刺入帽状腱膜下后采用经颅重复针刺刺激疗法，以200转/分的速度快速捻转。阳白、四白、颧髎、下关、迎香、地仓、牵正浅刺，不进行手法操作，余穴常规针刺。右侧运动区下2/5与百会连接电针，采用连续波疏波（约2Hz），留针30分钟，每日1次，每周5次，以1周为一疗程。

【疗效观察】

综合治疗1个疗程后，患者口眼㖞斜症状未见加重，耳后疼痛感消失，面部表情肌力量开始恢复。之后采用恢复期方法（详见恢复期治疗方法）继续治疗3个疗程后痊愈。

【按语】

本案患者为感受外邪引起的面瘫，此时为发病急性期，故治疗时采用中西医结合的方式，以改善局部血液循环，减轻面神经水肿，缓解神经受压，促进神经修复为原则。西医学认为，特发性面神经炎急性期为茎乳孔面神经水肿受压、缺血，或病毒感染，自主神经功能不稳等所致局部血管痉挛引起面部表情肌瘫痪。故西医治疗时早期进行糖皮质激素干预以减轻面神经水肿，同时进行抗病毒及神经营养。中医学认为面瘫为正气不足，感受外邪所致，故治疗时选取百会调整一身之阳，助护正气。《素问·刺法论》云："正气存内，邪不可干。"疾病的进展即正邪交争的过程，固护正气，则邪祛病愈。因面部上1/3（眼区及额部）受双侧大脑皮层支配，故治疗本病时选取双侧颜面运动代表区。颜面运动代表区为头针运动区下2/5，是颜面部在大脑皮层的投影，针刺该部位可刺激大脑皮层运动神经元细胞，促进面神经修复。配合局部腧穴阳白、四白、颧髎、下关、迎香、地仓、牵正浅刺，不进行手法操作，避免对面神经的过度刺激。配颜面部循经远端取合谷、外关、中渚、足三里疏通阳明经气血，合谷、太冲以开四关，翳风通络祛风止痛。

（孙颖哲）

医案2　面瘫（恢复期）

赵某，男，40岁，2021年5月20日就诊。

【主诉】

右侧口眼㖞斜1个月。

【病史】

患者1个月前病毒性感冒后出现右侧耳后疼痛，1天后晨起自觉右侧面部有拘紧感，发现刷牙时嘴角漏水，鼓腮时漏气，咀嚼时右侧齿颊部易遗留食物残渣。到当地某县级医院就诊，诊断为右侧特发性面神经麻痹，给予常规抗病毒、营养神经、激素及脱水肿治疗。3天后患者症状加重，出现右侧眼睑闭合不全，右侧额纹消失、右侧鼻唇沟变浅、右侧舌前2/3味觉减退，并出现右侧听觉过敏。继续在该医院治疗，先后采用艾灸、穴位贴敷及口服中药（具体药物不详）等方法治疗，味觉恢复，其余症状均有所缓解。为求中医针灸治疗，来我院就诊，现患者口眼㖞斜，右侧眼睑闭合不全、闭目露睛，右眼干涩，饮食欠佳，二便正常，睡眠佳。

【查体】

瞬目运动（＋），睫毛征（＋），舌淡苔薄白，脉沉细。

【辅助检查】

颜面部肌电图检查示：右侧面神经潜伏期延长，波幅降低。

【诊断】

中医诊断：面瘫–恢复期（气血亏虚证）

西医诊断：特发性面神经麻痹

【处方】

主穴：运动区下2/5、百会、阳白（患侧）、四白（患侧）、下关（患侧）、迎香（患侧）、地仓（患侧）、牵正（患侧）、翳风（患侧）。

配穴：太冲（患侧）、合谷（患侧）、外关（患侧）、中渚（患侧）、足三里（患侧）。

【操作】

患者仰卧位，常规消毒，针刺双侧运动区下 2/5、百会至帽状腱膜下，采用经颅重复针刺刺激疗法，以200转/分以上的速度快速捻转，阳白、四白穴平刺后采用滞提法，进针后单方向捻转针体使肌纤维缠绕针体形成滞针，向上牵拉3~5次，使眼轮匝肌及面部肌肉得到上提。余穴常规针刺，行平补平泻法。电针采用疏波（2Hz），连接百会与左侧运动区下2/5、阳白与四白、翳风与地仓，刺激强度以颜面肌肉轻度跳动为宜。留针30分钟，每日1次，每周5次，以1周为一疗程。

【疗效观察】

患者针刺治疗1个疗程后，右侧颜面部肌肉力量有所恢复，额纹显现，鼻唇沟深度增加，口角可轻度上抬。继续针刺4个疗程后，眼睑轻度闭合不全、听觉过敏症状明显好转，面部肌肉可自主运动，但力量差。针刺6个疗程后，痊愈。

【按语】

特发性面神经麻痹又称为"口僻""口眼㖞斜"等。西医学称之为特发性面神经麻痹，是由于茎乳孔内面神经急性非特异性炎症所致的周围性面瘫。面瘫起病较急，多数患者在数小时或数天内达到高峰。本案患者因邪客面部经络，气血运行不畅，肌肉失养发为本病。因面部上1/3（眼区及额部）受双侧大脑皮层支配，故治疗本病时选取双侧颜面运动代表区。颜面运动代表区为头针运动区下2/5，是颜面部在大脑皮层的投影，针刺该部位可刺激大脑皮层运动神经元细胞，促进面神经修复。针对患者眼区及额区症状，针刺该区域腧穴后采用滞提法，增加对局部肌肉的刺激量，并给予肌肉被动运动以促进经气感传，有利于表情肌力量的恢复。余穴常规针刺，因患者病情日久，气血受损，加百会、足三里以扶助正气。诸穴合用达补益气血、疏通经络、活血舒筋之效。

（孙颖哲）

医案3　面肌痉挛（后遗症期）

李某，女，40岁，2022年3月7日就诊。

【主诉】

左侧颜面部不自主抽搐1个月，加重2日。

【病史】

患者半年前感受风邪出现左侧额纹消失，眼睑闭合不全，鼻唇沟变浅等症状，耳后有压痛感，未见疱疹、进食夹食，到当地医院诊断为特发性面神经麻痹，行综合治疗（口服药物、静脉注射及理疗）1个月，症状有所减轻，仍口眼㖞斜。后又到多家私人诊所经药物贴敷、针刺治疗5个月未见明显好转，1个月前患者左侧脸颊肌肉出现不自主频繁抽动，后到当地医馆按摩后痉挛有轻度缓解，2天前因情绪激动，面部痉挛抽动加重。为求系统治疗，今来我院就诊，现患者左侧面部肌肉不自主抽搐，伴拘急不适感，左侧额纹、鼻唇沟较右侧深，伴气短乏力，情绪急躁。饮食欠佳，睡眠质量尚可。月经先后不定期，量少色淡。纳差，大便略溏。

【查体】

面部肌肉拘紧，舌淡，苔薄白，脉细弱。

【诊断】

中医诊断：面风（血虚风动证）

西医诊断：面肌痉挛

【处方】

主穴：百会、运动区下2/5、攒竹（健侧）、瞳子髎（健侧）、翳风（健侧）、迎香（健侧）、地仓（健侧）。

配穴：合谷、外关、中渚、足三里、蠡沟、三阴交、申脉、照海、太冲、血海。

【操作】

患者取仰卧位，皮肤常规消毒，针刺百会、双侧运动区下2/5至帽状腱膜下，采用经颅重复针刺刺激疗法，以200转/分以上的速度快速捻转。留针30分钟，每10分钟捻转1次。足三里、照海、三阴交用补法，申脉、太冲、翳风用泻法，余穴平补平泻。电针采用连续波密波（100Hz），连接双侧运动区下2/5。留针30分钟，每日1次，每周5次，以1周为一疗程。

【疗效观察】

依上法针刺治疗1个疗程后，患者自述左侧面部肌肉跳动频率减少，面部拘紧感减轻，继续针刺3个疗程后，面部拘紧不适感消失，面部肌肉跳动次数减少至每天10次左右，继续针刺2个疗程后，痉挛消失，患者继续巩固治疗1个疗程后痊愈。

【按语】

面瘫后遗症期出现的面肌痉挛也称为面瘫后遗症，多是由于面瘫日久未痊愈，病情迁延，面神经部分再生或错位再生的神经支配所引起的肌肉挛缩、抽搐。本病尚属于中医学的"面风""筋惕肉瞤"范畴。本案患者素体脾胃虚弱，患病日久气血生化不足，肝木失养，动则生风，发为本病。故治疗以补益气血、息风止痉为原则。头针选用百会、颜面运动代表区，该区为颜面部在大脑皮层的投影，作用于颜面部皮层中枢，抑制面神经的兴奋性。采取缪刺法不针刺患侧而选择针刺健侧攒竹、瞳子髎、翳风、迎香、地仓穴，可调整经络气血，协调两侧肌力。手足三阳经上行于颜面部，治疗时选择手足三阳经远端穴位合谷、足三里既可疏利面部经气，又可补虚扶正，同时配蠡沟、照海、申脉及血海等穴养血息风止痉。

（孙颖哲）

第四章 面瘫的分期治疗

163

医案4　面肌倒错（后遗症期）

陈某，女，36岁，2022年7月20日就诊。

【主诉】

右侧颜面部拘紧不适2周。

【病史】

患者半年前无明显诱因出现右侧额纹消失，眼裂变宽，眼睑闭合不全，右侧鼻唇沟变浅，示齿口角歪向左侧。到当地医院就诊，诊断为特发性面神经麻痹，经常规激素、抗病毒、营养神经类药物治疗2周，后转到某中医院采用针灸、药物贴敷及按摩等手段治疗，症状明显好转。2周前患者出现右侧面部拘紧不适，咀嚼食物时伴右眼不自主流泪，为求中医治疗今来我院。现患者右侧面部拘紧不适，右侧眼裂缩小，面肌板滞，右侧鼻唇沟变深，示齿时嘴角轻度歪向右侧。饮食及二便正常，睡眠质量佳。

【查体】

右侧面部肌肉拘紧，瞬目运动（＋），睫毛征（－），舌红，苔薄白，脉细弱。

【诊断】

中医诊断：口僻（气血亏虚证）

西医诊断：面肌倒错

【处方】

主穴：百会、双侧运动区下2/5、攒竹（健侧）、瞳子髎（健侧）、翳风（健侧）、迎香（健侧）、地仓（健侧）。

配穴：合谷（患侧）、外关（患侧）、中渚（患侧）、足三里（患侧）、蠡沟（患侧）、太冲（患侧）、申脉（患侧）、照海（患侧）。

【操作】

患者仰卧位，皮肤常规消毒，针刺百会、双侧运动区下2/5至帽状腱膜下，采用经颅重复针刺刺激疗法。留针30分钟，每10分钟捻转1次。申脉、太冲、翳风、外关、中渚泻法，余穴用补法。电针采用连续波密波（100Hz），连接双侧运动区下2/5。留针30分钟，每日1次，每周5次，以1周为一疗程。

【疗效观察】

针刺治疗1个疗程后，患者自觉患侧面部拘紧感减轻，鼻唇沟略有变浅，咀嚼时右眼流泪症状明显减轻。针刺治疗3个疗程后，示齿嘴角基本居中，右侧眼裂有所增加，双侧鼻唇沟基本对称，继续针刺5个疗程后患者痊愈。

【按语】

中医学认为，面瘫后遗症期出现的面肌倒错是由于面瘫日久，病情迁延不愈，气血不足，患侧面部筋脉失于濡养，经气不利，致使原本偏向健侧的肌肉被反牵向患侧，出现倒错现象。对于面瘫后遗症期出现的面肌倒错，首先针刺颜面部在大脑皮层的投影部位，予以经颅重复针刺刺激疗法，使针感作用于大脑皮层颜面运动中枢，改善面部症状。本案患者面瘫半年之久，长期迁延不愈引起右侧面部肌肉肌张力增高，面部表情肌被牵往右侧，出现右侧眼裂缩小、鼻唇沟变深等症状。故不针刺右侧面部肌肉，以免进一步增加右侧肌张力，针刺对侧颜面部穴位，调整经络气血，协调两侧肌力。此外，"经络所过，主治所及"，选取右侧阳明经、少阳经的瞳子髎、合谷、内庭、外关、中渚穴。又因患者病情日久，气血不足，故针刺足三里。此外，面瘫后面肌倒错伴发的面部拘紧不适感当属少阳、阳明经筋纵缓不收，肝者主筋，取肝经原穴太冲、络穴蠡沟，配申脉、照海穴，调整阴阳平衡，降低肌张力。诸穴合用可平衡经络，调整气血，解痉缓急。

（孙颖哲）

医案5　面肌联动（后遗症）

张某，女，19岁，2022年10月28日就诊。

【主诉】

右侧颜面运动不利3个月，口角联动2周。

【病史】

患者3个月前因感受风寒，出现右侧颜面运动不利，曾前往当地多家中医诊所采用多种方法治疗（膏药、针灸、芒针、拔罐等），治疗后患者额纹基本对称，眼睑基本完全闭合，遗留噘鼻困难，口角下垂，右侧鼻唇沟偏深，2周前患者发现闭目时右侧口角上扬，前往当地诊所针灸，症状加重，为求中医针灸治疗遂至我诊室。现患者面色晦暗，右侧口角下垂，闭眼时右侧口角联动。饮食尚可，二便正常，睡眠欠佳。

【查体】

右侧面部肌肉拘紧，瞬目运动（－），睫毛征（－），舌紫暗，苔薄白，脉细涩。

【诊断】

中医诊断：口僻（气虚血瘀证）

西医诊断：面肌联动

【处方】

主穴：百会、运动区下2/5、瞳子髎（健侧）、四白（健侧）、迎香（健侧）、地仓（健侧）、承浆（健侧）、翳风（健侧）、下关（健侧）。

配穴：合谷（患侧）、外关（患侧）、中渚（患侧）、足三里（患侧）、蠡沟（患侧）、太冲（患侧）、内庭（患侧）、申脉（患侧）、照海（患侧）。

【操作】

患者仰卧位，皮肤常规消毒，针刺百会、双侧运动区下2/5至帽状腱膜下，采用经颅重复针刺刺激疗法，以200转/分以上的速度快速捻转，使针感通过高阻抗的颅骨作用到大脑皮层。留针30分钟，每10分钟捻转1次。翳风、外关、中渚、申脉、太冲用泻法，合谷、足三里、照海用补法，余穴常规针刺。电针采用连续波密波（100Hz），连接双侧运动区下2/5。留针30分钟，每日1次，每周5次，以1周为一疗程。

【疗效观察】

针刺治疗1个疗程后，患者自觉患侧面部拘紧感减轻，鼻唇沟略有变浅，闭目时患侧嘴角联动症状有所减轻。针刺治疗3个疗程后，患侧面部拘紧感消失，闭目时患侧嘴角联动症状基本消失，双侧鼻唇沟基本对称，继续针刺4个疗程后患者痊愈。

【按语】

本案患者因邪客面部经络，气血运行不畅，经筋失养，终致面瘫，又病情迁延不愈，气血不足，患侧面部筋脉失于濡养，口角肌力不足而连带眼肌协同运动。对于面瘫后遗症期出现的面肌联动，首先针刺颜面部在大脑皮层的投影部位，予以经颅重复针刺刺激疗法，使针感作用于大脑皮层颜面运动中枢，改善面部症状。本案患者面瘫日久，气血亏虚，口角力量不足，颊肌和眼轮匝肌肌力过高，闭目时眼轮匝肌被牵拉上提出现联动现象，因此不针刺右侧面部肌肉，以免进一步增加右侧肌张力，而是采用缪刺法，"病在左而刺之右"，针刺对侧颜面部穴位，调整经络气血，协调两侧肌力。此外，"经络所过，主治所及"，选取患侧阳明经、少阳经的合谷、内庭、外关、中渚等穴。又因患者病情日久，气血不足，故针刺足三里。此外，面部拘紧不适感为少阳、阳明经筋纵缓不收，肝者主筋，取肝经原穴太冲、络穴蠡沟，配申脉、照海穴，调整阴阳平衡，降低肌张力。诸穴合用可平衡经络，调整气血，解痉缓急。

（孙颖哲）

第五章
中风病并发症的针对性治疗

一、中风病并发症针对性治疗方案的形成

（一）中风病并发症的病因病机

中风病是以猝然昏仆、不省人事、口舌㖞斜、言语不利、半身不遂，或不经昏仆仅以口舌㖞斜、言语不利、半身不遂为主症的病证。西医学又称为脑卒中，是一种以局灶性神经功能缺损为特点的急性脑血管疾病，具有发病率高、致残率高、死亡率高、复发率高和经济负担高的"五高"特点，常伴随多种并发症，严重威胁人体生命健康。中风后大脑信息传导失常，在运动、感觉、认知、情感等多方面出现功能异常，如肩手综合征、认知功能障碍、抑郁、吞咽障碍等。中风后患者的生活及工作能力存在不同程度的丧失，直接降低患者的生活质量，加重患者及家属的精神负担，也给家庭及社会带来沉重的经济负担。早期识别，早期治疗，有助于患者各项功能恢复，有效改善预后。

1. 中医对中风病并发症病因病机的认识

对于中风病的认识可上溯至先秦时期，《内经》中首论风邪与中风的关系。如《素问·风论》云："风之伤人也，或为虚热，或为热中……或为偏枯。"又有《灵枢·刺节真邪》云："虚邪偏客于身半，其入深，内居营卫，营卫稍衰，则真气去，邪气独留，发为偏枯。"

认为风邪引触，内虚邪中，则发为中风。此外，还指出素体亏虚、情志失调、饮食所伤、劳逸过度等因素与中风的发生密切相关。至唐宋时期，中风病的病因学说仍以"外风"理论为主流，继承和完善了"外风致中，内虚邪中"理论。直至金元时期开始"内风"立论逐渐突出，相继提出风、火、痰、虚、瘀等病理因素。目前，中医学认为中风多属本虚标实，其病位在脑，与心、肝、脾、肾密切相关，由于脏腑功能失调、气血阴阳亏虚，经年老体衰、情志所伤、饮食不节、劳倦内伤等因素诱发，致使肝风内动、风火相煽，痰浊、瘀血内生，随风阳上扰清窍，气血逆乱、上冲于脑而发为中风。以阴阳失调、气血逆乱、上犯于脑为中风基本病机，并责之于风（外风、肝风）、火（肝火、心火）、痰（风痰、湿痰）、气（气逆）、虚（阴虚、气虚）、瘀（血瘀）六端。

中风后脏腑功能失调，气血阴阳虚损加重，痰浊、血瘀胶结，气机不利，血行不畅，以此为基，影响不同的脏腑经络功能而诱发中风后的多种并发症。若累于脑髓，脑络壅滞，虚、痰、瘀三者交阻，气血精气不能上输于脑，脑髓失养，神机失用，则出现记忆力下降、反应迟钝、思维能力降低等认知功能障碍表现。若累于肠腹，肝肾阴精亏损，阴虚阳亢，肝火上逆犯肺，损及大肠，肠腹之气不通，则生便秘；或脾胃虚损，痰湿内盛，壅滞肠道，大便秘结难下；或阴损及阳，阳虚体弱，阴寒凝结，肠腹秘而不通。若累于经络，气滞血瘀，瘀阻脉道，痰凝经络，局部经络、经筋闭阻，可出现患肢肿胀、肌肉关节疼痛、活动不利等表现，继发肩手综合征等病症；或如《类证治裁》所云："舌为心、脾、肝、肾四经所系，邪中其经，则痰涎闭其脉道，舌机不掉"。风、火、痰、瘀阻滞经脉，心、肝、脾、肾四脏之经失于濡养，其循行所过口、舌、咽喉三部失司，出现吞咽困难等症。此外，情志因素无论在中风的发生、转归、预后中均有着重要作用。"人有五脏化五气，以生喜怒悲忧恐"，五脏之精是化生七情的物质基础，中风后患者心、肝、肾等脏腑功能失调，精气亏虚，神明失养，或痰瘀互结，肝失条达，气机郁滞，忧思不解，则忧郁不畅、情绪不宁、精神不振、心境低落，进而发展为抑郁。

2. 西医学对中风病并发症病因病机的认识

西医学研究发现，卒中后局部脑组织及神经元损伤，脑白质神经纤维轴索变性、髓鞘脱失，损害神经记忆网络连接或认知功能相关结构域，从而发展成认知功能障碍；再者脑神经退行性变也是中风后认知功能障碍的重要机制之一。卒中后自主神经功能减退，消化道自动节律性受到破坏，肠道协调蠕动减弱；脑组织缺氧时，抑制性神经递质的合成与释放增加，影响结肠的收缩运动；加之长期卧床，胃肠消化功能减弱，从而引发中风后便秘的发生。中风后肩手综合征的发病机制可能与神经源性损伤、交感神经系统功能障碍等因素相关，交感神经异常，血管舒缩功能失常，局部组织营养障碍，出现患侧肩手痛觉异常、浮肿、运动能力降低等症状。中风后吞咽障碍主要与大脑皮层和皮层下结构损伤有关，优势半球大脑皮层受损，咽部肌群运动平衡被打破，故而出现吞咽困难的症状。5-羟色胺（5-hydroxytryptamine，5-HT）、多巴胺等单胺类神经递质参与效应细胞间的神经传递，神经递质的水平降低与中风后抑郁的发生密切相关；脑卒中应激状态下，中枢神经系统中胶质细胞产生的炎性细胞因子增多，使额叶外侧皮质、基底节等部位的5-HT损耗，从而引发抑郁。下丘脑-垂体-肾上腺轴的异常激活，影响人体情绪、行为及神经系统内环境稳态，也是中风后抑郁可能的发病机制之一。

（二）中风病并发症的治疗现状

目前，中风病并发症的治疗呈现出多途径、多方法、综合系统性治疗趋势，临床常见治疗手段包括药物治疗、康复治疗、针灸治疗等。其中，针灸治疗作为一项传统康复治疗手段在中风及其并发症的治疗中发挥着重要作用，在中风后运动障碍、感觉障碍、认知功能障碍、吞咽功能障碍、抑郁等多种并发症的治疗中收效良好。一方面，针刺基于中医脏腑经络辨证思想，从整体上调节人体脏腑经络气血，达到阴平阳秘，五脏和调，促进组织、器官功能恢复之效。另一方面，相关机制研究表明，针刺可促进神经的修复与再生，调节神经递质活动，减少由于缺血缺氧状态下谷氨酸异常积聚以及受体过度激活引发的神经损伤；改善脑组织血流循环，促进损伤区的微血管系统重建，抑制小胶质细胞的激活及炎症因子的释放，从多方面发挥脑保护作用。此外，针刺的特殊外周感觉传入模式调整了神经反射回路中神经元的兴奋性，使大脑皮层实现功能的重组与补偿。近年，基于功能性磁共振成像技术（functional magnetic resonanceimaging，fMRI）从脑功能活动与网络连接的角度对针刺治疗脑卒中的作用机制进行深入探讨，研究提示针刺通过调控大脑复合网络系统，以默认网络为中转站，在左侧额顶网络和感觉运动网络之间进行信息转换，整合有效的大脑连接网络，或激发额叶脑区和默认网络区域的结构性重组，为卒中后肢体运动、认知等功能恢复的潜在机制。此外，皮质脊髓束是由大脑皮层发出的主要运动传导束，直接或间接与脊髓运动神经元联接，是沟通大脑和脊髓、支配人体随意运动的重要神经传导通路。脑卒中患者皮质脊髓束受影响的程度与运动功能损伤及恢复程度密切相关。针刺可通过延缓华勒变性，修护患侧皮质脊髓束，改变健侧结构及延伸功能发挥代偿作用，重建传导通路等多途径以促进运动功能的恢复。

针灸在中风病并发症的治疗中表现出多方面优势：

（1）基于经络腧穴辨证的理论特色优势。经络腧穴是中医理论体系中的重要组成部分。《灵枢·海论》曰："夫十二经脉者，内属于腑脏，外络于支节。"《素问·调经论》曰："五脏之道皆出于经髓，以行其气血，血气不和，百病乃变化而成。"表明经络是联系人体内外、沟通脏腑、协调气血阴阳、调整机体功能的通道，是疾病传变及反映病症的途径；腧穴是脏腑之气输注、聚集的部位，是人体上用以治疗疾病的特殊的点。以经络腧穴与脏腑理论为指导的经络辨证是针灸临证思维的重要体现，是对生命、疾病互相联系的动态认识。经络辨证可具化为两种归经形式——辨位归经与辨证归经。《洞天奥旨》曰："内有经络，外有部位，部位者，经络之外应也。"即人体各部位功能变化为经络气血运行情况外在表现，故根据病变部位内循其所属经络，取所归经脉腧穴调整经络气血以形之诸外，此即辨位归经的临证应用。辨证归经则是以临床证候为依据来辨经络，如中风后二便障碍，为膀胱气化失司，大肠传导失调所致，故治疗取膀胱经、大肠经腧穴以调整两经经气，使膀胱开合有度，大肠传导如常，则二便自利。

（2）疗法灵活，适用广泛。其一，可以选择毫针针刺、电针、皮肤针、刺血疗法等多种针刺形式。如对中风后手指拘挛性瘫痪患者采用刺络放血法，头针采用电针治疗等，多种针刺形式又可结合应用，以充分发挥治疗作用。其二，循经远取动法、原络通经法、透刺法、调神法等多种针法可用于中风病并发症的治疗。其三，针灸治疗可贯穿于中风病并发症的预防、康复等多个环节，即"未病先防，既病防变"思想的合理运用。

（3）疗效肯定，安全，极少出现不良反应。中风及中风后并发症的针灸治疗临床效果已被广泛认可，是世界卫生组织向全球推荐采用针灸疗法的优势病种之一。大量研究表明，针刺可以促进卒中后脑神经的修复与再生，抑制脑组织炎症损伤，调节离子通道等，以改善中风后所表现出的运动、感觉、情绪等功能的损伤。安全性评估研究显示，针灸治疗中风及并发症较少出现晕针、滞针现象，不良反应少，安全性较好。

（4）"未病先防、既病防变、愈后防复"的预防性优势。"治未病"思想是中医思想理论的重要组成，其主要包括"未病先防""既病防变""愈后防复"三个方面。有研究发现，针刺介入时机可影响脑梗死肢体功能障碍的恢复，早期介入针刺对中风早期康复具有重要作用，这可能与增加脑部缺血组织血供、促进缺血引起的神经功能缺损恢复等作用有关，进而降低中风后瘫痪和并发症的发生，提高患者生活质量。以中风后抑郁为例，对针刺早期干预脑卒中患者的中风后抑郁发病情况进行观察发现，早期针刺的介入可降低汉密尔顿抑郁量表（Hamilton Depression Scale，HAMD）的评分，减少中风后抑郁的发生，充分体现了"既病防变"的中医思想。这也是针灸应用于中风治疗不容忽视的预防性优势。

（三）孙远征教授中风病并发症针对性治疗学术思想

1. 溯本求源，通脑调神

孙远征教授认为治病当求其本，审其病因、病机、病位，明其组织结构、生理功能、病理变化，察其症状、体征及心理，得以运用适宜之法，达标本兼治之效。中风之病根因于脑而变化多端，故治疗应以脑为要，通脑之功能，调脑之神识。"头为诸阳之会"，"五脏六腑之精气皆上注于头"。孙远征教授认为头部发盖区为脑之外应的重要部分，并以经络、脏腑、神等中医理论为依据，结合大脑皮层功能定位区及特定针刺手法作为头针取穴与施术之法；通过针刺头部腧穴，加强经脉之间的联系，调整阴阳平衡，疏通脑部气血，调节大脑皮质机能，提高神经冲动敏感性，进而缓解因中风引起的功能障碍。大脑皮层功能定位最早由德国神经解剖学家Korbinian Brodmann根据不同脑区细胞形态、密度、结构及层次等的不同对脑组织进行了区域划分，共分为52区，其中人类大脑被赋予编号的脑区共计47区，即Brodmann分区。随着研究的深入，脑区间功能连接与执行特点逐步被发现，基于此将大脑皮层所分47个脑区简化为皮质运动区、皮质一般感觉区、额叶联合区、视觉皮质区等19个脑区。针刺脑区分布区域内经络循行所过腧穴，如前神聪透悬厘、通天透络却等，施以快速小幅度重复刺激捻转约200转/分以上，刺激相应大脑皮层，以调整损伤后的大脑功能。其次，"脑为元神之府"，府损则神伤，而神是主宰人的整个生命活动和感知外界事物，调控机体一切运动变化和精神活动的重要物质基础。神无所依，则气血阴阳失衡，精神失司，故治疗中风及其并发症时应注重调神之法，在中风后抑郁、认知功能障碍等并发症中，调神法的应用显得尤为重要，与西医学生物–心理–社会医学模式不谋而合。

2. 环颈通经，解语复咽

《灵枢·经别》载："足太阳之正……从膂上出于项，复属于太阳；足少阳之正……以上挟咽，出颐颔中，散于面。"十二经别均直接或间接循行到颈项、咽喉等部。此外，《奇经八脉考》曰："阳维起于诸阳之会……上循耳后，会手足少阳于风池；阴维起于诸阴之交……上胸膈挟咽，与任脉会于天突、廉泉。"可见项部为经络循行分布中的重要部位，其中足少阳经、足太阳经及任脉分属项部前后，又沟通咽喉，以风池、完骨、天柱、廉泉等穴为代表性腧穴。孙远征教授在临床治疗中风后言语障碍及吞咽障碍时常应用风池、完骨、天柱、廉泉、金津、玉液等穴，以促进颈项部经络气血运行，调节舌体运动，达到解语复咽之效。

3.循经取穴，拮抗止痉

在体针的选取上，孙远征教授善用循经远取动法，注重针刺刺激量的调节。如中风后肩手综合征，根据疼痛部位辨经分型，据经取穴，以动为要，有效缓解患者肩、腕关节的疼痛及活动受限。此外，中风患者的肢体瘫痪可分为肌张力低的弛缓性瘫和肌张力高的痉挛性瘫两种，部分患者并非单一类型的瘫痪，故不应以一种针刺方案贯穿患者的全期治疗，针刺刺激量应根据患者实际情况而调节。如痉挛性瘫痪时，常选取拮抗部位腧穴，予以轻刺浅刺，减少电针的连接；足内翻时，则以电针刺激小腿部神经肌肉，增强小腿外侧肌肉以对抗小腿内侧肌肉的收缩，使内外侧肌肉趋于平衡，达到改善足内翻的目的。

4.诸法合用，相得益彰

以上诸法不是独立存在的，而是相辅相成，相互联系促进的。头针与体针合用，激发经气，促进脑部血液循环，改善脑卒中患者由于高位神经元功能受损在最大随意收缩时运动单位募集能力下降，而在轻负荷运动时运动单位募集能力过度所引发的肌张力及运动模式异常。既发挥对大脑皮层中枢神经系统的调节作用，又促进外周神经系统的反馈与恢复。取穴远近相配，兼顾循经远端取穴"经脉所过，主治所及"之功与局部取穴"腧穴所在，主治所在"之效，通过建立四肢与头面躯干的联系，发挥经络"内联脏腑，外络肢节，沟通全身"的作用。原络通经针法激发十二正经经脉气血，联通内外，调整阴阳平衡，调神益智；调神法则从心、脑、神三方面出发，调节异常的神志活动；两法灵活，通过脏腑、神识、经络改善中风后认知及情志相关障碍。故在治疗中风及其并发症时，孙远征教授以症状、体征为基，以患者病情变化为度，辨经取穴，针对取法，多法合用，以得良效。

二、孙远征教授治疗中风病并发症经验的临床应用

中风病是我国北方地区常见病之一，临床表现复杂，恢复周期长，常伴有多种并发症。孙远征教授结合40余年临床经验，主张中风病及并发症康复治疗的早期应用，并以针灸治疗为主要介入手段，形成了因病制宜、多法合用、一法多用、衷中参西的诊疗经验，可有效促进中风病及并发症的恢复。以下述中风病并发症为例，介绍孙远征教授的临床诊疗思路。

1. 中风后肩手综合征

肩手综合征，又称反射性交感神经营养不良，是一种临床常见的脑卒中后并发症，主要表现为患侧肩、手、腕部关节疼痛、肿胀、活动受限，甚至出现皮肤和肌肉萎缩，上肢功能及体位转化受限，严重影响患者生活质量及心理健康，常发生于脑卒中后1~3个月内。根据临床表现，肩手综合征可分为3期。Ⅰ期：表现为肩部、手部活动不利和疼痛，患侧手部肿胀，伴皮肤潮红、发热等，被动屈曲时疼痛明显，此期一般持续3~6个月；Ⅱ期：表现为肩部、手部肌肉萎缩，手指运动受限加重，疼痛减轻，肤色改变和肿胀减轻或完全消失，此期一般持续时间为3~6个月；Ⅲ期：表现为肩部和手臂部分的肌肉萎缩明显，关节挛缩，运动功能永久性丧失，影像学可见骨质疏松改变。早期进行干预治疗，可有效控制肩手综合征的发展进程，促进肩、手功能恢复，降低肩、上肢、手指等永久性畸形的发生。

孙远征教授在肩手综合征的治疗上主张：①以经络辨证为纲，根据疼痛部位所属经络，将肩手综合征分为以肩前穴部位疼痛为主的手太阴经型，以肩髃穴部位疼痛为主的手阳明经型，以肩髎穴部位疼痛为主的手少阳经型，以臑俞穴部位疼痛为主的手太阳经型，以及兼见2个部位以上疼痛的混合型。②循经远取腧穴，即手太阴经型取鱼际穴，手阳明经型取合谷穴，手少阳经型取中渚穴，手太阳经型取后溪穴，混合型则根据经脉循行混合取穴。③"动"以疏通经络气血，于循经远端腧穴处针刺并行小幅度提插捻转1~2分钟后，嘱患者带针被动活动患侧上肢，使患者在能承受范围内进行肩关节的展收、旋内、

旋外、前屈、后伸运动10~20分钟。以上三点合而治之，即循经远取动法在卒中后肩手综合征治疗中的详细应用。循经远取动法是孙远征教授在临床治疗中应用的重要针法之一，该法以明辨经络为前提，"以经取穴"，通过对疼痛部位所属经络的辨析，选取本经腧穴或同名经、表里经腧穴，常取四肢手足部的特定穴；以"动"为要点，将针刺与主动或者被动运动相结合，活动范围以患者承受能力为度；再以运动时机为关键，强调针刺与运动的同时进行，动静结合，增强针感，疏通经络，在痛症的治疗上收获显著疗效。

2. 中风后认知功能障碍

中风后认知功能障碍是指在卒中事件后出现并持续到6个月时仍存在的以认知损害为特征的临床综合征。临床表现为一种或多种认知域损害，主要有记忆障碍，失语、失用、失认，执行和理解判断能力受损等。按照认知受损的严重程度，可分为卒中后认知障碍非痴呆和卒中后痴呆。从病理上也可以分为血管性、退变性及混合性认知障碍。中风后认知功能障碍的发生降低了患者的日常生活能力，同时使其无法配合治疗，严重影响卒中后功能恢复，给患者身心造成极大的痛苦，增加社会及家庭负担。临床实践表明，早期筛查、预测发生风险、识别高危人群、实施早期干预，对改善中风后认知功能障碍预后具有重要意义。有研究发现，中风后认知功能障碍的发生与脑区间有效连接水平降低有关，其中默认模式网络、额叶–顶叶网络协同作用减少，使信息整合功能下降，是导致认知功能下降的原因之一。

孙远征教授认为本病病位在脑，病机责之于心、肝、脾、肾脏腑功能失调，故治疗中风后认知功能障碍主张以中医整体观念为指导，从脏腑辨证出发，督脉百会通经以调智。即采用孙远征教授所提出的原络通经针法，在传统原络配穴理论基础上增加督脉百会穴，以原气经过和留止之原穴，和内调外，反映脏腑及十二经脉的病变，以络穴沟通机体内外，既可治本经脏腑所生病，亦可治表里经所生病；加之督脉交通阴阳，调整经气，可达补虚泻实、醒脑益智之效。故选取肝经之原穴太冲、心经之原穴神门、脾经之原穴太白配胃经之络穴丰隆、肾经之原穴太溪配膀胱经之络穴飞扬、阳经与督脉之交会穴百会等腧穴，原络穴相配，百会穴贯通，调整阴阳，协调脏腑，通经调智，以改善中风后认知功能障碍。

3. 中风后抑郁

中风后抑郁是继发于脑卒中后，以情绪低落、兴趣减退、淡漠迟钝、主动性差等为主要表现的一种情感障碍，常伴有如食欲减退、疲乏无力、失眠健忘等多种躯体化症状，甚者可出现幻想、妄想、自杀等心理倾向及行为。流行病学研究显示，抑郁在脑卒中后5年内发生率为31%，脑卒中病程早期及后期的发生率较高，一般在脑卒中后6个月至2年最为严重，对患者的精神情感与肢体功能及认知功能恢复造成双重伤害，增加社会和家庭负担。其发病机制尚无定论，研究较为广泛的是神经生物学机制，包括单胺类神经递质学说、神经营养因子学说、炎性反应学说、下丘脑-垂体-肾上腺轴失调学说、脑-肠轴失衡学说等；基于影像学发现脑损伤部位、脑网络连接等与中风后抑郁的发生相关，脑卒中后脑局部功能损伤，促进代偿性脑神经网络功能重构的发生，情感相关网络受特异性重构影响而功能失常，进而出现临床抑郁症状；再者为心理因素作用，患者因卒中后出现心态失衡，可加速中风后抑郁的发展。

孙远征教授在卒中后抑郁的诊疗上主张：①重视筛查，早防早治。利用抑郁量表法（如汉密顿抑郁量表）、临床症状观察（如患者有明显心情低落，并至少具备下列症状中的4项：a. 兴趣丧失，无愉快感；b. 精力减退或疲乏感；c. 精神运动性迟滞或激越；d. 自我评价过低、自责或有内疚感；e. 联想困难或自觉思考能力下降；f. 反复出现轻生的念头或有自杀、自伤行为；g. 睡眠障碍，如失眠、早醒或睡眠过多；h. 食欲降低或体质量明显减轻；i. 性欲减退。症状持续2周以上，排除功能性精神障碍、功能性抑郁症或精神活性物质及成瘾物质所致的精神障碍）等对患者进行及时的心理功能评定，早发现，早治疗，改善患者抑郁情绪。②原络同调，和脏安神。原络通经针法不仅适用于中风后认知功能障碍，也适用于情志类疾病的治疗。孙远征教授认为，中风后出现的焦虑或抑郁与脏腑功能失和、阴阳失调相关，常涉及肝、心、脾、肾等脏腑，故以肝、心、脾、肾经之原穴配以胆、小肠、胃、膀胱经之络穴，及诸阳之会百会穴，调动经脉气血，和调诸脏，使中风病患者的焦虑、抑郁情绪得以缓解。③调脑 - 调心 - 调神，怡情益智。孙远征教授在治疗情志类疾病时主张心、脑、神同调，强调"神"在针刺治疗中的重要作用，将"醒神""治神""调神""守神"思想贯穿于针刺选穴及操作中。选取百会、神庭、本神穴以调脑神，内关、神门穴以调心神；加之经颅重复针刺刺激疗法，增强针刺感传刺激，使产生的刺激透过高阻抗颅骨作用于大脑皮层相应脑区，从而改善该区域的功能，最大限度发挥针刺的调神作用，共奏醒脑调神、调心安神、神安郁解之效。

4. 中风后言语功能障碍

中风后易发生言语障碍。言语障碍是指个体的言语活动过程的障碍，包括失语症、构音障碍和言语失用，表现为言语理解、表达能力障碍，听、说、读、写和手势表达等能力缺失或丧失，运动性构音障碍等症状。语言的形成经过语言感受、脑内语言处理、语言表达三个阶段：声音刺激经过听觉系统传入优势半球大脑皮层的听觉中枢颞横回，处理听觉信息并重组成语言信息输入颞上回后部的感觉性语言中枢，编排语言，形成文字符号和概念，语言运动信息转变为运动冲动经锥体束至运动神经核团支配构音器官，通过锥体外系相应神经纤维或核团影响发音肌肉的肌张力和共济运动，以保证声音的音调和音色，最终将语言信号转变成口语或笔语的形式表达出来。故脑卒中后优势半球语言中枢受损则引发言语障碍。最常见的失语类型有运动性失语、感觉性失语、混合性失语、命名性失语等。运动性失语的患者表现为能听懂别人的话，但不能用言语表达自己的意思。而感觉性失语与此相反，这种患者言语运动功能存在，但不能听懂别人的话，因而常表现为言语混乱、答非所问。混合性失语兼具感觉性和运动性失语的特征，表现为既听不懂，又不能说。命名性失语则表现为不能命名、遗忘特定名词，常以描述其特征代称。失语患者缺失与其他人的交流能力，难以表达诉求，严重影响患者的恢复进程，以及家庭生活、社会生活和职业能力，故早期发现并给予及时治疗，可降低脑卒中患者的致残率，提高其生活质量。

孙远征教授治疗中风后言语功能障碍主张：①活用古方效穴。督脉为"阳脉之海"，行于腰背正中，上至头面下至鸠尾；任脉为"阴脉之海"，循行经过咽喉，环绕口唇。针刺任督二脉穴位之百会、廉泉，能培补阴阳，补髓益脑，醒神开窍，调节十二经脉气血。廉泉、金津、玉液，三穴合用，起近治作用，通经活络，利咽开音。②善用环颈七针。《类经图翼》记载风池"治中风不语，汤水不能入口"；《针灸甲乙经》记载哑门"在后发际宛宛中，入系舌本，督脉阳维之会"，《针灸大成》述其"主舌急不语，重舌……寒热风哑"；天柱穴为足太阳膀胱经穴位，完骨穴为足太阳膀胱经与足少阳胆经之交会穴，太阳经脉多血多气，少阳经脉疏利气机，故七穴合用以畅通颈项部气血，沟通咽喉，改善患者的言语与吞咽功能。现代研究发现，针刺颈部腧穴可降低血浆内皮素、血栓素含量等，从而改善脑部供血，促进神经反射恢复，加速修复咽反射弧，改善吞咽困难。③辨明失语类型，选择相应语言分区（语言一区、语言二区和语言三区）。此外，内关既为任脉交会穴，又乃八脉交会穴，有养心安神、疏通气血之功。通里、大陵属心经与心包经，通心包，络舌本，皆为治疗失语要穴。或可根据"脾主舌本强"理论，配以脾经之原穴太白和胃经之络穴丰隆，运用原络通经针法，改善舌体强硬的状态。在针刺治疗的基础上，还应鼓励患者主动进行语言锻炼，配合专业康复训练，诸法合用，有助于患者早日恢复言语功能。

5. 中风后肢体痉挛

痉挛性肌张力增高是中风后常见后遗症，卒中后肢体瘫痪在疾病发展的平台期和后遗症期，几乎都会出现患侧肢体肌张力增高或痉挛的情况。这是因为肌肉紧张度在牵张反射中随速度增加而加强，继而抑制患者随意运动，阻碍患肢肌肉运动功能恢复，使精确运动及协调性运动无法恢复正常。肌张力增高若得不到正确、及时的干预，日久不仅会引起患肢疼痛，还会造成患肢肌肉萎缩、关节挛缩及畸形，导致关节活动度受限，影响患者恢复正常的生活工作。其主要临床表现有上肢屈肌张力增高，下肢伸肌张力增高，呈"折刀状"，大部分肌群肌张力增高伴腱反射亢进，运动时阻力增加，肢体常被拉向肌群痉挛的一方，不能产生协调运动，导致异常姿势和步态。

孙远征教授认为，治疗痉挛性瘫痪切不可针刺刺激上肢屈肌和下肢伸肌肌群，否则会使张力进一步升高，病情恶化。临床选穴应在局部解剖学基础上，选择针刺其拮抗肌肉，如上肢针刺肱三头肌，下肢针刺腓骨长肌，锻炼其肌力，以此来对抗其内侧的高肌张力。上肢的臑外、天井两穴位于肱三头肌肌腱的两头，中渚穴深部为手部尺神经干，行小幅度手法，可达到缓解上肢肌肉拘挛状态的作用。下肢选择阳陵泉、丘墟、悬钟、解溪、照海及丰隆穴，皆位于小腿外侧，其支配的肌肉可使小腿上抬、足部外旋，协调肌群间肌张力的平衡，使痉挛受抑制，有利于正常运动模式的建立。在针刺手法上，孙远征教授主张轻刺浅刺，不宜连接电针，否则预后较差。对于手部拘挛性瘫痪，孙远征教授在临床工作中以中医学理论为指导，结合本病的解剖生理学特点，总结出经验效穴"五关"，其定位为手指第1~5指掌面近侧指间关节横纹的中央，一手五穴，左右共十穴，采用刺络放血法治疗，效果显著，可调气和血，疏通经络，协调阴阳，使拘挛状态得以改善。该穴不仅是重要的骨节机关，而且具有丰富的血量，行刺络泻法，利于寒湿邪气及恶血等病理产物顺利排出体外，与本病发病之标相应，故为理想取穴点。上述上肢、下肢和手部的三种治疗方法，都应配合相应的康复锻炼，以达到疗效最大化。综上所述，孙远征教授采用的拮抗针法通过加强拮抗肌的能力，抑制痉挛肌，引导正确的关节运动，运用经验穴"五关"刺络放血，逐邪排出，达到中西结合、双管齐下的治疗目的。

6. 中风后痴呆

中风后痴呆是指脑功能受损后导致的持续性智力损害，伴有记忆力、认知能力、空间功能等方面的功能障碍卒中患者常伴有动脉粥样硬化，附着在血管壁上的粥样斑块脱落后，会堵塞脑部小血管从而导致脑梗死，造成大脑组织的神经细胞损害，神经纤维断裂，大脑功能减退。若是单个的小病灶，痴呆表现尚不明显，但多次发病、病灶重叠会使痴呆患病的概率大大增加。缺血性脑卒中与痴呆有着密切的因果关系，卒中发病3个月内有典型的进行性、波动性的认知功能减退。

中风后痴呆包括多种类型痴呆，有血管性痴呆、阿尔茨海默病、混合型痴呆及其他类型痴呆。本病主要表现为定向力减退，近期、远期记忆力下降，失语，失用，失认，抽象思维或判断力损害，淡漠，少语，健忘和计算力减退等等，明显影响患者正常工作生活。

在中风后痴呆的临床治疗上，孙远征教授主张运用"醒神益智"之法，头针选取"调神"组穴，百会总督一身之阳，神庭、本神位于前发际线上，相当于大脑的额极部，可醒神益智。在体针的选穴上，妙用原络通经针法，选取疾病相关脏腑的表里经脉，选用肝经、肾经、心经的原穴及其相表里的胆经、膀胱经、小肠经的络穴，即太冲、光明、太溪、飞扬、神门、支正，如此原络相配可交通阴阳，畅达十二经络，从而达到补益肝肾、调神健脑之效。以上体穴合用，既可滋水涵木以制阳亢，调补心血以助化源，治下以治上之义也，配合"调神"之法，上下呼应，使脏腑协调，气血畅和，脑神得养，助祛除脑中浊邪，气血和则神自清，诸穴同用，相得益彰。孙远征教授等人运用原络通经针法结合药物治疗血管性痴呆进行临床研究，发现治疗后治疗组患者的总有效率明显优于对照组，可明显改善血管性痴呆患者的智力水平，恢复生活自理能力，近期疗效优于单纯药物组。

7. 中风后足内翻

足内翻是中风患者常见的后遗症，也是最难恢复的后遗症之一，是由于患肢瘫痪长期无法活动，肌肉韧带不能正常收缩，导致继发性挛缩和关节畸形。下肢神经损伤导致肌肉力量失衡，小腿内侧及足屈肌群肌张力升高，足前部内收内翻，距骨跖屈，跟骨内翻，形成前足变宽、足跟变窄、足弓高的异常姿态。患者站立时足外缘负重，严重时足背外侧负重长期就会形成足内翻、下垂的足部畸形，患者行走时重心前移，呈跛行或跨越步态。影像学检查可见距骨与第一距骨纵轴和跟骨与第4、5距骨纵轴不平行而形成＜30°夹角。长此以往会严重影响患者步态的稳定性，容易扭伤、摔倒产生继发疾病。

孙远征教授认为足内翻常由长期缺乏正确、有效的康复锻炼逐渐发展而来，日久形成关节畸形。头针选取百会、运动区，予经颅重复针刺刺激疗法。在体针方面，虽然本病与痉挛性瘫痪的治疗选穴十分接近，但基于两者不同的临床特征，选用的针刺手法、行针手法以及辅助治疗皆有不同之处。阳陵泉的针刺位置应在标准位置之下，即腓骨小头下方，针尖朝向其斜下方，进针后要注意调整好进针深度，过深、过浅都会导致无法刺激到腓总神经干、腓骨长肌，达不到理想疗效。阳陵泉的深度需要临床实践的长期摸索，可以将阳陵泉与丘墟连接电针后，观察小腿是否发生外旋运动，进一步去调节阳陵泉的进针深度。足三里针刺深度宜深，与悬钟穴连电针，激动腓骨长肌和腓骨短肌收缩。丘墟穴应深刺透照海，解溪针尖方向朝向外踝尖，从而促使足部运动恢复。临床上还应注意根据患者耐受程度，调节好适宜的电针刺激强度，也可进行穴位加减。再者在治疗过程中，应每日关注患者的肌张力情况，因为卒中患者随着病程的发展常常出现肌张力升高的体征，此时就不宜继续使用深刺和电针，需要被动运动和按摩肌肉来缓解高张力。孙远征教授运用此法，结合局部解剖知识，紧密贴合临床实际，取得满意疗效。

8. 中风后平衡功能障碍

平衡功能障碍是脑卒中常见的功能障碍，常累及小脑及脑干。小脑是调节身体平衡、维持正常体态与步态、调节肌张力与协调动作的重要中枢，它接收感觉神经与运动神经通路的冲动信号，以此调节小脑的运动性核团兴奋性，小脑损害则会表现为身体重心偏移向健侧，患肢负重能力和稳定性均有不同程度的减退。临床表现为运动功能失调、行走困难、站立困难等，BBS（Berg Balance Scale，BBS）平衡量表≤40分，并且FMA（Fugl-Meyer Rating Scale，FMA）平衡功能评测量表≤14分。卒中后平衡功能障碍患者普遍存在跌倒发生率升高以及生活质量下降的问题，为患者回归正常生活形成了较大负担，因此恢复患者的平衡能力，是帮助患者身心痊愈的重要治疗方案。

孙远征教授认为中风后平衡功能障碍的治疗关键，是运用经颅重复针刺刺激疗法作用于头针分区，可以使针刺更有效地发挥治疗作用。头针平衡区为小脑在头皮上的投影，运动区位于大脑中央前回在头皮上的投影区，针刺这两个区域可直接改善小脑的供血与躯干四肢的运动功能。晕听区位于大脑颞上回中部，针刺可激发前庭神经功能恢复，头针三区共同调整人体平衡功能。项针选取风池、完骨、天柱，属足少阳、足太阳经，位于项部接近小脑部，能够改善后循环供血促进小脑功能恢复，补养精髓，通达脑窍。申脉、照海司阴阳跷脉平衡，同为八脉交会穴，两者相配调节躯体的随意运动与不随意运动。太溪穴为肾经原穴，可使肾精充盛，髓海得以充养。太冲、合谷相配，开四关，可通阳开窍、行气宣痹。曲池、足三里同名经穴相配可养血行气，促进肢体功能恢复。从脑功能连接的整体角度来看，头针三区同用可产生调节、整合与改善脑功能的多方面作用，并配合项针与体针，最终达到治疗中风后平衡功能障碍的效果，经过临床随机对照设计试验验证，将60例中风后平衡功能障碍患者随机分为治疗组和对照组，每组30例。治疗组采用经颅重复针刺刺激疗法治疗，对照组采用普通针刺手法治疗，治疗前后选用FMA平衡量表、BBS平衡量表、改良Barthel指数评定量表评定，结果发现经颅重复针刺刺激疗法能够有效改善患者中风后平衡功能障碍程度，提高其日常生活能力，确为治疗卒中后共济失调的有效疗法。

9. 中风后延髓麻痹

延髓麻痹是卒中常见并发症，属于中医学"喑痱"范畴，是病变损害双侧皮质脑干束产生的一种疾病。本病主要临床表现有吞咽困难、声音嘶哑、发声困难、进食困难、饮水呛咳等表现，神经系统查体发现咽反射减弱或消失，软腭反射减弱或消失，脑干病理反射阳性。本病最常见的症状是吞咽和构音功能障碍，吞咽障碍会导致患者无法正常摄入食物，只能采取鼻饲管进食水，长期会影响患者营养吸收从而导致营养不良，给患者带来极大的不便与痛苦，并且管道很容易产生反流和误吸，增加肺部感染的概率，因此对症治疗对于本病尤为重要。构音障碍则会影响患者正常语言功能，阻碍社交与医患沟通，容易延误康复治疗的进程。

孙远征教授经过多年临床实践，发现头穴丛刺法治疗本病具有明确的临床效果，头针选取于氏头穴顶区、顶前区：顶区位于前顶透百会及其左右1寸、2寸平行线，顶前区位于囟会透前顶及其左右1、2寸平行线。其中"顶前区"下方为中央前回，是舌骨上肌群运动皮质的代表区，"顶区"下方为中央后回，是口腔、咽喉的感觉代表区所在，针刺这两个区域能够有效提高吞咽相关肌群的运动功能并恢复相关感觉障碍，提高吞咽动作的协调性。舌针金津、玉液穴合用，起近治作用，可促进舌肌功能恢复。孙远征教授独创的"环颈七针"即风池、天柱、完骨、哑门，作为项针，从腧穴解剖学来看，其深部分布有枕大小神经分支、舌咽神经、舌下神经纤维支配区等，故针刺能够促进神经功能的修复，解除血管痉挛，改善血液循环，促使脑干传导通路和脑血管侧支循环的重建。体针选取八脉交会穴内关配公孙、列缺配照海，其经脉循肺系过喉咙，是公认的治咽要穴，能够止呛利咽。足三里、三阴交两穴合用，补益脾胃，充盈气血。本病的治疗应着重对受损脑区进行头针针刺操作，祛瘀通络，恢复相关脑区功能。再者重视辨证取穴，运用"环颈七针"和舌部二针，重构脑组织和舌体神经、血流循环。最后基于八脉交会理论，补益脏腑经络气血，疏通口舌咽喉之窍。总体来说，本法融古贯今，可明显改善患者吞咽功能。孙远征教授团队纳入90例脑出血后假性延髓麻痹患者，对照组单纯进行吞咽和语言康复训练治疗，治疗组则在对照组基础上联合于氏项针进行治疗，治疗前后采用洼田吞咽能力评价量表和Frenchay构音障碍评价量表进行测评，发现于氏项针联合康复训练不但能够恢复脑出血后假性延髓麻痹患者的吞咽功能，同时对构音障碍也具有良好的治疗作用。

10. 中风后排尿障碍

中风后排尿障碍是因逼尿肌反射减弱或亢进而出现尿失禁或尿潴留，或因膀胱无抑制性收缩，出现急迫性尿失禁，或因膀胱逼尿肌与尿道外括约肌的协同功能失调，出现压力性尿失禁，还可能因高级排尿中枢受损而产生排尿障碍，另外认知功能障碍亦会导致排尿障碍，属中医学"癃闭"范畴。其主要表现为不能正确诉说尿意，卒中后无法自主控制尿液从尿道流出，随意排尿活动存在或功能不完全；抑制排尿功能减弱或丧失，伴随不同程度的尿失禁症状，伴或不伴尿频、尿急等症状，彩超显示残余尿量小于5ml、膀胱容量减小。

孙远征教授以中医经络理论为基础，结合西医解剖生理学，提出针刺足运感区结合局部电针围刺治疗本病，临床效果显著。头针选取足运感区，其位于旁中央小叶的头皮投射区域，正是高级排尿中枢所在之处，运用经颅重复针刺刺激疗法操作后，兴奋下级排尿中枢，调控效应器膀胱和尿道的功能改变，从而加强上级排尿中枢对周围排尿神经的调节作用，达到改善排尿功能的治疗目的，同时也可通过激活大脑神经功能网络，进而促进卒中患者缺血病灶的神经功能恢复，改善血流供应，改善下肢运动、感觉功能障碍。从中医经络理论来看，足运感区的位置与通天穴相近，其内为督脉，其外为膀胱经，针刺可振奋两经经气，鼓舞一身之阳，膀胱开合有度，小便自利。体针则选取膀胱体表投影区穴位中极、归来、气冲穴，五穴针刺方向均朝向耻骨联合，并且采用电针加强刺激，运用围刺法激发循行经过膀胱的任脉、足少阴经、足太阴经、足阳明经的经气，达到固摄小便、补肾通经的作用。足三里、气海、关元可补益气血，调整阴阳。临床上可根据辨证分型加用艾灸、红光的方法，温通肾阳，固本强元。孙远征教授以中医组穴原则为理论基础，结合西医解剖生理学，提出针刺足运感区结合局部电针围刺，并运用经颅重复针刺刺激疗法和电针治疗，效果显著，体现了多位一体的治疗特色。

11. 中风后便秘

中风后便秘是常见中风后遗症，其原因与中枢神经系统病变导致胃肠运动功能减弱有关，亦与运动量减少、饮食结构改变有联系，主要表现为排便时间延长，排便间隔为2天或2天以上，且便质干燥、坚硬，经专科检查排除器质性病变。卒中后便秘是心脑血管疾病加重、复发的高危诱因，随着卒中病程的延长，便秘的患病率也会逐步升高。因此，及时恢复正常肠道功能，保证大便通畅，对于卒中患者至关重要。

孙远征教授对于卒中后便秘的临床施治，主张"脑肠相通"学说。中风后排便障碍致腑气不通，三焦气化失司，大肠传导失职，故治疗取膀胱经、大肠经腧穴以调整两经经气，使膀胱开合有度，大肠传导如常，则二便自利。孙远征教授基于俞募配穴理论治疗本病，俞募配穴法能够联络前后、沟通内外，联系人体周身气血经气。俞募穴乃脏腑之气流注之处，两者经气相通，一阴一阳，相互协调，穴位选取大肠、小肠之俞穴大肠俞、小肠俞，以及大肠、小肠之募穴天枢、关元，主治胃肠脏腑的疾病。再配气海、足三里穴，可温肾养血，益气通便。临床上常应用电针治疗和穴位埋线的方法。第一种是在俞募配穴法基础上加用电针，采用疏密波治疗，以提高神经肌肉的兴奋性，恢复大肠正常传导功能；第二种是运用俞募法穴位埋线调节人体机能的平衡，通过持续刺激该穴位引发经络的调节作用，治疗疾病。

12. 中风后视野缺损

中风后视野缺损是脑卒中常见的并发症之一，多与脑出血或梗死导致视放射和枕叶损伤有关，其中枕叶功能与视觉密切相关，因此表现为不同程度的视力障碍和视野缺损，其中同向性偏盲是一种常见的视野缺损类型，包括不完全性和完全性视野缺损，部分为象限盲，常合并锥体束征。其病理基础是因枕叶病变导致外侧膝状体相关通路受损，引起鼻侧或颞侧视野缺损。本病的主要临床表现以视物模糊、复视、视力减退为首发症状，可伴随头晕目胀、视物变形等表现，结合眼科专科视野检查，可做出明确诊断。中风后视野缺损的病程较长，会影响患者日常生活中的阅读、书写行为，并增加出行驾车的危险性，患者往往会通过自己的代偿行为来适应日常的生活与工作，因此对于本病的健康宣教和尽早干预十分重要。

孙远征教授认为本病属于中医学"视瞻昏渺"和"暴盲"范畴，在临床上主张眼周与头颈部结合的选穴原则，并活用临床效穴治疗本病。头部选取视区，并施加经颅重复针刺刺激疗法。视区下方对应的是枕叶皮质区即视觉皮质中枢，是与视觉形成相关的细胞群，针刺本区主治视力减退、眼肌麻痹，可激活枕叶视区部的脑细胞功能。眼周部选取瞳子髎、阳白、四白、太阳、丝竹空、攒竹等，依据患者不同情况可酌情加用睛明、鱼腰、承泣等。选用这些眼周穴位可发挥穴位的近治作用，激发三阳经之经气，促进局部血液循环，营养视神经。颈项部则选取风池穴，因项部血液供应主要依靠后循环，来源于双侧的椎-基底动脉，故针刺风池穴能够有效改善椎-基底动脉血流障碍，促进侧支循环的建立，恢复正常的视觉功能。光明是治疗眼疾之效穴，为足少阳经之络穴，可联通肝胆两经，清肝明目，现代研究亦证实针刺本穴能够影响视觉系统传导通路的整合。在体针穴位的选择方面，孙远征教授基于中医辨证思想，认为肝开窍于目、肝肾同源，择取肝之原穴太冲、肾之原穴太溪。《内经》提及"气脱者，目不明"，合谷与太冲合用，开四关，行气血。以上诸穴合用，疏肝明目，补益气血，标本兼顾。

13. 中风后呃逆

呃逆是卒中后常见并发症，又名膈肌痉挛，常因延髓内外侧及脑桥、脑桥下部等多个部位的脑干梗死而发病，其发病机制是膈肌受到突然性的刺激诱发阵发性肌肉痉挛，同时声门出现关闭，发出短促、高调的呃声。一般来说，本病存在一定程度的自限性，可自行缓解，临床无须过多干预。但若呃逆发病超过48小时，症状仍未缓解，则称为顽固性呃逆，会导致患者出现呼吸急促、无法进食、难以平卧、情绪焦躁等症状，延缓脑血管疾病的康复进程，严重者则会引起营养不良、电解质紊乱、吸入性肺炎等危重疾病，脏器功能逐渐衰竭甚至危及生命。因此，及时给予针对性治疗缓解症状，有助于帮助患者恢复正常生活，具有重要的临床意义。

孙远征教授认为"呃逆"病位在胃，责之于脾胃，脾胃之气升降失常发为本病，呃呃连声，气促声高，临床上选取足太阴脾经与足阳明胃经之穴、八脉交会穴以及经验效穴治疗本病。《标幽赋》中提出："公孙冲脉胃心胸，内关阴维下总同……列缺任脉行肺系，阴跷照海隔喉咙。"根据呃逆病位在胃，气逆上冲、喉咙连发呃声的病机，故选择公孙、内关和照海、列缺这两组八脉交会穴。攒竹穴是治疗呃逆的效穴，属足太阳膀胱经，其循行经过背脊、腰臀与腘窝部，针刺攒竹穴可以激发背部阳经经气，通过背俞穴输注于五脏六腑，宽胸止呃。同时现代研究说明，攒竹具有抑制兴奋信号由延髓呼吸中枢向膈肌传导的作用，从而缓解骨骼肌痉挛。膻中是八会穴之"气会"，主治气机失调相关病证，调畅一身之气，可宽胸利膈，降气止呃。中脘属于任脉，又乃胃之募穴、腑会，主治腑病及虚证，并且其下为胃脘部，与穴位的近治作用对应，故可和胃降逆。体针方面主要选择脾胃两经的原穴，补益气血，调和脾胃。诸穴合用，共奏降逆止呃、固本培元之功。

三、孙远征教授治疗中风病并发症的研究进展

孙远征教授及其团队对针灸治疗中风及其并发症进行了多方面的研究，以期提供更为科学的临床应用依据，共计发表期刊论文30余篇、学术会议类论文7篇，研究生课题研究达30余项。早期研究围绕头针的治疗作用予以探究，选取中风患者60例，观察针刺双侧通天和前神聪透悬厘后患者的肌力、关节功能、甲皱微循环及血液流变学变化，结果显示针刺后可明显提高患侧肌力、改善关节功能及甲皱微循环、降低血液黏度，提示头针在中风偏瘫的治疗中具有重要作用。此外，通过电针头部腧穴分别观察治疗前，治疗后10天、20天、30天HAMD评分，发现HAMD评分逐步降低，差异具有统计学意义，提示针刺头部腧穴不但可以改善卒中患者的运动功能，而且对于改善部分患者的抑郁状态也有着良好的效果。但对于针刺治疗中风及其并发症的研究仍处于刚刚起步阶段，尚有许多内容需要进一步探究。

随后，孙远征教授及其团队对中风相关并发症的治疗展开研究。孙远征教授及其团队将循经远取动法初步应用于中风后肩手综合征的治疗中，发现该法可有效改善中风后1期肩手综合征患者的视觉模拟评分（Visual Analogue Scale，VAS）及Fugl-Meyer运动功能评分（Fugl-Meyer Motor Function Assessment，FMA）。进一步深入探究循经远取动法对中风后肩手综合征的治疗作用，将中风后早期肩手综合征患者分为循经远取动法组、循经远端取穴组与局部取穴组三组，结果显示循经远取动法可显著降低简化McGill疼痛问卷（SF-MPQ）评分，提高肩关节活动范围（range of motion，ROM）、改良生活自理能力评定Barthel指数及Fugl-Meyer上肢运动功能评分，提示循经远取动法与局部针刺及循经远取不配合动法相比有着明显的疗效优势，可增强针刺的镇痛作用，改善中风后肩手综合征患者上肢运动功能。

中风后抑郁作为独立的危险因素与中风的不良预后密切相关。中风后抑郁、焦虑是孙远征教授长期以来持续关注的研究方向。除上述

篇章中所提到的原络通经针法相关研究外，还对调神针刺、耳穴贴压等方法的治疗作用予以临床观察。研究选取中风后抑郁患者66例，治疗取神庭及双侧本神穴施以经颅重复针刺刺激疗法，观察到连续针刺治疗4周后HAMD、美国国立卫生研究院卒中量表及日常生活活动能力评定量表评分均明显降低，提示基于调神理论针刺可缓解卒中患者的抑郁情绪，提高日常生活能力，促进神经功能的恢复。再者，通过耳穴贴压结合电针治疗中风后焦虑症，观察汉密尔顿焦虑量表（Hamilton Anxiety Scale，HAMA）、Barthel指数的评分变化，结果显示治疗后HAMA评分显著降低（$P < 0.05$），Barthel指数的评分显著增高（$P < 0.05$），提示耳穴贴压结合电针在缓解中风后焦虑症的发生上具有一定的效果。此外，原络通经针法、调神针刺法及耳穴贴压同样被应用于中风后失眠的治疗中。孙远征教授团队最新研究发现，采用调神电针法联合经颅重复针刺刺激疗法治疗脑卒中后心脾两虚型睡眠障碍，观察心脾两虚型中医症状评分、匹兹堡睡眠质量评分、神经功能缺损评分、心率变异性、5-HT及去甲肾上腺素的变化情况，结果表明针刺治疗4周后心脾两虚型中医症状评分、匹兹堡睡眠质量评分、神经功能缺损评分、心率变异性中低频功率及去甲肾上腺素降低，心率变异性中高频功率和5-HT升高，提示调神电针法联合经颅重复针刺刺激疗法能够提高睡眠质量，又可改善心率变异性及神经递质5-HT、去甲肾上腺素水平，为临床使用该针法提供了一定的参考依据。

中风后二便功能障碍易诱发再中风或加重原有病情，进一步影响原发病的治疗。孙远征教授及其团队采用针刺腹部募穴（即取大肠与小肠经募穴——天枢穴和关元穴）治疗中风后便秘，发现针刺腹部募穴可减少便秘的发生率，起到良好的预防作用。再者，探究耳穴贴压结合穴位注射对中风后便秘的治疗作用，其中耳穴贴压选取耳廓的直肠、大肠、肺、三焦、交感、便秘点，穴位注射选取双侧足三里穴，经治疗后发现耳穴贴压结合穴位注射的疗效明显，可有效改善卒中后患者便秘症状。对中风后尿失禁患者则采用针刺足运感区结合膀胱体表相应投影区域电针围刺的方法予以治疗，对治疗前后尿失禁程度、尿失禁临床症状评分以及Barthel指数进行评估，结果显示针刺足运感区结合局部电针围刺法可有效降低尿失禁程度即尿失禁临床症状评分，提高Barthel指数，有利于中风后尿失禁的恢复。

除上述研究外，孙远征教授及其团队通过拮抗针法配合康复治疗脑梗死后上肢痉挛性偏瘫，将60例患者随机分成康复治疗组与拮抗针法配合康复治疗组，观察到治疗组Fugl-Meyer上肢运动功能评分明显增高且疗效优于单纯康复治疗组，提示拮抗针法在肢体痉挛性偏瘫的治疗中发挥了积极作用。再者，对于中风后延髓麻痹的临床疗效观察，取颈项部风池、翳明、供血（风池穴直下1.5寸）、治呛（喉结与舌骨之间的凹陷中）、吞咽（舌骨与喉结之间正中线旁开0.5寸凹陷中）、廉泉、外金津玉液等穴，将60例延髓背外侧综合征所致真性延髓麻痹患者分为项针加药物组和药物治疗组两组，结果显示项针加药物治疗延髓背外侧综合征所致真性延髓麻痹的吞咽功能分级及临床疗效均优于单纯药物治疗组，提示项针可改善中风后出现的吞咽功能障碍。中风所致并发症情况多样，目前研究以临床疗效观察为主，为临床针刺针法的使用提供了一定的科学基础，而相关针刺机制仍需逐步探索。

参考文献

［1］黄菊芳，罗婷，罗伟生.针刺治疗缺血性脑卒中的机制研究进展［J］.针刺研究，2022，47（1）：78-82.

［2］俞璐，王跟碕，王丽玮，等.基于功能性磁共振成像评价中医药对缺血性卒中脑功能网络连接影响的研究进展［J］.世界科学技术-中医药现代化，2022（7）：1-7.

［3］易小琦，黄俊浩，陈暇女，等.针刺促进缺血性脑卒中功能恢复的静息态功能连接研究［J］.中国康复医学杂志，2021，36（4）：383-387.

［4］朱子龙，沈天益，李星星，等.针刺通过修复皮质脊髓束改善脑卒中后运动功能障碍的研究进展［J］.针刺研究，2022，47（9）：843-846.

［5］王虹.经络理论在疾病诊断中的应用［J］.北京中医药大学学报（中医临床版），2003（2）：49-50.

［6］李瑞雨，王瑞先，肖凌勇，等.针刺介入时机对脑梗死肢体功能障碍的影响：多中心前瞻性队列研究［J］.中国针灸，2021，41（3）：257-262.

［7］吴永亚，边红.脑卒中后认知功能障碍研究进展［J］.神经病学与神经康复学杂志，2020，16（1）：34-40.

［8］蔡文智，王丽，郭丽，等.脑卒中后便秘与脑损伤相关因素分析［J］.南方医科大学学报，2013，33（1）：117-120.

［9］赵军.卒中后同向偏盲的康复和研究进展［J］.中国卒中杂志，2007（10）：836-838.

［10］孙远征，刘越，于天洋.调神电针联合经颅重复针刺激治疗脑卒中后心脾两虚型睡眠障碍患者的效果及对HRV、5-HT、NE的影响［J］.时珍国医国药，2021，32（11）：2699-2702.

［11］李昌鑫.经颅重复针刺法治疗卒中后抑郁的临床观察［D］.哈尔滨：黑龙江中医药大学，2021.

［12］孙远征，丁园，孙颖哲，等.针刺足运感区结合局部电针围刺治疗中风后尿失禁的临床观察［J］.天津中医药，2020，37（1）：71-75.

［13］赵广然.循经远取动法治疗中风后早期肩手综合征的临床疗效观察［D］.哈尔滨：黑龙江中医药大学，2018.

［14］孙远征，许娜.循经远取动法治疗中风后肩手综合征的临床对照研究［C］//第二十二届全国针灸临床学术研讨会暨第二届全国针灸学术流派交流研讨会暨河南省针灸学会针灸临床分会2016年年会暨河南省针灸临床应用及特色技术学术交流会会议学习资料参会代表论文集，2016：204-209.

［15］孙远征，杨圆圆.穴位埋线与耳穴贴压治疗中风后心脾两虚型失眠临床对照研究［J］.中国针灸，2013，33（S1）：1-4.

［16］孙远征，姚启凤.拮抗针法配合康复治疗脑梗死后上肢痉挛性偏瘫的临床观察［J］.针灸临床杂志，2013，29（5）：36-38.

［17］孙远征，祝鹏宇，汤颖，等.项针治疗延髓背外侧综合征所致真性延髓麻痹的临床研究［C］//中国针灸学会临床分会全国第十九

届针灸临床学术研讨会论文集，2011：85-88.

［18］马彤艳.循经远取动法治疗中风后早期肩手综合症疗效观察［D］.哈尔滨：黑龙江中医药大学，2011.

［19］孙远征，马彤艳.循经远取动法治疗中风后肩手综合征疗效观察［J］.上海针灸杂志，2011，30（1）：17-19.

［20］孙远征，罗梅，牛雪茹.针刺募穴预防中风后患者便秘临床观察［J］.上海针灸杂志，2010，29（6）：352-353.

［21］孙远征，于致顺，孙申田，等.针刺双侧通天和前神聪透悬厘对中风偏瘫甲皱微循环的影响［J］.针刺研究，1988（2）：90-93.

［22］孙远征，于致顺，孙申田.双侧通天和前神聪透悬厘对中风偏瘫病人关节功能的影响观察［J］.黑龙江中医药，1986（3）：39-43.

［23］孙远征，于致顺.双侧通天和前神聪透悬厘穴对中风偏瘫病人肌力的变化观察［J］.中医药学报，1986（3）：19-21.

［24］孙远征，阎成海.头针运动区与通天穴对偏瘫病人血液流变学的影响［J］.针灸学报，1985（1）：34-36.

（于天洋）

中风病并发症针对性治疗医案

医案1 脑梗死

胡某，女，65岁，2021年5月13日就诊。

【主诉】

左侧肢体活动不利半月余。

【现病史】

患者于半个月前无明显诱因突然出现左侧肢体活动不利、麻木，行走不便，不伴头晕头痛、恶心呕吐，无意识障碍。家属将其送往我院就诊，行头颅CT、MRI检查示脑梗死，以"中风病"收入院治疗，给予改善循环、营养脑细胞等药物治疗。现患者左侧肢体活动不利、麻木，反应略迟缓，饮食、睡眠、二便尚可。

【查体】

神志清楚，血压150/92mmHg，左侧上肢肌力Ⅳ级，左侧下肢肌力Ⅱ级，左侧腱反射活跃，左侧霍夫曼反射（+），左侧巴宾斯基征（+）。感觉系统查体：左侧半身痛觉减退。舌红，少苔，脉弦细。

【辅助检查】

头颅CT及MRI检查示：脑梗死。

【诊断】

中医诊断：中风病－中经络（肝肾阴虚证）

西医诊断：脑梗死

【处方】

运动区、风池、完骨、天柱、肩髃（患侧）、曲池（患侧）、手三里（患侧）、外关（患侧）、合谷（患侧）、髀关（患侧）、伏兔（患侧）、血海（患侧）、阳陵泉（患侧）、足三里（患侧）、三阴交（患侧）、丘墟（患侧）、蠡沟（患侧）、太溪（患侧）、太冲（患侧）。

【操作】

运动区施加小幅度高频率重复捻转刺激，达200转/分以上，行针每穴约2分钟，余穴平补平泻，以得气为度，留针30分钟，每日治疗1次，每周治疗5次，休息2日，1周为一疗程。

【疗效观察】

针刺1个疗程后，患者自觉左侧肢体麻木减轻，查体示左侧上肢肌力Ⅳ级，左侧下肢肌力Ⅲ⁺级。针刺2个疗程后，患者左侧上肢肌力Ⅴ⁻级，左侧下肢肌力Ⅳ级，左侧肢体麻木症状基本消除。继续巩固治疗1个疗程，左侧肢体功能基本恢复，遂出院。

【按语】

"脑梗死"属中医学"中风"范畴，中老年人多发，高血压、糖尿病及血脂异常等是引发该病的高危因素。中风后局部脑组织水肿、缺血、坏死，以致高级中枢所支配的神经系统损伤而遗留后遗症，严重影响患者生活质量。孙远征教授结合临床经验对中风病及其后遗症的针灸治疗提出了自己的见解，头针依据病变部位所在大脑皮质功能定位区采用适宜的刺激手法以达"气至病所"之效，如本案中针刺运动区以促进患者肢体功能的恢复；体针则依据"治痿独取阳明"以手足阳明经穴为基础，同时结合辨证取穴等方法，头针与体针相结合，以促进患者患侧运动功能的恢复。

（于天洋）

医案2　中风后肩手综合征

徐某，女，58岁，2019年10月21日就诊。

【主诉】

右侧肩关节疼痛、右手肿胀2日。

【现病史】

患者于1个月前无明显诱因出现头晕，右侧肢体活动不利、麻木，行头颅MRI检查示脑梗死，前往某三甲医院就诊，予以改善脑循环、营养神经等药物治疗，病情稳定后出院。2日前自觉右侧肩关节疼痛，右手肿胀，为寻求中医针灸康复治疗遂来我院就诊。现患者右侧肢体活动不利、麻木，右肩关节疼痛，疼痛以肩部前侧为主，右手肿胀，睡眠尚可，饮食尚可，二便如常。

【查体】

神志清楚，语言流利，右肩关节肩前穴、肩髃穴部位疼痛明显，右手肿胀，右侧上肢肌力Ⅲ级，右侧下肢肌力Ⅲ$^+$级，右侧腱反射亢进，右侧巴宾斯基征（+）。舌质紫暗，苔薄白，脉涩。

【辅助检查】

头颅MRI检查示：脑梗死。

【诊断】

中医诊断：肩痹（手太阴、手阳明经型）

西医诊断：肩手综合征

　　　　　脑梗死

【处方】

主病取穴：鱼际、合谷。

中风病取穴：运动区、肩髃、曲池、手三里、外关、中渚、髀关、伏兔、血海、阳陵泉、足三里、三阴交、丘墟、太冲。

【操作】

鱼际、合谷进针后行提插捻转手法，以得气为度，同时嘱患者家属协助患者带针活动患侧上肢约10分钟。而后针刺运动区，并施加小幅度高频率重复捻转刺激，达200转/分以上，每穴行针约2分钟，余穴平补平泻，以得气为度，留针30分钟。每日治疗1次，每周治疗5次，休息2日，1周为一疗程。

【疗效观察】

首次针刺后，患者右侧肩关节疼痛缓解；针刺治疗1个疗程后，患者右肩关节疼痛基本消失，右手肿胀明显缓解，右侧上肢及下肢肌力恢复至Ⅳ级。

【按语】

肩手综合征是脑卒中后常见并发症之一，属中医学"肩痹""偏枯"范畴。临床表现为患侧上肢疼痛、活动受限和手部肿胀，严重影响脑卒中患者上肢运动功能的恢复。如《针灸甲乙经》所载："偏枯，身偏不用而痛……偏枯，臂腕发痛，时屈不能伸。"本案患者中风后气血运行不畅，瘀血阻滞脉络，以致肩关节处经脉不通则痛。孙远征教授在治疗此病时常应用循经远取动法，强调经络辨证的应用，辨明疼痛部位所属经络，循经取穴结合肩关节活动，促进肩关节局部气血运行，疏通疼痛所属之经，以有效缓解疼痛。

（于天洋）

医案3　中风后认知功能障碍

李某，女，65岁，2018年8月16日就诊。

【主诉】

记忆力减退、计算力及定向力减退3个月。

【现病史】

患者于3个月前无明显诱因出现短期记忆力下降，不能回忆近期的行为活动，无法记清早餐食谱，方向感差，偶有不能判断回家路线的情况，家属遂将其送往我院就诊，予以头颅MRI检查示多发腔隙性脑梗死，由门诊收入病房治疗。现患者神情淡漠，反应迟缓，记忆力减退，不能准确判断自身所在位置，头昏沉重如裹，心慌心悸，脘腹胀满，食欲减退，神疲肢倦，夜寐不宁，小便尚可，大便黏滞不爽。

【查体】

血压：130/84mmHg。计算力差，百位内加减法计算迟缓（100-7=93，93-7=? ），空间定向力障碍。舌体胖大有齿痕，苔白腻，脉细。

【辅助检查】

头颅MRI检查示：多发腔隙性脑梗死，轻度脑萎缩。MoCA评分：19分。

【诊断】

中医诊断：健忘（痰湿阻滞证）
西医诊断：血管性认知功能障碍

【处方】

百会、太白、丰隆、神门、支正。

【操作】

于百会处沿经脉循行向后刺至帽状腱膜下，并施以小幅度高频率重复捻转刺激达200转/分以上，每穴捻转2分钟，余穴施以平补平泻手法，留针30分钟，每日治疗1次，每周治疗5次，休息2日，1周为一疗程。

【疗效观察】

针刺治疗2个疗程后，患者神情自然，反应速度有所提高；治疗6个疗程后，患者记忆力及计算力均提高，定向力增强，MoCA评分：26分。

【按语】

认知功能障碍属中医学"健忘""善忘"范畴，多见于老年人。其病位在脑，与心、肝、脾、肾密切相关。孙远征教授在传统的"主客原络配穴法"基础上结合本病特点，提出原络通经针法治疗认知功能障碍。原穴即脏腑原气经过和留止的部位，既能主治相应脏腑之疾，又可反映与脏腑有关的病变，同时还是经络循经感传的激发部位；络穴是络脉从本经别出部位的腧穴，既可以治疗各自所属络脉的病症，同时也治疗表里两经的疾患；故针刺原络腧穴，可达到通调经脉气血、调整脏腑之效。本案患者年老体虚，素有痰湿阻滞，又兼心脾气虚而致髓减脑消，神机失用。故本案取脾经、心经原穴，配相表里经络穴，加上诸阳之会百会穴，达到通经调神、醒脑益智的治疗目的。

（于天洋）

医案4　中风后抑郁

周某，男，54岁，2017年8月11日就诊。

【主诉】

反应迟钝，表情淡漠3个月。

【现病史】

患者于3个月前无明显诱因突发左侧肢体无力，言语不利。家属将其紧急送往当地某三甲医院就诊，头MRI检查示右侧基底节区脑梗死，予以对症治疗，症状好转后出院，遗留左侧肢体活动不利，表情淡漠、反应迟钝等症，为寻求中医特色治疗，遂至我院就诊。现患者面色憔悴，表情淡漠，反应迟缓，心情抑郁，倦怠乏力，少言，左侧肢体活动不利，食欲减退，失眠，二便尚可。

【查体】

精神不振，面色萎黄，语声低微。血压：138/76mmHg。左侧上肢肌力Ⅲ级，左侧下肢肌力Ⅳ级，左侧巴宾斯基征（＋）。舌质淡，苔薄白，脉细。

【辅助检查】

头颅MRI检查示：右侧基底节区脑梗死。HAMD评分：22分。

【诊断】

中医诊断：郁证（心脾两虚证）
西医诊断：卒中后抑郁

【处方】

主病取穴：百会、神庭、本神、内关、神门。
中风病取穴：肩髃、曲池、手三里、合谷、髀关、伏兔、血海、阳陵泉、足三里、三阴交、太冲。

【操作】

于百会、神庭、本神处沿经脉循行向后刺至帽状腱膜下，并施以小幅度高频率重复捻转刺激达200转/分以上，每穴捻转2分钟，余穴施以平补平泻手法，留针30分钟，每日治疗1次，每周治疗5次，休息2日，1周为一疗程。

【疗效观察】

针刺2个疗程后，患者反应力明显提高，神情较自然，失眠症状有所好转，HAMD评分为14分；针刺6个疗程后，患者情绪基本恢复正常，神情自然，饮食可，睡眠佳，反应力提升，上下肢肌力恢复至Ⅳ⁺级，HAMD评分为6分。

【按语】

中风后抑郁属中医学"郁证"范畴，多因中风后气机逆乱，痰瘀内生，经脉受阻，阴阳失调所致，使神识失养、神失所藏。《素问·灵兰秘典论》曰："心者，君主之官也，神明出焉。"《本草纲目》曰："脑为元神之府。"故心脑得养则神明通达，情志舒畅。本案患者中风后，损耗气血，神识失于濡养，故出现表情淡漠、反应迟缓等症状。取百会、神庭、本神、内关、神门五穴，以心、脑、神同调，共奏醒脑调神、调心安神、神安郁解之效。此外，患者仍遗留肢体活动障碍，遂取上肢腧穴肩髃、曲池、手三里、合谷与下肢腧穴髀关、伏兔、血海、阳陵泉、足三里、三阴交、太冲。诸穴合用，既调神以畅情，又疏通肢体经络，有效改善患者遗留症状。

（于天洋）

医案5　中风后言语功能障碍

周某，男，66岁，2018年9月11日就诊。

【主诉】

言语笨拙1月余。

【现病史】

患者于1个月前无明显诱因突发言语不利，右侧肢体活动不利。家属将其紧急送往当地某三甲医院就诊，头颅MRI检查示脑梗死，予以对症治疗，症状好转后出院。为求系统针灸康复治疗，遂来我院就诊。现患者言语笨拙，能听懂别人的话，但不能用言语表达自己的意思，右侧肢体活动不利，偶有急躁易怒，睡眠欠佳，饮食尚可，小便频，大便尚可。

【查体】

神志清楚，查体合作。言语不利，声音洪亮。血压：148/96mmHg。

右侧上肢肌力Ⅲ级，右侧下肢肌力Ⅲ⁻级，右侧巴宾斯基征（＋）。舌红，少苔，脉细数。

【诊断】

中医诊断：语涩（阴虚风动证）

西医诊断：运动性失语

　　　　　脑梗死

【处方】

主病取穴：语言一区、风池、天柱、完骨、金津、玉液、廉泉。

中风病取穴：运动区、肩髃、曲池、手三里、合谷、髀关、伏兔、血海、阳陵泉、足三里、三阴交、太冲。

【操作】

于运动区、语言一区处沿经脉循行向后刺至帽状腱膜下，并施以小幅度高频率重复捻转刺激达200转/分以上，每穴捻转2分钟；金津、玉液速刺不留针，余穴施以平补平泻手法，留针30分钟，每日治疗1次，连续治疗5日，休息2日，2周为一疗程。

【疗效观察】

针刺1个疗程后，患者失语症状改善，患侧上肢肌力Ⅲ⁺级，下肢肌力Ⅲ⁺级。针刺2个疗程后，患者能够较为准备地回答问题，但言语速度缓慢，患侧上肢肌力恢复至Ⅳ⁺级，下肢肌力恢复至Ⅳ⁺级。

【按语】

言语功能障碍是中风后常见的并发症之一，属中医学"风懿""舌喑""语涩"范畴。孙远征教授认为言语的形成由神而发，依靠舌部的协调运动完成，故在针刺治疗言语功能障碍时，首选相应脑区头针针刺以促进语言相关神经功能恢复，再取金津、玉液、廉泉三穴，刺激舌体运动，发挥近治作用，通经活络，利舌开音。风池穴属足少阳经穴位，天柱穴属足太阳经穴位，完骨穴为足太阳经与足少阳经之交会穴，疏利气机，畅通颈项部气血，改善患者的言语与吞咽功能。本案患者主要表现为运动性失语，故脑区选取言语一区，即运动区上1/5，诸穴合用，以改善患者言语功能障碍。

（于天洋）

医案6　中风后肢体痉挛

吴某，男，53岁，2016年6月16日就诊。

【主诉】

左上肢屈曲痉挛2月余。

【现病史】

患者于2个月前无明显诱因出现左侧肢体活动不利，言语不清，行走不能，家属将其送往某三甲医院就诊，诊断为脑梗死，予以对症治疗，病情稳定后出院。现遗留左侧肢体活动不利，左上肢屈曲痉挛、麻木，呈"挎篮"状，行走困难，心烦失眠，盗汗，腰脊酸软，饮食尚可，二便可。

【查体】

血压：147/85mmHg。神志清楚，上肢屈曲，呈"挎篮"状，左侧上肢肌张力增高，腱反射亢进，左侧上肢肌力Ⅲ级，左侧下肢肌力Ⅲ⁻级，左侧巴宾斯基征（+）。舌质红，苔少，脉沉细。

【诊断】

中医诊断：痉病（阴虚风动证）

西医诊断：痉挛性瘫痪

　　　　　脑梗死

【处方】

主病取穴：运动区、天井、臑外、中渚。

中风病取穴：髀关、伏兔、血海、阳陵泉、足三里、三阴交、太冲。

【操作】

运动区沿经脉循行向后刺至帽状腱膜下，并施以小幅度高频率重复捻转刺激达200转/分以上，每穴捻转2分钟。中渚直刺捻转得气后嘱患者做伸指动作，天井、臑外两穴直刺连接电针治疗仪，采用疏密波（2~100Hz）使肘关节做向前的伸展动作，余穴施以平补平泻手法，留针30分钟，每日治疗1次，连续治疗5日，休息2日，2周为一疗程。

【疗效观察】

针刺治疗1个疗程后，左侧上肢肌张力有所下降，上肢屈曲缓解。针刺治疗2个疗程后，左上肢肌张力明显降低，左侧上肢肌力Ⅲ$^+$级，左侧下肢肌力Ⅳ级。

【按语】

中风后肢体痉挛属中医学"痉病"范畴，为中风后窍闭神匿，神不导气，阴阳失衡，经络不通而致。西医学一般认为是由于低位中枢受高位中枢的调控抑制状态失衡，致前者的兴奋性增强，常表现为上下肢体的偏瘫痉挛状态，在上肢主要见于屈肌张力增高，上肢呈现"挎篮"样动作，腕关节、掌指关节、指间关节屈曲，手指难以张开。臑外穴是孙申田教授命名的自拟穴位，位于臂臑穴后3寸处，正当于三角肌的后方、肱三头肌的上部。臑外穴与天井穴合用刺激肱三头肌，带动前臂做伸展运动，以拮抗肱二头肌痉挛。中渚穴深部可刺激手部尺神经干，缓解手部屈肌群的肌张力。诸穴合用，平衡肢体肌张力，缓解肌痉挛，改善患者上肢运动功能。

（于天洋）

医案7 中风后血管性痴呆

郭某，男，74岁，2019年7月12日就诊。

【主诉】

反应迟钝，记忆力减退8个月。

【现病史】

患者8个月前无明显诱因出现头晕，左侧肢体活动不利，头颅MRI检查示脑梗死，前往当地所在医院就诊，给予改善循环、营养神经等对症治疗，病情稳定后出院。现患者表情淡漠，反应迟钝，记忆力减退，偶有强哭强笑，烦躁易怒，不能正确识别家人，定向力差，遗留左侧肢体活动不利，面赤颧红，潮热盗汗，腰膝酸痛，寐差，大小便尚可。

【查体】

血压：150/93mmHg。神清语笨，计算力差（100－7＝93，93－7=?），左侧上肢肌力Ⅲ级，下肢肌力Ⅳ级，左侧巴宾斯基征（＋），双掌下颌反射（＋）。舌红少苔，脉细数。

【辅助检查】

头颅MRI检查示：脑梗死，皮质下白质脑病，脑萎缩。MMSE评分：11分。

【诊断】

中医诊断：痴呆（肝肾阴虚证）

西医诊断：血管性痴呆

　　　　　脑梗死

【处方】

主病取穴：百会、神庭、本神、神门、内关、太冲、光明、太溪、飞扬。

中风病取穴：运动区、风池、完骨、肩髃、曲池、手三里、合谷、髀关、伏兔、血海、阳陵泉、足三里、三阴交、太冲。

【操作】

于百会、神庭、本神处沿经脉循行向后刺至帽状腱膜下，并施以小幅度高频率重复捻转刺激达200转/分以上，每穴捻转2分钟，余穴施以平补平泻手法，留针30分钟，每日针刺1次，连续治疗5日，休息2日，2周为一疗程。

【疗效观察】

针刺治疗1个疗程后，患者左侧上肢肌力Ⅲ⁺级，下肢肌力Ⅳ⁺级，记忆力及定向力稍有恢复；针刺治疗2个疗程后，患者计算力改善，能够识别家人，MMSE量表评分为21分，左侧上肢肌力Ⅳ级，下肢肌力Ⅳ⁺级。

【按语】

血管性痴呆属中医学"痴呆"范畴，是一种严重影响老年人生活能力和身心健康的常见疾病，由于脑部小血管病变堵塞而致脑组织神经细胞受损，与记忆、智能相关结构受到影响有关，常表现为定向力、计算力减退，淡漠少语，记忆力减等。本病病位在脑，病机责之于心、肝、肾。多由于禀赋不足，肝肾亏虚，劳乏过度等导致精血亏虚，髓海失充。本案选取百会、神庭、本神、神门、内关以调心、脑之神；又基于原络通经针法选取肝和胆经、肾和膀胱经的原穴及络穴，调和肝胆，补益心肾，诸穴合用可达醒脑开窍、调神益智之功。

（于天洋）

医案8　中风后足内翻

赵某，男，56岁，2022年6月15日就诊。

【主诉】

右侧足部内翻3月余。

【现病史】

患者于3个月前无明显诱因出现头晕，右侧肢体活动不利，家属将其送往某综合医院就诊，诊断为脑梗死，予以对症治疗，病情稳定后出院，为求系统中医针灸康复治疗，遂来我院就诊。现患者右侧下肢痿软无力，足部内翻，行走困难，右侧上肢活动不利，偶有烦躁易怒，眼干涩，腰脊酸软，饮食尚可，睡眠欠佳，大小便可。

【查体】

血压：138/85mmHg。神清语利，步态异常，右侧上肢肌力Ⅳ级，下肢肌力Ⅲ级，右侧巴宾斯基征（＋）。舌质红，苔少，脉沉细。

【辅助检查】

头颅MRI检查示：脑梗死。

【诊断】

中医诊断：痿证（肝肾亏虚证）

西医诊断：足内翻

　　　　　脑梗死

【处方】

主病取穴：足三里、阳陵泉、丰隆、悬钟、解溪、丘墟、太冲。

中风病取穴：运动区、风池、肩髃、曲池、手三里、外关、合谷、髀关、伏兔、血海。

【操作】

运动区沿经脉循行向后刺至帽状腱膜下，并施以小幅度高频率重复捻转刺激达200转/分以上，每穴捻转2分钟；足三里、丰隆、太冲、悬钟直刺，阳陵泉针尖方向朝向腓骨小头下方，解溪针尖方向朝向外踝尖，丘墟透照海。采用电针连续波疏波（约2Hz），连接阳陵泉与丘墟、丰隆与解溪、足三里与悬钟，刺激下肢外侧肌群，使下肢出现小幅度的背屈、外旋动作，强度以患者耐受为度，刺激量不宜过大。余穴施以平补平泻手法，留针30分钟，每日针刺1次，连续治疗5日，休息2日，2周为一疗程。

【疗效观察】

针刺治疗1个疗程后，患者足内翻症状略减轻，右侧上肢肌力Ⅳ级，下肢肌力Ⅳ级；针刺治疗2个疗程后，足内翻症状基本改善，行走较平稳，右侧上肢肌力Ⅳ⁺级，下肢肌力Ⅳ⁺级。

【按语】

脑卒中患者因大脑损伤，支配踝关节周围的肌肉与韧带组织的神经功能紊乱，胫前肌群和（或）胫后肌群功能障碍而肌力失衡，即下肢肌肉内侧拘急而外侧迟缓，致使出现足内翻的症状，主要表现为足内侧拘挛、足跖屈、背伸困难、行走时足外缘着地等。足内翻患者踝关节稳定性差，行走功能受限，易跌倒；若长期缺乏正确、有效的锻炼，形成关节畸形则严重影响患者下肢功能的恢复。《素问·阴阳应象大论》

指出："善用针者，从阴引阳，从阳引阴。"本案将阳陵泉与丘墟、丰隆与解溪、足三里与悬钟组成三组穴对，调节针刺深度与方向，令足背屈、外旋，调整患足背屈时拮抗肌与原动肌的不平衡状态，从而纠正足内翻，改善站立及行走功能。

（于天洋）

医案9　中风后足下垂

李某，女，68岁，2018年9月20日就诊。

【主诉】

右侧足部下垂无力1年余。

【现病史】

患者于1年前无明显诱因出现右侧肢体活动不利，伴头晕头痛，肢体麻木无力，走路不稳，于某三甲医院确诊为脑梗死，予以对症治疗（具体用药及用量不详），病情稳定后出院，为求中医针灸康复治疗，遂来我院就诊。现患者右侧肢体活动不利，足弓下垂，不能背伸，足尖拖地，神疲乏力，动则气喘，不思饮食，大便溏，小便可，睡眠正常。

【查体】

神清语利，查体合作，跨阈步态，右足背动脉搏动正常，右上肢肌力Ⅲ级，下肢肌力Ⅱ级。舌质淡，苔薄白，脉沉细弱。

【诊断】

中医诊断：痿证（气血亏虚证）

西医诊断：足下垂

　　　　　脑梗死

【处方】

主病取穴：足三里、阳陵泉、丰隆、悬钟、解溪、丘墟、太冲。

中风病取穴：运动区、风池、肩髃、曲池、手三里、外关、合谷、髀关、伏兔、血海。

【操作】

运动区沿经脉循行向后刺至帽状腱膜下，并施以小幅度高频率重复捻转刺激达200转/分以上，每穴捻转2分钟；电针连续波疏波（2Hz）连接足三里与太冲、阳陵泉与解溪，使足部出现小幅度的背伸动作，余穴施以平补平泻手法，留针30分钟，连续治疗5日，休息2日，2周为一疗程。

【疗效观察】

针刺治疗1个疗程后，患者自觉足背伸幅度较前增大，乏力症状缓解。继续针刺治疗1个疗程后，患者跨阈步态明显缓解，下肢肌力恢复至Ⅳ级，足背伸功能基本恢复。继续巩固治疗2个疗程后，患者痊愈。

【按语】

本案患者为老年女性，因患中风致肢体活动不利，日久痿废不用，而发本病。治疗基于局部解剖学基础，刺激支配足背伸的肌群，恢复肌肉正常功能。从中医学理论来看，取"治痿独取阳明"之旨，从脾胃肝肾论治，取足三里、阳陵泉、丰隆、悬钟等穴，通调气血，振奋阳明之脉，充气血化生之源以养筋肉。解溪、丘墟位于足踝部，起针刺近治作用。太冲为肝经之输穴、原穴，益肝柔筋。诸穴并用，益脾胃，充精血，故足下垂愈。

（于天洋）

医案10　中风后平衡功能障碍

陈某，男，47岁，2020年7月2日就诊。

【主诉】

头晕，站立不稳，步行困难1个月，加重1周。

【现病史】

患者1个月前无明显诱因突然出现头晕，站立不稳，步行困难，伴左侧肢体麻木无力。经头颅MRI检查示脑梗死，给予对症治疗病情稳定后出院。1周前上述症状加重。为求系统中医针灸康复治疗，遂来我院就诊。现患者站立时身体大幅度摇晃，闭目则摇摇欲坠，行走时跟跄步态，面色少华，倦怠乏力，食欲减退，睡眠欠佳，二便尚可。

【查体】

神志清楚，查体合作。血压：130/82mmHg。左上肢肌力Ⅴ级，下肢Ⅴ级。左侧巴宾斯基征（＋）、指鼻试验（＋）、轮替试验（＋）、掌下颌反射（＋）。舌淡，苔白，脉细。

【辅助检查】

头颅MRI检查示：左侧小脑梗死灶，脑室增宽，轻度脑萎缩。

【诊断】

中医诊断：骨摇（气血亏虚证）
西医诊断：小脑性共济失调
　　　　　脑梗死

【处方】

平衡区、晕听区、风池、完骨、天柱、内关、合谷、血海、足三里、三阴交、申脉、照海、太冲。

【操作】

针刺平衡区、晕听区后，施以小幅度高频率重复捻转刺激达200转/分以上，每穴捻转2分钟；余穴施以平补平泻手法。留针30分钟，每日针灸1次，连续治疗5日，休息2日，2周为一疗程。

【疗效观察】

针刺治疗1个疗程，患者自觉头晕减轻，闭目头晕稍减轻，站立时仍左右摇摆，行走跟跄。针刺治疗2个疗程后，患者自觉头晕症状消失，闭目站立可坚持1~2分钟，略有身体晃动；行走时身体微前倾，步伐略快于常人。

【按语】

平衡功能障碍属中医学中"中风""骨摇"范畴，其病机可概括为肝肾不足、气滞血瘀、气血亏虚、痰浊湿阻所致髓海不充、阴阳失衡。本案患者系因小脑梗死所引发的平衡功能障碍。小脑是维持与调节人体姿势精确运动的中枢器官，小脑损害则表现为相应的运动障碍及平衡障碍。本案以头针与项针为主，结合经颅重复针刺刺激疗法对中风后平衡功能障碍进行治疗。经颅重复针刺刺激疗法的应用可激发平衡区和晕听区所对应的大脑皮层功能，促进神经功能恢复，进而达到治疗平衡障碍的目的。项针选取风池、完骨、天柱，此三穴为足少阳与足太阳经穴，位于项部，既能循经通脑窍养精髓以调衡，又能改善后循环供血以利小脑的恢复。此外，体针选取八脉交会穴申脉、照海两穴，相配可共同调整阴阳跷脉平衡从而调节躯体的随意运动与不随意运动，诸穴配伍使经络气血得复，眩晕、麻木、平衡障碍等症自消。

（于天洋）

医案11　中风后延髓麻痹

张某，男，59岁，2015年3月12日就诊。

【主诉】

吞咽困难1月余。

【现病史】

患者于1个月前无明显诱因出现左侧肢体活动不利，饮水呛咳，吞咽困难，言语笨拙，不伴头晕，不伴头痛，不伴意识障碍，家属紧急送往当地某医院，行头颅CT检查示脑干梗死，住院予对症治疗（具体用药用量不详），经治疗后症状好转，今为求中医康复治疗来我门诊。现患者鼻饲饮食，左侧肢体活动不利，语言不清，小便可，大便溏，寐差。

【查体】

神清语笨，双侧咽反射存在，左侧上肢近端肌力Ⅲ级，远端肌力Ⅱ级，左下肢肌力Ⅲ级，左掌下颌反射（＋），左侧巴宾斯基征（＋），舌质白，苔白腻，脉沉细。

【辅助检查】

头颅CT检查示：脑干梗死。

【诊断】

中医诊断：喑痱（痰湿阻络证）

西医诊断：假性延髓麻痹

　　　　　脑梗死

【处方】

主病取穴：于氏头穴顶区、顶前区、金津、玉液、风池、天柱、完骨、哑门、列缺、内关、公孙、照海、丰隆。

中风病取穴：运动区、肩髃、曲池、手三里、合谷、髀关、伏兔、血海、阳陵泉、足三里、三阴交、太冲。

【操作】

头针采用头穴丛刺法，同时嘱患者进行吞咽动作，得气后长留针8小时，每隔2小时捻转一次。令患者张口，速刺金津、玉液穴。用电针连接风池与天柱，选择连续波疏波（2Hz），强度以患者耐受为度。体针均予常规针刺。留针30分钟，每日治疗1次，每周治疗5天，休息2天，1周为一疗程。

【疗效观察】

针刺治疗2个疗程后，患者自述吞咽困难症状好转，偶有呛咳。继续治疗2个疗程后，患者可自行进食半流食，语言清晰度提高。继续巩固治疗4个疗程后，患者恢复正常饮食，饮水无呛咳，拔除鼻饲管。

【按语】

延髓麻痹是卒中常见并发症，病变损害双侧皮质脑干束，主要出现吞咽困难、声音嘶哑、发声困难、进食困难、饮水呛咳等表现，属中医"喑痱""喉痹"范畴，其病位在脑，其病因多与痰湿、瘀血有关，阻滞脑络、舌咽诸窍，发为本病。本案患者年老体衰，正气不足，脾失健运，日久聚湿生痰，上扰于脑，蒙蔽脑窍，发为吞咽障碍。治疗当涤痰止呛，安神益智。脑为元神之府，选取于氏头穴顶区、顶前区，运用丛刺法，醒神益智。选取颈项部风池、天柱、完骨和哑门穴，促进神经功能的修复，解除血管痉挛，改善血液循环，促使脑干传导通路和脑血管侧支循环的重建。体针选取八脉交会穴内关配公孙、列缺配照海，是公认的治咽要穴，能够止呛利咽。再根据辨证取穴，配合治湿要穴丰隆，诸穴共用，病症自除。

（于天洋）

医案12 中风后排尿障碍

葛某，女，62岁，2021年8月17日就诊。

【主诉】

小便失禁1月余。

【现病史】

患者于1个月前无明显诱因出现左侧肢体活动不利，二便失禁，家属紧急送其去某院行头颅MRI检查，结果示右侧脑梗死，入院给予改善循环、营养神经等治疗（具体用药用量不详），经治疗后肢体活动不利和排便症状好转，但仍遗留小便失禁症状，今为求中医针灸治疗来我门诊。现患者小便失禁，左侧肢体活动不利，面色少华，腰膝酸软，饮食可，寐差，大便正常。

【查体】

左侧上肢近端肌力Ⅲ级，远端肌力Ⅳ⁻级，下肢肌力Ⅲ级，左侧巴宾斯基征（＋）。感觉系统查体：左侧半身痛觉减退。舌体红，少苔，脉沉弱。

【辅助检查】

头颅MRI结果：右侧脑梗死。

【诊断】

中医诊断：遗尿（肾虚不固证）

西医诊断：尿失禁

　　　　　脑梗死

【处方】

主病取穴：足运感区、中极、归来、气冲、气海、关元、三阴交、太溪。

中风病取穴：运动区、肩髃、曲池、手三里、外关、合谷、髀关、伏兔、血海、阳陵泉、足三里、丘墟、太冲。

【操作】

足运感区施以经颅重复针刺刺激疗法，膀胱体表相应投影区域围刺，取中极、归来、气冲，捻转得气后，将双侧归来穴及气冲穴连接电针，选择连续波疏波（2Hz），强度以患者耐受为度。其余穴位予直刺后平补平泻法。共留针30分钟。每日治疗1次，每周治疗5天，休息2天，1周为一疗程。

【疗效观察】

患者针刺治疗2个疗程后，小便偶有失禁，基本可以自行控制。继续针刺治疗2个疗程后，患者小便恢复正常。

【按语】

本案患者脑梗死合并小便失禁，治疗时首先选取头部足运感区，其为旁中央小叶在大脑皮质的投射区，为尿便高级中枢。进针后采用经颅重复针刺刺激疗法，刺激大脑皮质尿便中枢，通过上神经元调节二便。从中医经脉理论来看，足运感区的位置与通天穴相近，其内为督脉，其外为膀胱经，针刺可振奋两经经气，鼓舞一身之阳，膀胱开合有度，小便自利。选取膀胱体表投影区穴位中极、归来、气冲穴，五穴针刺方向均朝向耻骨联合，并且加上电针加强刺激，运用围刺法可激发循行经过膀胱的任脉、足少阴经、足太阴经、足阳明经的经气，达到固摄小便、补肾通经的作用。足三里、气海、关元、太溪穴可补益气血，调整阴阳。

（于天洋）

医案13　中风后便秘

常某，男，71岁，2020年6月12日就诊。

【主诉】

排便困难1年余。

【现病史】

患者于1年前无明显诱因出现左侧肢体活动不利，言语笨拙，于某院行头颅MRI检查示右侧基底节区脑梗死、脑萎缩，以"脑梗死"收入院进行系统治疗，患者在住院期间开始出现排便困难，大便2~3日一行，于家中自行口服对症药物后便秘略缓解，去往外院接受灌肠、开塞露等外治法，病情仍未见明显好转，今为求中医针灸治疗来我处。现患者排便困难，左侧肢体活动不利，神疲乏力，面色萎黄，形体消瘦，语声低微，食欲不振，大便2~3日一解，小便正常，睡眠可。

【查体】

腹软，无压痛及反跳痛，肠鸣音减弱。左上肢肌力Ⅳ级，下肢肌力Ⅳ级。舌淡，苔白少津，脉细。

【辅助检查】

头颅MRI结果：右侧基底节区脑梗死、脑萎缩。

【诊断】

中医诊断：便秘（气虚津亏证）

西医诊断：便秘

　　　　　脑梗死

【处方】

主病取穴：关元、天枢、大肠俞、小肠俞、气海、足三里。

中风病取穴：运动区、肩髃、曲池、手三里、外关、合谷、髀关、伏兔、血海、阳陵泉、三阴交、太冲。

【操作】

大肠俞、小肠俞进针得气后，行提插捻转补法，速刺不留针。天枢、关元、气海、足三里进针得气后，施加提插捻转补法。电针连接双侧天枢穴，选用连续波疏波（约2Hz），强度以患者能耐受为度，留针30分钟。每日治疗1次，每周治疗5天，休息2天，1周为一疗程。

【疗效观察】

针刺治疗2个疗程后，排便困难症状缓解，3日一解，食欲好转。继续针刺治疗2个疗程后，患者自述大便规律，1日一解，排便时间较固定，基本恢复正常。

【按语】

本案患者属于"便秘"之"虚秘"。患者老年男性，长期瘫痪卧床，故"久卧伤气"，以致气虚血少，脾虚失运，大肠的传导功能依赖于胃气的通降功能，脾胃气机失调，大肠传导异常，日久糟粕难出，结于肠道而成便秘。治宜补气养津，调理肠腑。依据俞募配穴理论，俞募穴为脏腑之气流注之处，两者经气相通，一阴一阳，相互协调。选取大肠、小肠之俞穴大肠俞、小肠俞，以及大肠、小肠之募穴天枢、关元。天枢属胃经，又为大肠经募穴，主治中下焦的腹腔疾患，能通经行气，调理肠腑传化。关元是人体足三阴经在任脉的交会点，为强壮要穴，关乎一身元气所行出入，具有培元固本、补益下焦之功，能调补肠腑元气不足。再配以补充正气、补益脾胃的气海、足三里穴，疗效确切。

（于天洋）

医案14　中风后便秘

王某，男，67岁，2018年3月12日就诊。

【主诉】

排便困难1月余。

【病史】

患者2个月前无明显诱因出现右侧肢体活动不利，不能步行，家属立即将其送至当地某三甲医院就诊，行磁共振检查，诊断"脑梗死"，给予对症药物治疗（具体用药及剂量不详），病情改善后出院，遗留右侧肢体不利。1个月前因长期卧床后出现排便困难，服用乳果糖等药物不见好转，为求进一步中医系统治疗，遂来我门诊。现患者右侧半身不遂，形体消瘦，两颧红赤，大便三四日一行，粪便干燥坚硬，排便困难，饮食量少，心烦少眠。

【查体】

腹部外形平坦，无局部隆起，腹壁柔软，无压痛，无反跳痛。右上肢肌力Ⅳ级，右下肢肌力Ⅲ级。血压：115/83mmHg。舌红少苔，脉细数。

【辅助检查】

头MRI示：脑梗死。

【诊断】

中医诊断：便秘（阴虚秘）

中风（阴虚风动证）

西医诊断：便秘

脑梗死

【处方】

耳穴：大肠、胃、脾、三焦、交感。

基础取穴：百会、运动区、肩髃（患侧）、曲池（患侧）、手三里（患侧）、外关（患侧）、合谷（患侧）、髀关（患侧）、伏兔（患侧）、血海（患侧）、阳陵泉（患侧）、三阴交（患侧）、太冲（患侧）。

【操作】

耳穴揿针治疗。首先用75%乙醇棉签消毒患者的整个耳郭待干，然后用小的持物镊夹住耳揿针胶布边缘，将其从耳揿针容器中取出，对准上述双侧耳穴后按压固定，由轻至重地按压耳揿针以刺激耳穴，以患者局部出现酸、麻、胀、痛、热感为宜。嘱患者早晚各按压耳穴10分钟,每日1次,每周治疗5天,休息2天,1周为1个疗程。

【疗效观察】

针刺治疗4个疗程后,患者便秘症状明显减轻,排便时稍用力即可排出,一两日一行;继续治疗2个疗程后,患者便质转润,解时通畅,排便规律,一日一行。

【按语】

中风后便秘,以中风后患者出现大便秘结不通,或排便周期延长,或粪质干结,或便而不畅为主要症状。《内经》中记载"大便不利""大便难",中风后便秘在中医学属于"便秘"范畴,病位主要责之大肠。《灵枢·口问》:"耳者,宗脉之所聚也。"耳穴揿针疗法通过调理耳穴宗筋,对人体脏腑系统的功能起到调节作用,可促进胃肠道蠕动、改善胃排空等。患者为老年男性,素体阴虚,中风后久卧引起肠道传导失司,四诊合参属"阴虚秘"。耳穴大肠主治腹泻、便秘,因肺与大肠相表里,肺的宣肃功能得到恢复,能使腑气通利、气机调畅,以助通便。耳穴胃为治疗便秘的相应部位取穴,可调节胃肠运化功能;耳穴脾可改善腹胀、腹泻、便秘、食欲不振等症状;耳穴三焦主要与人体之三焦功能有关,取耳穴之三焦,有调节气机、泻热通经之功;耳穴交感主治自主神经功能疾病,可调节胃肠神经,促进胃肠蠕动。诸穴共治可调节脏腑气机,使肠道功能恢复,便秘症状得到改善。

(于天洋)

医案15　中风后视野缺损

黎某,男,61岁,2017年10月23日就诊。

【主诉】

右侧视物不全1个月。

【现病史】

患者于1个月前无明显诱因出现恶心头晕,视物不清,继而出现左侧肢体活动不利，无明显头晕，无视物重影，无肢体抽搐，家人紧急将其送至当地医院，行头颅MRI检查示多发脑梗死，予改善循环、营养神经治疗（具体药物及用量不详），病情缓解后出院。现遗留右侧视野缺损，影响正常行走，今为求进一步中医康复治疗来我门诊。现患者右眼视物不全，左侧肢体活动不利，偶感头晕，饮食可，寐差，二便调。

【查体】

神清语利，右侧视野缺损，双眼眼球运动正常，双侧瞳孔等大等圆，对光反射灵敏，左侧上肢肌力Ⅲ级，下肢肌力Ⅳ级，左侧巴宾斯基征（＋）。舌暗红，少苔，脉弦涩。

【辅助检查】

头颅MRI结果：多发脑梗死。

【诊断】

中医诊断：偏盲（气虚血瘀证）

西医诊断：视野缺损

脑梗死

【处方】

主病取穴：视区、风池、瞳子髎（患侧）、阳白（患侧）、四白（患侧）、太阳（患侧）、血海、丰隆、光明、太冲。

中风病取穴：运动区、肩髃、曲池、手三里、外关、合谷、髀关、伏兔、阳陵泉、足三里、三阴交、丘墟。

【操作】

头针予以经颅重复针刺刺激疗法，余穴予平补平泻法，共留针30分钟。每日治疗1次，每周治疗5天，休息2天，1周为一疗程。复方樟柳碱穴位注射瞳子髎、太阳，每穴1ml，每日治疗1次，2周为一疗程。

【疗效观察】

患者针刺治疗2个疗程后，右侧视野缺损面积减小至原来的1/2，左侧肢体活动不利症状缓解，停用复方樟柳碱。继续治疗2个疗程后，患者右侧视野缺损面积减小至原来的1/4。继续巩固治疗2个疗程后，患者右侧视野和肢体活动基本恢复正常。

【按语】

本案患者为脑梗死后出现单侧肢体活动不利，视野缺损，属中医学的"中风""暴盲"范畴。患者为老年男性，素体亏虚，其主要病机属气虚血瘀，络脉不通，眼目失养。治疗时选取视区，其下方是枕叶皮质，为视觉皮质中枢，主要用于治疗视力障碍及眼病，并施以经颅重复针刺刺激疗法，刺激神经元，恢复神经正常功能。后枕部血液供应主要靠双侧的椎-基底动脉，针刺风池穴能改善后枕部的缺血状态，有利于视觉的恢复。《灵枢》云："太阳为目上纲，阳明为目下纲。"选取眼周穴位瞳子髎、阳白、四白、太阳，可疏通眼部经络气血。光明是治疗眼疾效穴，配以血海、丰隆、太冲，可益气养血，活络明目。

（于天洋）

医案16　中风后睡眠障碍

李某，男，71岁，2021年9月1日就诊。

【主诉】

入睡困难3月余。

【现病史】

患者3个月前无明显诱因出现左侧肢体活动不利，伴半身麻木，头晕头痛，不伴饮水呛咳，不伴意识障碍，家属紧急送其去往当地医院，行头颅MRI诊断为脑梗死，予以改善脑代谢、营养脑细胞等治疗，症状好转后出院，今为求中医药治疗来我处。现患者左侧肢体活动不利，言语笨拙，入睡困难，每日睡眠时长3~4小时，多梦易醒，心情抑郁，善太息，心悸健忘，神疲乏力，大便溏。

【查体】

神清语笨，焦虑面容，左上肢肌力Ⅲ级，下肢肌力Ⅳ级，左侧巴宾斯基征（＋）。舌淡，苔薄白，脉细弱。

【辅助检查】

头颅MRI检查示：脑梗死。

【诊断】

中医诊断：不寐（心脾两虚证）

西医诊断：失眠

　　　　　脑梗死

【处方】

主病取穴：百会、神庭、本神、安眠、三阴交、内关、神门、足三里、太白。

中风病取穴：运动区、肩髃、曲池、手三里、髀关、伏兔、阳陵泉、丘墟、太冲。

【操作】

百会、神庭、本神予小幅度高频率捻转刺激，转速达200转/分以上，每穴操作2分钟。安眠、太白、足三里进针得气后行捻转补法，余穴平补平泻。电针连接双侧安眠、神庭穴，选用连续波密波（约100Hz），以患者可耐受为度。共留针30分钟，每日治疗1次，每周治疗5天，休息2天，1周为一疗程。

【疗效观察】

针刺治疗2个疗程后，患者睡眠时长可达5~6h，自觉焦虑情绪缓解，头晕缓解，便溏减轻。继续针刺治疗2个疗程后，患者痊愈。

【按语】

失眠尚属于中医学的"不寐"范畴，多因情绪改变、劳累等诱发。本案患者罹患中风，长期卧床，忧思过度，损伤心脾而致不寐。治疗时选取神庭、本神，该区相当于大脑的额极部，与情感密切相关，善治情志疾病。安眠乃治疗失眠效穴，神门、三阴交、内关共用安神解郁，同时配伍脾经太白、胃经足三里等穴补益脾胃。诸穴共用可以改善患者情志，调整气血经络，解郁安神。

（于天洋）

医案17　中风后焦虑障碍

张某，女，56岁，2015年11月23日就诊。

【主诉】

焦虑不安1年余。

【现病史】

患者于1年前无明显诱因出现头晕恶心，左侧肢体活动不利，不伴意识障碍，于当地医院就诊后行头颅MRI检查诊断为脑梗死，住院予以西医治疗（具体用药用量不详），出院后仍遗留左侧肢体活动不利症状，同时伴有惊恐不安，畏惧社交，紧张气促，今为求中医综合诊治来门诊。现患者左侧肢体活动不利，焦虑不安，难以入睡，畏惧人群，胸闷气短，呼吸急促，偶有手颤，眼神闪烁，飘忽不定，善太息，口干口苦，脘腹胀闷，小便频，大便溏。

【查体】

神清语利，查体欠合作，焦虑面容。心率：112次/分。左上肢肌力Ⅲ级，下肢肌力Ⅲ级，左侧巴宾斯基征（＋），双侧腱反射存在。舌红，苔白腻，脉弦细数。

【辅助检查】

头颅MRI检查示：脑梗死；HAMA量表评分：25分。

【诊断】

中医诊断：郁证（肝郁脾虚证）
西医诊断：卒中后焦虑

【处方】

主病取穴：百会、神庭、本神、安眠、神门、内关、太冲、光明、隐白、丰隆。

中风病取穴：运动区、肩髃、曲池、手三里、合谷、髀关、伏兔、阳陵泉、足三里、三阴交、丘墟。

【操作】

百会、神庭、本神予小幅度高频率捻转刺激，转速达200转/分以上，其余穴位予平补平泻法。共留针30分钟，每日治疗1次，每周治疗5天，休息2天，1周为一疗程。

【疗效观察】

针刺治疗2个疗程后，患者自觉紧张情绪缓解，量表评分为12分。继续针刺治疗2个疗程后，患者焦虑情绪明显缓解，胸闷缓解，与旁人交流恢复正常，夜间可入睡6小时以上，量表评分为4分。继续巩固治疗2周后，患者痊愈。

【按语】

本案患者由于突发疾病，肢体活动不利，导致无法恢复正常生活，长期情志焦躁发为本病。中医学认为，焦虑症主要责之于心、肝、肾。"心为君主之官，神明出焉"，心为精神活动之大主。"胆为中正之官，决断出焉"，肝胆主精神活动中的决断、谋略。肾藏精为先天之本。故治疗时，依据原络通经针法，先针百会穴，百会穴为诸阳之会，针刺可一穴带多穴，一经带多经，配伍调心神、脑神的神庭、本神、内关、神门，起到心脑同调的作用。再选用肝经、脾经的原穴，配以相表里经的络穴，平衡阴阳气血。安眠穴可镇静安神，是治疗失眠的效穴。诸穴合用，调畅情志，消除焦虑。

（于天洋）

医案18 中风后呃逆

杨某，男，67岁，2016年9月12日就诊。

【主诉】

呃逆3日。

【现病史】

患者于10日前因与人争吵出现急性头晕呕吐，伴行走不稳，视物旋转，不伴有意识障碍，家属紧急送其去往外院，行头颅MRI检查示多发性梗死，医院予以对症治疗（具体用药及用量不详），发病1周后无明显诱因出现呃逆症状，频作不止，出院后走路不稳症状略见好转，呃逆仍未见缓解，在情绪紧张及生气后加重，反复发作，自行购买药物口服未见效，今为求中医药治疗来我院就诊。现患者呃逆连声频作，走路不稳，饮食减少，进食后呃逆加剧，泛吐清水，脘腹不舒，喜温喜按，手足不温，神疲乏力，大便溏，小便可，寐差。

【查体】

神清语利，面色少华，焦虑面容，呃逆频作，声音较低微，四肢肌力及肌张力正常，腱反射存在，双侧跟膝胫试验（＋）。舌质淡，苔白，舌体微有齿痕，脉沉细。

【辅助检查】

头颅MRI检查示：多发性脑梗死，脑萎缩。

【诊断】

中医诊断：呃逆（脾胃阳虚证）

西医诊断：膈肌痉挛

　　　　　脑梗死

【处方】

主病取穴：膻中、中脘、攒竹、内关、列缺、合谷、足三里、照海、太白、公孙、太冲。

中风病取穴：运动区、平衡区、风池、完骨、天柱、曲池、外关、阳陵泉、三阴交、丘墟。

【操作】

头针予以经颅重复针刺刺激疗法，内关、公孙、照海、列缺、太冲、合谷行泻法，同时嘱患者做腹式呼吸2~3分钟，膻中、中脘、攒竹予平补平泻法，太白、足三里行补法。留针30分钟，每日治疗1次，每周治疗5天，休息2天，1周为一疗程。

【疗效观察】

第1次治疗结束后，患者自觉胸胁胀满症状缓解。针刺治疗1个疗程后，患者呃逆症状明显好转，发作频率及持续时间明显减少。针刺治疗2个疗程后，患者痊愈。

【按语】

膈肌痉挛尚属于中医学"呃逆"范畴。中医学认为，呃逆的基本病机为中焦脾胃虚弱，胃失和降所致。本案患者年老，久病体虚，中阳不足，胃失和降，虚气上逆。治疗当温补脾胃，降逆止呃。攒竹及膻中穴为治疗呃逆之效穴，膻中为气会，可调理一身气机，宽胸利膈。又依据八脉交会穴取穴原则，选取公孙、内关，照海、列缺这两组穴位，配以四关穴合谷、太冲，共达宽胸利膈、舒解挛急之效。另选取足三里、中脘、脾经原穴太白补益后天之本，增强脾胃功能。

（于天洋）

第六章
其他疾病临证医案

神经系统疾病

医案1　外地口音综合征

张某，男，56岁，于2019年4月10日就诊。

【主诉】

言语不利、外地口音2个月。

【病史】

患者2个月前于晚饭后突然出现右侧肢体活动不利，伴有失语。遂立即在家人陪同下前往某综合医院就诊，行头颅CT检查后结合临床诊断为"脑梗死"，给予改善循环（具体药物不详）等对症治疗。治疗后第5天开始恢复语言功能，说话口音由普通话转为河南口音。经过4周治疗后，肢体功能恢复尚可，语言理解能力恢复，言语略笨拙，但口音仍为外地口音。该患者原籍为黑龙江省绥化市，15岁定居哈尔滨，说普通话41年，且家中无人说河南方言。为解决说话口音问题，遂来我院就诊。现患者神清语笨，精神倦怠，形体适中，口黏痰多，表情淡漠，饮食尚可，二便可，外地口音。

【查体】

神清语笨，肌力正常，四肢肌张力尚可，右侧巴宾斯基征阳性。舌淡，苔白腻，脉沉弦。

【辅助检查】

头颅CT检查示：左侧基底节区及左侧颞叶多发性脑梗死。

【诊断】

中医诊断：风懿（痰蒙清窍证）

西医诊断：外地口音综合征

　　　　　脑梗死

【处方】

百会、情感区、言语一区（健侧）、金津、玉液、廉泉、风池、内关（患侧）、通里（患侧）、丰隆（患侧）、三阴交(患侧)、太溪（患侧）、太冲（患侧）。

【操作】

穴位消毒后，选用华佗牌0.35mm×40mm一次性无菌针灸针，平刺百会、情感区（印堂直上2cm，及与目内眦直上平行的两个穴位）、言语一区（运动区下2/5），得气后快速捻转，频率200转/分以上，每穴持续时间2分钟；选用0.30mm×40mm一次性无菌针灸针，舌下快速点刺金津、玉液，不留针；余穴位均采用常规针刺手法，针刺得气后用电针治疗仪连接百会与言语一区、双侧风池穴、通里与内关穴、太冲与丰隆穴，选用连续波，频率调至约2Hz，电流强度大小以患者耐受为宜。每日治疗1次，每次30分钟，治疗5日为一疗程，疗程间休息2日。

【疗效观察】

连续治疗2个疗程后，患者语速提高，发音较清晰，但外地口音仍在。治疗4个疗程后，患者口音恢复如前，可以流利使用普通话进行交流。3个月后随访未见复发。

【按语】

外地口音综合征，是以患者改变平时说话口音，说另一种语言或口音为主要临床表现的疾病。其病机尚不明确，常发生于脑卒中后、脑肿瘤术后、脑外伤后等，中枢神经系统损害与本病的发病有密切联系。语言由大脑的优势半球所控制，大部分人优势半球是左侧大脑半球。该病为优势半球损伤，西医目前尚缺乏特效治疗的手段。中医学认为，该病属"风懿"范畴，由肾元亏虚，髓海不足，脑失所养而致。针对本患者应以调神醒脑、祛痰通络为治疗方法。头针选取百会、情感区、言语一区。百会为督脉经穴，能开窍醒脑，为治疗神志病及脑部疾病的主要穴位。情感区是额叶在头部的反应区，可改善患者认知、修复记忆，配合快速捻转强刺激，使脑部受损功能得以恢复，纠正错误的语言记忆。言语一区下方为运动性语言中枢，可加强患者言语相关肌群的运动功能，提高患者发音的准确性和语言的流利程度。舌为心之苗，内关归属心包经，上行络于舌本，通达气机以治喑、调神；通里为心经络穴，可宣通心气，为治疗失语的要穴；太冲为足厥阴经之原穴，可疏通气机开窍；丰隆可祛痰开窍。三阴交、太溪可养阴填髓，髓海充则脑窍明。

（郭颖）

医案2　糖尿病周围神经病变

孙某，男，68岁，2022年6月22日就诊。

【主诉】

双手厚重麻木3月余。

【病史】

患者患有2型糖尿病8年余，长年口服降糖药，空腹血糖控制不佳，空腹血糖在12.0~13.0mmol/L范围之间波动。3个月前患者出现双手麻木。曾就诊于某三甲医院，测空腹血糖为13.8mmol/L，血压132/87mmHg，双手粗触觉及痛温觉均减退，诊断为糖尿病末梢神经炎，给予诺和锐30R皮下注射（具体药物剂量不详），B族维生素口服（具体药物剂量不详）。治疗25日后，空腹血糖降至7.6~9.0mmol/L，双手麻木厚重感略有好转。今为求进一步中医针灸治疗，遂来我院就诊。现患者神志清楚，精神尚可，形体略瘦，倦怠乏力，消谷善饥，口干口渴，夜间盗汗，双手麻木，时有针刺样、手套样感觉，手部拘紧不适，小便频数。

【查体】

血压：121/89mmHg。双手痛温觉减退，伴有麻木厚重感，针刺样疼痛，手套样感觉异常，局部皮肤颜色如常，无压痛。舌红，少苔，脉细，尺脉弱。

【辅助检查】

双上肢肌电图检查示：感觉神经传导速度减慢，波幅降低。

空腹血糖：8.5mmol/L；餐后2小时血糖：13.6mmol/L。

【诊断】

中医诊断：痹病（肾阴虚证）

西医诊断：糖尿病周围神经病变

【处方】

手太阴肺经、手少阴心经、手厥阴心包经。

【操作】

局部皮肤常规消毒后，选用一次性无菌梅花针，叩刺手太阴肺经、手少阴心经、手厥阴心包经的手部循行部位，每经叩刺3~5遍，以皮肤微微潮红而不出血为度。隔日治疗1次，治疗5次为一疗程。

【疗效观察】

1个疗程后，患者双手麻木不适感减轻，仍残留少许针刺感。2个疗程后，患者双手感觉恢复正常，针刺样感觉消失。双上肢肌电图感觉神经传导速度略减慢，波幅正常。半年后随访症状未出现加重。

【按语】

糖尿病周围神经病变，是糖尿病最常见的并发症之一，因长期高血糖导致代谢紊乱和微血管病变而引起，以感觉和自主神经症状为主要临床表现。该病在中医学属于"痹病"范畴。本案患者患糖尿病8

年余，素体阴虚，加之饮食不节，内生燥热，燥热伤津，不能濡养经络肌肉筋骨，而致末梢处津亏血少失于濡润，出现双手麻木。中医辨证属于肾阴虚，筋脉失养。《灵枢·经脉》载："肺手太阴之脉，起于中焦，下络大肠……入寸口，上鱼，循鱼际，出大指之端。心手少阴之脉，起于心中，出属心系……抵掌后锐骨之端，入掌内后廉，循小指之内，出其端。心主手厥阴心包络之脉，起于胸中，出属心包……入掌中，循中指，出其端。"梅花针，皮肤针的一种，是针头呈小锤状的一种针具，由针柄和莲蓬状的针盘组成，可通过叩刺皮部以疏通经络，调和气血，促进机体恢复正常，从而达到防治疾病的目的。故选梅花针沿此三经循行线进行轻度叩刺，刺络能输送营卫气血，渗灌濡养周身，可改善局部气血运行，"瘀血去而新血生"，使经脉得养则麻木自除。

（郭颖）

医案3 肌紧张性头痛

刘某，男，32岁，2017年9月25日就诊。

【主诉】

双侧头部闷胀疼痛1个月，加重2日。

【病史】

患者1个月前无明显诱因出现双侧头部闷胀拘紧不适，继而疼痛，双侧颈枕部肌肉酸痛。就诊于某综合医院，行头颅CT检查未见异常。经颅多普勒检查示：未见血管痉挛。颈椎X线片示：颈椎生理曲度略改变。口服止痛药物治疗（具体药物剂量不详），症状略有改善。2日前，患者头胀痛拘紧感加重，自行服药后症状无明显缓解，为求中医药治疗，遂来我院就诊。现患者双侧头部持续性胀痛、钝痛，伴有头部的压迫感、头周紧箍感；颈肩局部肌肉紧张，旋转颈部时较明显，疼痛部位肌肉有压痛点，伴僵硬感，身体困重，睡眠较差，饮食正常，大便黏腻。

【查体】

形体适中，头痛昏蒙沉重，胸脘满闷，舌体胖大，舌边有齿痕，苔白腻，脉滑。

【辅助检查】

颈椎X线片示：颈椎生理曲度略改变。头颅CT检查示：未见异常。

【诊断】

中医诊断：头痛（痰湿阻络证）

西医诊断：肌紧张性头痛

【处方】

百会。

【操作】

局部穴位常规消毒，采用一次性无菌梅花针，以百会穴为中心，呈扇形叩刺，每一针叩刺的距离在0.5~0.8cm之间，强度以中度为宜。叩至皮肤潮红或微微渗血，再使用75%酒精棉球擦拭渗出血液，每次叩刺3~5遍。每日治疗1次，治疗5次为一疗程，疗程间休息2日。

【疗效观察】

1个疗程后，患者自觉双侧头部压痛、紧箍感显著减轻，颈枕部肌肉紧张度下降，夜间睡眠改善。2个疗程后，患者头痛消失，颈枕部无不适感。3个月后随访未见复发。

【按语】

肌紧张性头痛又称为紧张型头痛、压力性头痛，属于中医学"头痛"范畴。本案患者双侧头部拘紧不适，大便黏腻，舌苔白腻，当属于痰湿体质。《丹溪心法·头痛》论："头痛多主于痰。"若长期饮食无度，恣食肥甘厚味则易致脾胃纳运失常，痰浊、水湿内生，聚而成痰、成饮，蒙蔽清窍，故头痛，头周有紧张感。痰湿属阴邪，治之当运行局部气血，使经络气血通畅则疼痛自止。根据"内病外治，治从十二皮部"中医学理论，采用梅花针叩刺，通其经脉，调其血气，营其逆顺出入之会。本案病变部位为头部经脉循行所过，对其循行区域进行梅花针中度叩刺，可起到显著效果。头部经气得以舒展，清阳得升，痛止神安。

（郭颖）

医案4　紧张性头痛

胡某，男，32岁，2015年6月10日就诊。

【主诉】

头痛半月余，加重1日。

【病史】

患者半个月前无明显诱因出现头部胀痛，有压迫感，双侧太阳穴或前额部疼痛明显，后每遇情绪紧张时，头痛症状加重，未予重视。1日前因工作焦虑，再次出现前额部疼痛难忍，呈紧缩感，影响工作及日常生活，遂来我院就诊。现患者前额部疼痛难忍，头痛如裹，呈紧箍感，日常活动头痛无加重，无恶心呕吐，无畏光畏声，口黏口苦，饮食及睡眠欠佳，大便黏腻不爽，小便尚可。

【查体】

精神欠佳，表情痛苦，舌质红，苔黄腻，脉弦数。

【辅助检查】

头颅CT示：未见明显异常。

【诊断】

中医诊断：头痛（痰湿郁热证）
西医诊断：紧张性头痛

【处方】

督脉、足太阳膀胱经。

【操作】

嘱患者正坐位或俯卧位，叩刺皮区常规消毒，循所选经脉头部循行部位呈伞状叩刺，施以中等力度手法，即患者有轻度痛感，局部皮肤有潮红，用双手挤压出微量渗血。每日治疗1次，治疗5日，休息2日为一疗程。

【疗效观察】

治疗2次后，患者前额部头痛明显减轻，紧张收束感减弱。连续1个疗程，患者头痛基本消失，继续治疗2个疗程，头痛未复发，结束治疗。

【按语】

紧张性头痛属于中医学"头风""头痛"等范畴。《医碥·头痛》载："头为清阳之分，外而六淫之邪气相侵，内而脏腑经脉之邪气上逆，皆能乱其清气，相搏击致痛，须分内外虚实。"故外因无外乎风、火、痰、瘀。六淫邪气上扰清窍以致气血运行不畅，头部经络阻滞脑络痹阻则不通则痛；内因多受肝肾脾机能影响，三脏感邪而致气血阻滞，脑络失养则不荣则痛。本案患者平素情绪易激动，且素有痰湿，经络气血逆乱，津液输布失司，阳郁于上，脑络痹阻故头痛，又以前额部疼痛为主，故取其循行所过之经——督脉与足太阳膀胱经。并根据"内病外治，治从十二皮部"采用梅花针叩刺，通其经脉，调其血气，营其逆顺出入之会，达到"菀陈则除之"的治疗目的，从而有效缓解紧张性头痛。

（郭颖）

医案5 脑鸣

李某，女，46岁，2020年8月27日就诊。

【主诉】

脑中鸣响1月余。

【病史】

患者1个月前无明显诱因出现眩晕伴呕吐，后枕部如蝉鸣，赴当地某医院就诊，头部CT提示未见明显异常，诊断为"脑供血不足"，予以对症治疗后，眩晕症状明显改善，后枕部蝉鸣音未见明显好转，为求中医针灸治疗，遂来我门诊就诊。现患者无头晕头痛，脑鸣如蝉，夜间加重，以致入睡困难，半夜醒后难以再次入睡，心烦，盗汗，食欲欠佳，口苦，小便调，大便一两日一行。

【查体】

精神欠佳，面容焦虑，舌红绛，少苔，脉弦数。

【辅助检查】

头颅CT示：未见明显异常。

颈椎CT示：颈椎退行性改变，$C_4 \sim C_7$椎间盘突出。

【诊断】

中医诊断：脑鸣（肝肾阴虚证）

西医诊断：脑供血不足

　　　　　颈椎病

【处方】

四神聪、风池、完骨、翳风、$C_4 \sim C_7$颈夹脊、外关、合谷、中渚、后溪、足三里、三阴交、太溪、昆仑、悬钟、太冲。

【操作】

四神聪施加小幅度高频率重复捻转刺激，达200转/分以上，行针每穴约2分钟，余穴平补平泻，以得气为度，留针30分钟，每日治疗1次，每周治疗5次，休息2日，1周为一疗程。

【疗效观察】

治疗1个疗程后，患者自觉睡眠情况改善，夜间不易惊醒。继续治疗2个疗程后，患者自觉脑鸣减弱，音调较前低沉，入睡情况好转。治疗4个疗程后，患者脑鸣基本消失，心烦明显缓解，睡眠较沉，每晚睡眠时长约7小时。

【按语】

脑鸣为中医学病名，其症状与耳鸣相似，但往往不合并听力障碍，主要表现为脑部有如呼啸声、潮水声、蝉鸣声、蟋蟀声等鸣响之声，声音自脑后枕部及两侧颞部传来，或有间断交杂，绵绵不绝，回荡不休，严重影响患者的工作生活，易使患者产生焦虑、烦躁情绪。脑鸣发病主要责之肝、脾、肾三脏，肾精不充，髓海空虚，肝肾不足，虚阳上扰则致脑鸣。《太平圣惠方》载"神聪四穴，理头风目眩，狂乱痫痫……针入三分"，前后神聪位于督脉之上，左右神聪又旁及肝经支脉，针刺此穴以"理头风"，发挥清头明目、调和阴阳之用。取风池、完骨、翳风以疏通气血，达内风、外风同驱之效；又因患者颈椎存在退行性改变与椎间盘突出，相关研究表明针刺颈夹脊穴可调整毛细血管的通透性，改善血流速度，还可以反射性扩张脑部动脉，改善局部缺氧缺血状态，故取颈夹脊以调理颈部经气，达活血通经之效，并取远端肝、脾、肾三经腧穴，总络三经以调肝益脾滋肾，共奏调脏通经、醒脑逐鸣之功。

（郭颖）

医案6　脊髓炎

李某，男，38岁，2014年6月17日就诊。

【主诉】

双下肢无力10余日。

【病史】

患者10余日前因外感风寒出现感冒发热，头痛，咽喉肿痛，自行口服感冒药"快克"，症状未见缓解。3天后出现胸背部疼痛，双下肢麻木无力，无法站立行走，遂就诊于某三甲医院。入院后行脊髓MRI检查示：T_2~T_8节段脊髓肿胀及不均匀的长T1、长T2信号。脑脊液涂片检查示：脑脊液中见白细胞，蛋白含量轻度增高。血常规示：白细胞增高，血沉加快。诊断为"脊髓炎（急性期）"，给予泼尼松激素、免疫球蛋白静脉滴注，营养神经类药物肌内注射（具体药物及用量不详），病情稳定后出院。今为进一步寻求针灸康复治疗，遂来我院就诊。现患者双下肢麻木无力，周身乏力，力量减弱，不能站立行走，睡眠略差，食少纳呆，小便调，大便三四天一行。

【查体】

T$_5$以下双侧胸腹部及双下肢痛觉减退，双下肢肌张力降低，腱反射弱，肌力Ⅲ级。双侧巴宾斯基征（＋）。舌淡，苔薄白，脉沉细。

【辅助检查】

脊髓MRI检查示：T$_2$~T$_8$节段脊髓肿胀及不均匀的长T1、长T2信号。脑脊液涂片检查示：脑脊液中见白细胞，蛋白含量轻度增高。

【诊断】

中医诊断：痿病（脾胃虚弱证）

西医诊断：脊髓炎（恢复期）

【处方】

主穴：T$_1$~T$_9$夹脊穴、运动区。

配穴：天枢、气海、关元、足三里、阳陵泉、上巨虚、髀关、伏兔、委中、承山、三阴交、昆仑、太冲。

【操作】

患者取俯卧位，在病变节段的夹脊穴进针，得气后选用电针治疗仪，采用疏波（约2Hz），将同侧损伤节段夹脊穴上下相连，电流强度大小以患者耐受为宜。运动区进针得气后小幅度高频率快速捻转，频率200转／分以上；针刺委中、承山、昆仑，留针30分钟后起针。患者取仰卧位，进针天枢、气海、关元穴，行补法；足三里、阳陵泉、上巨虚、髀关、伏兔、三阴交、太冲穴均采用常规针刺手法，每次治疗30分钟。每日治疗1次，治疗5日为一疗程，疗程间休息2日。

【疗效观察】

治疗3个疗程后，患者下肢肌力达Ⅳ$^-$级，可站立，排便基本正常。6个疗程后，患者下肢肌力达Ⅳ级，肌张力恢复正常，下肢感觉有所恢复，在家属搀扶下可行走50m左右。随访1年，行走基本正常。

【按语】

脊髓炎是一种脊髓免疫性疾病，其病因未明，多因感染或接触神经毒性药物等因素所致，表现为下肢弛缓性瘫痪，可伴有感觉障碍及尿便障碍。本病属于中医学"痿病"范畴。现代研究发现，脊神经与夹脊穴的分布关系密切，临床治疗脊髓炎多采用病变节段夹脊穴，可以有效促进脊髓局部血液供应，调节机体免疫，修复损伤的脊神经，配合电针治疗能够进一步促进脊髓神经的恢复。选取头针运动区，施以经颅重复针刺刺激疗法，作用于大脑皮质运动中枢，通过沟通大脑与脊髓之间的神经信号传导，促进脊髓细胞的修复，疏通督脉，加快炎症的吸收。《素问·痿论篇》指出"治痿独取阳明"，阳明者为五脏六腑之海，气血生化之源。阳明经多气多血，气血化生充足则全身肢体强健，关节滑利，活动自如。故针刺多取阳明经腧穴，选取足三里、髀关、伏兔等穴位。天枢、气海、关元调中和胃，补气健脾，培元固本。足太阳膀胱经与脊柱、脑的联系密切，刺激膀胱经穴位可激发机体之阳气，疏经通络，推动气血运行。针刺选取委中、承山、昆仑可疏通经络，运行气血，促进下肢肌肉的恢复，改善下肢肌力。诸穴合用共达补益气血、强筋起痿之功效。

（郭颖）

医案7　脊髓空洞症

兰某，男，41岁，2020年6月3日就诊。

【主诉】

右上肢无力、麻木2年，加重10日。

【病史】

患者2年前，在长时间开车后，自觉右侧上肢无力、麻木，感觉减退，遂至当地某医院住院治疗，颈椎MRI检查结果：C_5~C_7节段T1像呈低信号，T2像呈高信号，诊断为脊髓空洞症。在院治疗期间行系统治疗，给予脑苷肌肽注射液静脉滴注，甲钴胺和维生素B_1口服，进行肌力增强的康复训练，症状缓解后出院。10日前患者上述症状加重，现为求进一步治疗故来我处就诊。患者目前右上肢无力、麻木，神疲乏力，气短懒言，腹胀纳呆，入睡困难，二便正常。

【查体】

右上肢及颈以下痛、温觉减退，右上肢肌力Ⅳ级，肌张力正常，舌淡苔薄白，脉细弱。

【诊断】

中医诊断：痿病（脾胃虚弱证）

西医诊断：脊髓空洞症（颈髓）

【处方】

主穴：哑门、大椎、$C_5 \sim C_7$ 夹脊穴。

配穴：肩髃（患侧）、曲池（患侧）、手三里（患侧）、外关（患侧）、合谷（患侧）、中渚（患侧）。

【操作】

哑门、大椎穴应刺入 15~25mm，使其达到硬脊膜，$C_5 \sim C_7$ 夹脊穴行常规针刺，哑门、大椎穴用电针相连，将同侧夹脊穴的起止穴位连接电针，均选用疏波（2Hz）。患侧肩髃穴向三角肌方向斜刺，使针感向上肢方向传导。其余各穴得气后，行均匀的提插捻转手法。每日1次，每次30分钟，每周治疗5次，休息2日，1周为1个疗程。

【疗效观察】

患者在连续治疗2个疗程后，右上肢肌力渐增，麻木感减轻。后持续治疗12个疗程，右上肢肌力恢复，麻木消失，仅在劳累后感到轻度酸软乏力。

【按语】

脊髓空洞症是一种慢性、进行性脊髓变性疾病，以脊髓内有异常的空洞且充满液体为特征，会产生肢体无力、营养失调、感觉失常等症状。多见于中青年人，从发病率上看男性高于女性，且部分患者具有家族遗传病史。本病属于中医学"痿病"范畴，主要病位在肝、脾、肾三脏。本例患者素体脾胃虚弱加之劳役太过，导致运化功能受损，气血津液不能濡养筋骨肌肉而致本病。因督脉与脊髓共同走行于脊柱内，故采用督脉电针疗法，使针刺至硬脊膜层，电针的刺激强度以头部轻微不自主摇动且患者耐受为宜。将病变节段夹脊穴的同侧穴位用电针连接，加强对督脉的疏通。以上针刺穴位能够增强局部的血液循环，从而促使神经细胞恢复。"阳明为宗筋之长"，阳明经气血不足，则肌肉筋骨失养。选用手三里、肩髃、合谷、曲池等穴位，调补阳明经的气血，以减轻麻木症状。本病病程较久，且呈进行性发展，故治疗时间较长，患者症状基本缓解，生活质量得到提高。

（郭颖）

医案8　强直性脊柱炎

初某，男，29岁，2016年11月8日就诊。

【主诉】

腰背部及骶髂关节疼痛，活动受限3个月，加重4日。

【病史】

患者3个月前无明显诱因出现腰背部及骶髂关节疼痛，活动受限，遂前往当地某三甲医院就诊。腰椎CT检查示：腰椎曲度变直，退行性变。骶髂关节MRI检查示：骶髂关节炎Ⅱ期。实验室检查示：白细胞6.9×10^9/L，血沉31mm/h，C反应蛋白8.7mg/L，HLA–B27阳性。诊断为强直性脊柱炎，给予双氯芬酸、柳氮磺吡啶、糖皮质激素等药物治疗，好转后停药。4日前因阴雨天，患者自觉颈项僵硬疼痛，腰背部疼痛加重。骶髂关节处感到胀痛，且向下肢放射。今为求进一步治疗，故来我院。现患者自觉颈项、腰背部及骶髂关节疼痛，颈腰部转侧不利，晨起或久坐起立时僵硬不适，夜间疼痛加重，活动后症状有所减轻，睡眠较差，二便及饮食正常。

【查体】

颈椎、腰椎两侧棘突及骶髂关节压痛，脊柱在各方向活动范围缩小，舌淡，苔薄白，脉沉紧。指地距8cm，"4"字试验弱（＋）。

【诊断】

中医诊断：痹病（痛痹）

西医诊断：强直性脊柱炎

【处方】

背部阳经透刺法：督脉，足太阳膀胱经第1侧线、第2侧线。

【操作】

沿督脉（大椎至命门）、膀胱经第1侧线（大杼至肾俞）及第2侧线（附分至志室）自上而下透刺，进针至一定深度，得气后施以平补平泻的手法，将每条经脉位于同侧的起始和终止的两个穴位连接电针，并施以密波（100Hz），进行刺激。每日1次，每次30分钟，每周治疗5次，休息2日，1周为1个疗程。

【疗效观察】

经针刺治疗1个疗程后，患者颈项、腰椎疼痛有所缓解，颈腰椎活动度扩大，仅夜间偶发疼痛，骶髂关节仍感酸痛。系统治疗12个疗程后，症状明显好转，患者脊柱活动能力明显改善，疼痛消除。

【按语】

强直性脊柱炎是一种慢性炎症性疾病，主要累及脊柱、骶髂关节等部位，有家族聚集的倾向。本病属中医学"痹病"范畴，表现为肢体关节疼痛，屈伸不利。由于机体正气不足，卫表不坚，风、寒、湿、热等邪气乘虚入侵人体，使关节、经络痹阻，气血不畅通而导致本病的发生。治疗时应祛除邪气，通经活络止痛。根据病变部位，采取循经取穴的原则，选择行经背部的督脉和足太阳膀胱经。选用透刺法进行针刺治疗，是因为透刺法具有一针带多穴的优势，在增加刺激量的同时，还可以增强经络间的联系，利于经气的感应和传导，使经气传至病变部位，从而进一步提高临床效果。在胸背部进行透刺时，应注意准确把握针刺的方向和深度，避免刺伤内脏，给患者带来不必要的损伤。

（郭颖）

医案9　腕管综合征

闫某，男，32岁，2020年8月17日就诊。

【主诉】

右侧手掌及指尖麻木4年，加重3周。

【病史】

患者长期使用电脑工作，4年前出现右侧手掌及指尖麻木，按摩或摇动后可缓解。自行口服甲钴胺，并贴敷活血止痛膏，症状缓解不显著，近3周食、中二指持续性刺痛、麻木，常于夜间加剧，为求进一步治疗，现来我院就诊。患者自觉右侧手掌及指尖麻木，食、中二指疼痛，摆动后可稍有减轻。平素耳鸣善忘，口燥咽干，偶有心烦易怒，失眠多梦，时有盗汗，饮食及二便正常。

【查体】

右手皮肤颜色无异常，皮温正常。屈腕试验（＋），腕部神经叩击试验（＋），止血带加压试验（＋）。舌红，少苔，脉细。

【辅助检查】

双上肢肌电图检查示：右正中神经感觉支传导潜伏期延长，传导速度减慢，电位波幅降低。

B超检查示：右正中神经回声降低。

【诊断】

中医诊断：伤筋（肝肾阴虚证）

西医诊断：腕管综合征

【处方】

大陵（患侧）、神门（患侧）、内关（患侧）、鱼际（患侧）、合谷（患侧）、中渚（患侧）、阳池（患侧）、阳溪（患侧）。

【操作】

患者取坐位，在大陵、内关穴进针得气后，应使针感向手掌传导，中渚、合谷等穴针感应向指尖放射，其余各穴行均匀的提插捻转手法。每日1次，每次30分钟，每周治疗5次，休息2日，1周为1个疗程。

【疗效观察】

患者经过3个疗程针刺治疗后，感觉食、中二指刺痛缓解，夜间疼痛程度减轻、频率减少。口干症状消失，无心烦。经过8个疗程的连续治疗，患者手掌、手指麻木、疼痛基本消失，症状明显改善。

【按语】

腕管综合征是因为腕管内的正中神经受压迫所致，表现为手部麻木无力及腕部疼痛。中老年女性多发，发病的概率与职业关系密切。本病属于中医学"伤筋"范畴，多因劳累、受凉或外伤等损伤筋脉，而使气血运行不畅。本例患者因长时间使用电脑打字，局部劳累过度，且平素肝肾亏虚，筋脉失于濡养而导致本病的发生。肝肾同源，肝藏血，主筋，肾藏精，主骨生髓，精血充足，则筋脉得养。针刺选用大陵、内关、神门、鱼际、中渚、阳池、阳溪等局部穴位，可通经活络、调理气血。大陵、内关是手厥阴心包经上的穴位，且为正中神经所经之处，使针感向手掌传导可疏通手部之经气，配合中渚、合谷等其他穴位，可增强腕部、手部局部的血液循环，提高手指的血液供应，以达到治疗目的。为预防疾病复发及进一步加重，嘱患者注意休息右手腕部，同时局部要注意防寒保暖，避免外邪侵袭再次诱发。

（郭颖）

医案10　帕金森综合征

师某，女，67岁，2017年10月17日就诊。

【主诉】

左上肢震颤2年，头部震颤半年。

【病史】

患者2年前无明显诱因出现左手震颤，前往某三甲医院就诊，诊断为帕金森综合征。自行口服多巴丝肼片治疗，服药初期症状明显减轻，后有所加重。半年前，震颤部位由左上肢部扩大至头部。为求进一步明确诊治，故前来我处。现患者动作迟缓，左上肢及头部震颤，静止及紧张时较明显，面部表情呆板。现患者两目干涩，多梦易醒，腰腿酸痛，大便干，小便频数。

【查体】

四肢肌力正常，左上肢及头颈部的肌张力呈齿轮样增高，腱反射对称存在，病理征阴性，无感觉障碍。舌淡红，少苔，脉弦细。

【辅助检查】

血、脑脊液常规及肝肾功能检查未见异常。

【诊断】

中医诊断：颤病（肝肾阴虚证）

西医诊断：帕金森综合征

【处方】

主穴：运动区、舞蹈震颤区、风池、曲池（患侧）、手三里（患侧）、合谷（患侧）、小海（患侧）。

配穴：照海、太冲、足三里、蠡沟。

【操作】

运动区、舞蹈震颤区行小幅度轻捻转手法，频率200转/分以上，捻转3~5分钟。风池穴施以泻法，使针感向同侧头部放射。照海、足三里穴行补法，其余穴位常规针刺予平补平泻手法。针刺得气后，选用电针连接头部的运动区与对侧舞蹈震颤区，施以密波（100Hz），每日1次，每次30分钟，每周治疗5次，休息2日，1周为1个疗程。

【疗效观察】

经针刺治疗4个疗程后，患者自觉其左上肢及头部颤抖幅度降低，双目灵活，夜间睡眠质量稍有改善。连续针刺治疗8个疗程后，患者左侧上肢震颤频率下降，左侧上肢肌张力降低，表情相较以前更为丰富。经过20个疗程的连续治疗，患者症状显著改善。半年后随访，未出现症状加重。

【按语】

帕金森综合征是指发生在黑质和纹状体的神经系统退行性疾病，具有肌强直、震颤、运动迟缓等表现，多发生于中老年群体中。发病与遗传、年龄及环境等因素相关，发现后应尽早开始治疗。该病属于中医学"颤病"范畴。《素问·病机十九条》云："诸风掉眩，皆属于肝。"本例患者年龄较大，肾水亏虚则"水不涵木"，肝木失于濡养，因肝主筋，故筋脉失养而导致本病的发生。本病病位在脑，故在头部运动区、舞蹈震颤区采用经颅重复针刺激及电刺激法，以调节锥体系和锥体外系的功能，从而治疗对侧肢体震颤。选择曲池、手三里、合谷、小海以通行经络而止颤动，选用照海、太冲、蠡沟、足三里补肾生髓柔肝，且照海通于阴跷可调节肢体运动，诸穴合用有息风止颤之功。嘱患者若症状明显加重或出现新的症状，及时复诊，每半年进行一次复查。注意保持心情舒畅，生活起居规律有节，加强体育锻炼。

（郭颖）

医案11　偏侧舞蹈症

王某，男，56岁，2018年7月10日就诊。

【主诉】

左侧肢体不自主运动2周。

【病史】

2周前，患者无明显诱因出现左侧肢体不自主舞动，甚则难以持物，放松或入睡时缓解，无发热、抽搐等症状，为求中医治疗，遂来我院就诊。现患者神志清楚，精神可，左上肢间断性不自主划圈样运动，饮食尚可，睡眠质量差，二便调。

【查体】

血压：135/85mmHg。心率：每分钟76次。双侧瞳孔等大等圆，对光反射存在，肌力正常，肌张力降低，生理反射存在，巴宾斯基征（－）。舌红少苔，脉弦细。

【辅助检查】

头颅MRI示：右侧丘脑腔隙性梗死，脑白质稀疏。

【诊断】

中医诊断：瘈疭（肝肾亏虚，虚风内动证）

西医诊断：偏侧舞蹈症

　　　　　　腔隙性脑梗死

【处方】

主穴：舞蹈震颤区、运动区、风池、小海(患侧)。

配穴：外关(患侧)、合谷(患侧)、足三里(患侧)、三阴交(患侧)、蠡沟(患侧)、太溪(患侧)、太冲(患侧)、申脉(患侧)。

【操作】

患者取仰卧位，针刺头针舞蹈震颤区、运动区，行小幅度快速捻转每分钟200转，行针3~5分钟。余穴常规针刺，电针密波（约100Hz）连接双侧舞蹈震颤区、运动区（电流刺激强度大小以患者耐受为宜）。百会、四神聪、足三里、太溪采用提插补法，余穴行平补平泻手法，留针30分钟。每日治疗1次，治疗5日为一疗程，疗程间休息1日。

【疗效观察】

针刺治疗2个疗程后，患者左侧肢体不自主运动频率减少，针刺治疗4个疗程后，患者舞蹈样动作幅度明显减小，针刺6个疗程后，不自主运动消失，患者痊愈。

【按语】

偏侧舞蹈症的主要临床表现为一侧肢体伸展、翻转、扭动耸肩、抵舌等，以单侧上肢不自主运动为特点，本病多发生在脑血管病急性期，缺血性脑卒中为主要病因。中医学认为此病为本虚标实，多由肝肾阴虚，筋脉失养，虚风内动所致。治疗时选头针舞蹈震颤区、运动区以控制不自主运动，改善患者运动功能；风池属足少阳胆经，位近大脑，可祛风定颤；小海穴属手太阳小肠经，具有祛风、疏肝安神的功效，可治疗上肢肢体不自主运动；合谷与太冲合用以开"四关"，开通全身气机，也可息风止痉；外关属手少阳三焦经，针刺以调气血通经络；蠡沟为足厥阴肝经腧穴，可疏肝调气，息风止痉；足三里属足阳明胃经，阳明经为多气多血之经，针刺可健脾和胃；三阴交滋补肝肾；太溪为肾经原穴，可补肾固本，益精填髓；申脉为八脉交会穴，通于阳跷脉，阳跷脉"起于跟中，循外踝上行，入风池"，能沟通一身上下左右之阳气，故具有调节肢体运动的功能，善于治疗手足转筋等运动性疾病。

（郭颖）

医案12 周围神经病

王某，男，61岁，2014年3月12日就诊。

【主诉】

双上肢麻木疼痛2年，加重2周。

【病史】

患者于2年前无明显诱因出现双手麻木刺痛，伴触觉减退，症状于夜间加重，影响睡眠。于某三甲医院诊断为周围神经病，予甲钴胺口服治疗后症状缓解。2周前无明显诱因出现症状加重，为求针灸治疗来我门诊就诊。现患者面色晦暗，疼痛如刺，倦怠乏力，因双上肢麻木刺痛影响睡眠，小便频数，大便艰涩无力。

【查体】

双上肢肘关节以下感觉减退、腱反射减弱，肌力正常，局部皮肤颜色无异常，舌暗红，苔薄白，脉沉涩。

【辅助检查】

双上肢肌电图示：双侧正中神经、双侧尺神经感觉神经传导速度减慢，潜伏期延长，波幅降低。

【诊断】

中医诊断：痹病（气虚血瘀证）

西医诊断：周围神经病

【处方】

主穴：感觉区、曲池、外关、合谷、八邪。

配穴：气海、足三里、血海、膈俞。

【操作】

感觉区进针得气后，行小幅度快速高频率捻转约 200转/分以上，操作2分钟。曲池、外关、合谷、八邪行捻转泻法，使针感向患者手掌及指尖放射。头部双侧感觉区、外关和合谷穴，分别以密波（100Hz）相连。配穴进针后捻转至得气即可。

【疗效观察】

针刺治疗2个疗程后，双手麻木感明显减轻，双手指尖仍有刺痛感，夜间疼痛减轻，睡眠质量好转。针刺治疗4个疗程后，患者双手麻木刺痛感基本消失，触觉恢复正常。

【按语】

周围神经病是指由各种病因引起的周围神经系统结构或者功能损害的疾病总称，损伤不同神经则出现不同表现。本病属于中医学"痹病"的范畴。该患者素体气虚，气虚无力推动血行，则内生瘀血阻络，肌肤失于濡润，故出现肌肤麻木，不通则痛，故出现刺痛。治当益气活血，化瘀通络。选取头针感觉区，施以捻转泻法抑制皮质感觉中枢。配局部穴位曲池、外关、合谷、八邪等，使局部经络通畅以止痛。针对本虚之证，取脾经血海、胃经合穴足三里、督脉膈俞、任脉气海，均为补益要穴，有补气养血之功。诸穴合用，气血足、经络通则麻木、疼痛止。

（郭颖）

医案13 颈椎病

高某，男，47岁，2021年7月2日就诊。

【主诉】

头晕、颈项僵硬酸痛1个月。

【病史】

患者于1个月前由于长期伏案工作出现头晕，颈项部酸痛，肌肉僵硬不适伴恶心，严重时视物模糊。患者自行口服甲钴胺等药物，未见明显好转，今为求针灸治疗来我院就诊。现患者头晕，无视物旋转。自觉颈项部僵硬不适，活动时可有关节弹响，转头时眩晕加重，偶有耳鸣及双目干涩。患者腰膝酸软，夜间多梦易醒，大便干，小便数。

【查体】

颈椎棘突旁压痛（+）。舌淡红，少苔，脉弦细。

【辅助检查】

颈椎正侧位X线片示：C_3、C_4椎体退行性改变，骨质增生；颈椎生理曲度变直。

经颅多普勒超声示：椎–基底动脉痉挛。

【诊断】

中医诊断：眩晕（肝肾阴虚证）

西医诊断：椎动脉型颈椎病

【处方】

主穴：C_3~C_5颈夹脊穴，晕听区。

配穴：百会、合谷、内关、足三里、三阴交、太溪、太冲。

【操作】

晕听区、百会穴，进针后行小幅度快速高频率捻转约 200转/分以上，操作2分钟。其他穴位平补平泻。双侧晕听区加以电针疏波（2Hz）相连，共留针30分钟。

【疗效观察】

针刺治疗1个疗程后，患者头晕及颈部疼痛明显减轻。针刺治疗2个疗程后，患者头晕等症状消失。嘱其避免劳累及长期工作并每日做颈椎保健操。

【按语】

椎动脉型颈椎病属于颈椎病的一种分型，属于中医学"眩晕"范畴。该患者因长期伏案导致局部劳损，加之素体肝肾不足，阴虚血少，不能上荣，清窍失养而致本病。治疗时当补肝肾、益精血，针灸选取颈椎夹脊穴，使局部经络疏通，气血通畅。头针取晕听区（又名前庭区），定位为耳尖直上1.5cm，向前后各引一条2.0cm的水平线。除眩晕外，该区还可治疗耳聋、耳鸣等病。百会穴促使气血上荣于头部，配肾经原穴太溪、肝经原穴太冲和合谷、内关、足三里、三阴交，疏通经络，滋补肝肾，养阴填精，使髓海充足则眩晕自止。

（郭颖）

医案14 颈椎病

常某，男，18岁，2018年4月18日就诊。

【主诉】

颈部疼痛、活动受限半月余。

【病史】

患者为高三学生，长期伏案学习，半个月前开窗受凉后出现肩颈部疼痛、僵直症状，仰头、转头等活动受限，自行贴敷风湿贴1周，症状未有明显改善，严重影响日常学习生活，为求中医针灸治疗，遂前来我院门诊就诊。现患者肩颈部疼痛、僵硬、活动受限，偶有头晕，饮食正常，睡眠差，二便正常。

【查体】

颈部僵硬，广泛压痛（＋），舌淡，苔薄白，脉弦紧。

【辅助检查】

颈部X线示：颈椎生理曲度变直，臂丛牵拉试验（－），叩顶试验（－），旋颈试验（－）。

【诊断】

中医诊断：项痹（风寒痹阻证）

西医诊断：颈椎病（颈型）

【处方】

$C_3 \sim C_7$ 颈夹脊穴、百会、天柱、风池、风门、后溪、申脉。

【操作】

患者取坐位，平补平泻手法针刺诸穴，使用电针治疗仪以疏波（2Hz）横向连接双侧 $C_3 \sim C_3$、$C_7 \sim C_7$ 颈夹脊穴，双侧风池穴，留针30分钟，每日治疗1次，连续治疗5日，休息2日，以1周为一疗程。

【疗效观察】

首次针灸治疗后，患者即感觉肩颈部僵硬感减轻，治疗1个疗程后，头晕症状消失，肩颈部疼痛及僵硬感减轻，针刺2个疗程后，患者肩颈部疼痛、僵硬感完全消失，继续巩固治疗1个疗程。嘱患者慎久坐劳累，同时配合"颈部锻炼八步法"进行保健。

【按语】

颈型颈椎病是颈椎病临床常见证型之一，其主要症状有颈项部强直、疼痛，可波及整个肩背部，颈部活动受限。中医学将本病归属"项痹"范畴，认为其发生机制主要为气血运行不畅，经脉不通。本案患者长时间伏案学习，劳累的同时受风寒之邪侵袭，经脉痹阻，脉气不通，不通则痛。本案治疗选取颈夹脊穴，夹脊穴位于太阳经与督脉之间，可振奋局部气血，后溪、申脉分属手足阳明经穴，且为八脉交会穴，两穴相配，疏肩颈气血，缓解肩颈疼痛，天柱、风池为局部选穴，可疏调颈部气血，舒筋骨，通经络，头晕配百会穴开窍醒神。风寒痹阻加风门疏风散寒。诸穴相伍共奏行气活血、舒筋活络、除痹止痛之功。

【附】颈部锻炼八步运动法

第一步"双掌擦颈"：用左手掌来回摩擦颈部，口中默念8下后，开始捏后颈，然后换右手，有助于放松颈部。

第二步"左顾右盼"：头向左转90度，停留3秒，再向右转，停留3秒，重复8次。

第三步"前后点头"：把颈尽量向前伸，停留3秒，再向后仰，停留3秒，重复8次。

第四步"旋肩舒颈"：双手置两侧肩部，掌心向下，两臂先由后向前旋转8次，再由前向后旋转8次。

第五步"颈项争力"：左手放在背后，右手手臂放在胸前，手掌立起向左平行推出。同时头部向右看，保持几秒钟，再换左右手，重复8次。

第六步"摇头晃脑"：左右、前后、360度旋转8次，再反方向旋转8次。

第七步"头手相抗"：双手交叉紧贴颈后，用力顶头颈，头颈向后用力，相互抵抗8次。

第八步"仰头望掌"：双手上举过头，手指交叉，掌心向上，将头仰起看向手背，保持8秒。

（郭颖）

医案15　颈椎病性食指麻木症

王某，女，36岁，2019年8月22日就诊。

【主诉】

左侧食指麻木1周余。

【病史】

患者平素无明显诱因偶发左侧食指麻木，活动后或睡醒后可减轻或症状消失，未予重视。1周前无明显诱因再次出现左侧食指麻木，活动或睡醒后均未缓解，前往当地医院就诊，诊断为"颈椎病"，予以药物治疗，未见好转。今为求中医针灸治疗，遂来我门诊就诊。现患者左侧食指麻木明显，平素多伏案工作，久坐垂首，纳可，寐安，二便调。

【查体】

精神尚可，C_5~C_7棘突两侧压痛，压顶试验（＋），臂丛神经牵拉试验（＋）。舌质红有瘀点，苔薄白，脉涩。

【辅助检查】

颈椎CT示：颈椎退行性改变、生理曲度变直，C_5~C_7椎间盘突出。

【诊断】

中医诊断：项痹（气滞血瘀证）

西医诊断：神经根型颈椎病

【处方】

迎香（健侧）、百会、C_5~C_7颈夹脊、曲池、外关、合谷。

孙远征特色针灸临证实录

【操作】

患者取坐位，持针柄斜刺迎香穴，得气后嘱患者用右手揉按左侧食指约10分钟，然后针刺其余腧穴，施以平补平泻手法，得气后留针30分钟，每日治疗1次，连续治疗5日，休息2日，1周为一疗程。

【疗效观察】

治疗3日后，患者左侧食指麻木感明显减轻，C_5~C_7棘突两侧压痛仍存在。继续治疗2个疗程后，左侧食指麻木感消失，C_5~C_7棘突两侧压痛消失，恢复如常。

【按语】

本案患者平素伏案工作，久坐垂首，损伤颈项部经筋肌肉，筋骨受损，经络气血阻滞不通，故出现食指麻木之症。食指部为手阳明大肠经循行所过，又有"大肠手阳明之脉，起于大指次指之端……还出夹口，交人中——左之右，右之左，上夹鼻孔"，故取对侧迎香穴以治食指麻木之症。同时辅以按揉患部，使患部经络疏利，气血畅通，从而减轻麻木之感。此为循经远取动法之变式，远端腧穴不拘泥于手、足等部，可根据具体病症取患部对应之远端腧穴，应灵活应用。本案配以颈部夹脊可有效改善局部气血运行，减轻颈部压痛，诸穴合用，通调气血，有效缓解食指麻木之症。

（郭颖）

医案16　特发性震颤

张某，男，41岁，2018年12月19日就诊。

【主诉】

双手不自主颤动2个月。

【病史】

患者于2个月前因工作劳累出现双手不自主颤动，每因精神紧张或睡眠欠佳后加重。震颤症状于饮酒后明显缓解。患者前往医院检查，神经系统查体未见异常，头颅CT检查示未见异常，心电图检查示窦性

250

心律，无明显异常，遂诊断为特发性震颤。患者口服甲钴胺等药物治疗后症状未见缓解。今为求中医针灸治疗来我院就诊。现患者双手不自主颤动，自觉双手无力，不可自行进食饮水，夜间多梦易醒，双眼干涩，口干口苦，二便如常。

【查体】

双上肢肌力正常，腱反射对称存在，病理征未引出。舌红，少苔，脉弦细。

【诊断】

中医诊断：颤病（阴虚风动证）

西医诊断：特发性震颤

【处方】

主穴：百会、舞蹈震颤区、小海、合谷。

配穴：内关、蠡沟、足三里、照海、申脉、太冲。

【操作】

舞蹈震颤区行经颅重复针刺刺激疗法，捻转约200转/分以上，行针2分钟。小海、蠡沟、太冲、合谷行泻法，照海、申脉行补法。电针治疗仪连接双侧舞蹈震颤区，小海、合谷，采用密波（100Hz），刺激强度以患者耐受为度，共留针30分钟，每日治疗1次，每周治疗5天，休息2天，1周为一疗程。

【疗效观察】

针刺治疗2个疗程后，双手颤抖症状明显改善，可以正常进食。针刺治疗4个疗程后，双手颤抖症状基本消失。

【按语】

特发性震颤是一种常见的锥体外系疾病，属于中医学"颤病"范畴。多由肝肾不足，肝风内动而致。本病多与肝、肾、脑相关。肝主筋藏血，肾主骨生髓。肝肾亏虚，精亏血少，血虚生风而发为颤病。治疗时当滋肾水养肝木，从而息风止痉。故选取舞蹈震颤区及百会穴，行经颅重复针刺刺激疗法。舞蹈震颤区定位为运动区前移1.5cm的平行线，主治舞蹈病和震颤麻痹综合征等。百会穴可疏通头部经络，醒脑开窍，使气血上荣于清窍，升阳益气，益精填髓。合谷、太冲疏通经络，调和阴阳，理气活血。足三里、蠡沟、照海、申脉等穴可益肾健脾，平肝潜阳。诸穴合用可补益肝肾，平抑肝阳，息风止颤。

（郭颖）

医案17　腓神经麻痹

周某，女，51岁，2017年7月18日就诊。

【主诉】

右小腿麻木无力1个月。

【病史】

患者1个月前持续久坐后出现双腿麻木，休息后右下肢麻木感持续未缓解。第二天右小腿自觉无力，抬举困难，症状逐渐加重，右侧踝关节及足趾不能背屈。现患者神志清楚，语言流利，自觉右下肢麻木、无力，右侧踝关节及足大趾不能背屈，右足下垂。右侧小腿外侧及足背皮肤感觉障碍。患者饮食及二便无明显异常，夜间睡眠尚可。

【查体】

右下肢近端肌力Ⅳ级，远端肌力Ⅱ级，右下肢呈跨阈步态，右足下垂，右侧踝关节及足趾不能背屈，肌张力正常，右下肢肌腱反射减弱，病理反射未引出，右侧小腿外下2/3和足背外侧1/2的感觉减弱。舌质暗淡，脉细涩。

【辅助检查】

右下肢肌电图示：右侧腓总神经传导速度减慢。

【诊断】

中医诊断：痿病（脉络瘀阻证）

西医诊断：腓神经麻痹

【处方】

运动区上1/5（健侧）、足三里（患侧）、阳陵泉（患侧）、丘墟（患侧）、丰隆（患侧）、太冲（患侧）。

【操作】

健侧运动区上1/5行经颅重复针刺刺激疗法，200转/分以上，行针2分钟。其余穴位行平补平泻法。阳陵泉和丘墟、足三里和丰隆分两组以电针治疗仪相连，采用2Hz疏波治疗，刺激强度以患者耐受为度，共留针30分钟，每日治疗1次，每周治疗5天，休息2天，1周为一疗程。

【疗效观察】

针刺治疗2个疗程后，症状明显改善，右大趾活动基本正常，右侧踝关节可轻度背屈，右侧小腿前外侧恢复部分感觉。针刺治疗4个疗程后，患者右侧小腿感觉恢复正常。右侧下肢各关节可自如活动，肌力恢复至Ⅴ级。

【按语】

腓总神经损伤常以压迫、牵拉、摩擦、外伤所引起，主要临床症状为足下垂，行走时足部不能抬举，通常用力提高下肢，髋膝关节过度弯曲，呈跨阈步态。属于中医学"痿病"范畴，多由湿浊毒之邪侵犯导致，造成气血不和、脉络不通而发病。本案患者因局部受压，致气血瘀阻，筋肉失养而致腓神经受损，发为右侧小腿前外侧麻木无力，故选取头针运动区上1/5刺激大脑皮层运动神经，通过上单位神经对下单位神经的兴奋作用进而使周围神经损伤得以修复与再生。依据"治痿独取阳明"，"阳明经多气多血，阳明者为五脏六腑之海，主润宗筋，束骨而利机关也"，同时取少阳经腧穴，调和阴阳经气，舒筋活血。取局部穴位可疏通经络、利关节，散除局部的气机壅滞。诸穴合用舒筋活络，强壮筋骨，濡润宗筋，通利关节，调和阴阳。

（郭颖）

医案18　格林-巴利综合征

王某，女，38岁，2019年7月18日就诊。

【主诉】

四肢乏力、麻木1个月。

【病史】

患者于上呼吸道感染2周后出现四肢乏力伴麻木感，乏力症状逐渐加重至四肢不能抬离床面，由家人送至当地县医院就诊，确诊为格林-巴利综合征，给予补钾、静脉注射免疫球蛋白、激素治疗，住院半个月后症状稳定。出院后为寻求中医针灸治疗前往我院就诊，患者经轮椅推入病室，四肢仅能够轻微挪动，神志清楚，精神疲倦，面色少华，声音嘶哑，饮水偶有呛咳，食少眠差。

【查体】

四肢肌力Ⅰ级，双侧肌张力对称，腱反射明显减弱，病理征（-），感觉系统查体四肢末端有手套、袜套样感觉，温、触觉正常，深感觉未见异常。舌淡红，少苔，脉沉细。

【辅助检查】

脑脊液检查示：脑脊液蛋白-细胞分离。

【诊断】

中医诊断：痿病（肝肾亏虚证）

西医诊断：格林-巴利综合征

【处方】

主穴：运动区、风池、完骨、天柱、C_4~T_1夹脊穴、L_1~L_5夹脊穴、廉泉、肩髃、曲池、外关、合谷、阳陵泉、足三里、丘墟、太冲。

配穴：肝俞、肾俞、悬钟。

【操作】

患者取俯卧位，针刺风池、完骨、天柱、肝俞、肾俞、C_4~T_1夹脊穴、L_1~L_5夹脊穴，纵向连接同侧C_4夹脊穴与T_1夹脊穴为1组，L_1夹脊穴与L_5夹脊穴为1组，连接电针治疗仪采用疏波（2Hz）治疗，留针30分钟。起针后，患者取仰卧位，针刺双侧头针运动区，小幅度快速捻转行针2分钟，200转/分以上，再针刺其余穴位，行平补平泻手法，留针30分钟。每日1次，连续治疗5日，休息2日，以1周为一疗程。

【疗效观察】

针刺治疗2个疗程后，患者肢体麻木感明显减轻，肢体肌力恢复至Ⅲ级。针刺4个疗程后患者四肢麻木感全无，肌力恢复至Ⅳ级，精神状态、睡眠质量有所改善。治疗6个疗程后，患者症状明显好转，肌力恢复至Ⅴ级，可独自行走一段距离，后出院回家继续进行肢体运动功能锻炼。3个月后回访患者已逐渐恢复日常生活自理能力。

【按语】

格林－巴利综合征是以周围神经和神经根的脱髓鞘病变及小血管炎性细胞浸润为病理特点的自身免疫性周围神经疾病，其临床表现常为急性、对称性、弛缓性肢体瘫痪，肌力下降，危重者累及呼吸肌可引起自主呼吸麻痹危及生命。中医学认为格林－巴利综合征属"痿病"范畴，依据《素问·痿论》"治痿独取阳明"，"阳明者，五脏六腑之海，主闰宗筋，宗筋主束骨而利机关也"，故选取手足阳明经为主要腧穴。夹脊穴为脊神经所在之处，针刺夹脊穴可调节一身气机，促进脊神经恢复，弥补单纯针刺阳明经的不足。风池、完骨、天柱可改善后循环供血，若患者累及舌咽神经出现吞咽及发音障碍，可在此基础上配伍廉泉穴。针刺肝俞、肾俞、悬钟以调补肝肾，强筋壮骨，预防肌肉萎缩。诸穴合用可达调神通络、补益肝肾、调畅气血之功。

（郭颖）

医案19　幻肢痛

赵某，男，64岁，2015年12月7日就诊。

【主诉】

右下肢截肢术后半年，右残肢仍觉疼痛。

【病史】

患者糖尿病15年，半年前因血糖控制不佳发生足部坏疽，Wagner分级达4级，故行右下肢膝平面以下截肢术，如今截肢术后半年，仍觉右下肢疼痛难忍，呈针刺、刀割样持续性疼痛，且发作性加重。口服布洛芬颗粒，止痛效果不佳，现患者面色晦暗，表情痛苦，情志抑郁，善太息，入睡困难，眠浅易醒，胸胁脘腹胀闷，纳差，二便正常。

【查体】

舌暗紫，有瘀点，脉涩。

【诊断】

中医诊断：痛症（气滞血瘀证）

西医诊断：幻肢痛

【处方】

感觉区、百会、神庭、本神、风池、太冲（健侧）、合谷、内关、神门、神庭、本神，捻转手法按调神法。

【操作】

患者取仰卧位，针刺百会、头针感觉区，采用小幅度快速捻转行针2分钟，200转/分以上。针刺健侧太冲穴，向下斜刺35~40mm，透涌泉穴。其余穴位常规针刺，行平补平泻手法。电针密波（100Hz）连接双侧感觉区，留针30分钟，每日治疗1次，连续治疗5天，休息2天，以1周为一疗程。

【疗效观察】

连续针刺治疗1个疗程后，患者自觉右下幻肢痛减轻，治疗3个疗程后，患者疼痛感消失，临床痊愈。

【按语】

"幻肢痛""残肢痛"是指行截肢术后，患者主观感觉已丧失的肢体仍然存在，并伴有一定程度、一定性质疼痛的现象。其发生机制不明，目前有假说认为幻肢痛的发生可能与手术相关的创伤刺激、创伤后心理因素等相关，而脊髓抑制和大脑皮层功能重构是目前最被认可的机制。传统中医学中并未明确提出"幻肢痛"这一概念，但运用中医理论分析，疼痛的机理不外乎为"不通则痛""不荣则痛"，本病为行截肢术后，经脉的完整性遭到破坏，气血瘀滞，运行不利，心神失养所致。脑为元神之府，故论治时首选头针感觉区、百会穴、神庭穴、本神穴、风池穴以调神，心经神门穴、心包经内关穴以宁心，诸穴配伍，疏通经络气血，调神宁心。对于幻肢痛患者，还可根据缪刺理论针刺患肢对侧同名经的对应处腧穴以缓解疼痛症状，如缪刺对侧太冲穴，太冲穴与合谷穴配伍，调节情志，缓解抑郁情绪。

（郭颖）

医案20　进行性肌营养不良症

张某，女，33岁，2018年7月26日就诊。

【主诉】

双上肢无力2年余，加重3个月。

【病史】

患者于2年前无明显诱因出现双上肢无力，不可持重物，逐渐出现肌肉萎缩，进行性加重。前往某三甲医院就诊，肌电图示肌源性损害，诊断为进行性肌营养不良症。入院治疗，给予针刺、静脉滴注（具体用药不详）、康复等方法治疗，症状平稳后出院。3个月前患者无明显诱因出现双上肢无力加重，持物困难，自行口服中药治疗（具体药物不详），症状未见明显好转，为求中医系统治疗，遂来我院就诊。现患者双上肢无力，上臂抬起困难，双上肢不可持重物，面色少华，体倦乏力，小便尚可，大便溏，饮食尚可。

【查体】

双上肢远端肌力Ⅲ级，近端肌力Ⅳ级，肌张力正常。两侧上臂、前臂及双手大小鱼际肌稍萎缩。步入病室，神志清楚，语言流利，查体合作。舌质淡，苔薄白，脉沉弱。

【诊断】

中医诊断：痿病（脾胃虚弱证）

西医诊断：进行性肌营养不良症

【处方】

主穴：曲池、手三里、外关、合谷、中渚。

配穴：关元、足三里、三阴交、太溪。

【操作】

患者取仰卧位，常规针刺方法，诸穴平补平泻，得气为度，留针30分钟，每日治疗1次，连续治疗5日，休息2日，1周为一疗程。

【疗效观察】

针刺治疗2个疗程后，患者双上肢无力症状较之前有所减轻，双手握力略有增加。针刺治疗4个疗程后，患者上肢力量明显增加，双上肢可持物，双手握力增加。针刺治疗6个疗程后，患者双上肢近端肌力Ⅳ⁻级，远端肌力Ⅳ级。

【按语】

进行性肌营养不良症是一组以进行性加重的肌无力和支配运动的肌肉变性萎缩为特征的疾病，是由基因突变或缺失引起的遗传性疾病。由于不同类型的进行性肌营养不良发生突变的基因不同，因此临床上出现症状的早晚也不同，可以早至胎儿，也可在成年后发病。常见首发症状为双上肢肌肉萎缩无力。本病属中医学"痿病"范畴。本案患者系由于脾胃虚弱，气血不足，筋肉失养所致。脾胃为后天之本，气血生化之源，主受纳、运化、输布水谷精微，以生气血；肾为先天之本，肾藏精，精血相生。若先天禀赋不足，精血生化之源，后天脾胃虚弱，精微运化无力，气血不生，不能濡养四肢筋骨，可见肌萎，无力。故治疗当补益脾、胃、肾三脏。针刺采取"治痿独取阳明"的法则，选阳明经的曲池、手三里、足三里、合谷穴疏通气血，顾护脾胃；关元、太溪穴滋补脾肾，提升阳气；外关、中渚疏通局部经脉。诸穴合用，补益脾、胃、肾三脏，濡养气血。

（郭颖）

医案21　进行性脊肌萎缩症

周某，男，42岁，2017年7月1日就诊。

【主诉】

进行性四肢无力2年，加重2日。

【病史】

患者2年前无明显诱因出现双上肢无力，休息后减轻，未予以重视。后病情逐渐加重，1个月前因双下肢无力，上楼梯困难，并见左上肢肌萎缩，无肌肉疼痛，于当地某三甲医院神经内科诊断为进行性脊肌萎缩症，给予营养神经等治疗（具体不详），症状有所好转。2日前患者劳累后自觉无力加重，上肢抬举不能过肩，不能整理衣物，不能独自长时间走路。为求中医诊治，前来我院。患者2年来体重下降5kg，病程中疲乏无力症状明显，腰酸，睡眠不佳，饮食较差，偶见呛咳，饭后胃胀不适，大便秘，小便正常。

【查体】

双侧瞳孔等大等圆，对光反射灵敏，双侧眼球无震颤，舌纤颤无萎缩，肌力左上肢Ⅳ级，左下肢Ⅴ级，右上肢Ⅳ级，右下肢Ⅴ级，持续性差，肌张力降低，双手拇短展肌、骨间肌、大小鱼际肌、胸锁乳突肌均见萎缩，以左侧为重，下肢未见明显肌肉萎缩；全身痛觉、温觉、音叉振动觉正常，双侧指鼻试验、轮替试验欠协调，双侧跟膝胫试验配合，双侧膝腱反射及跟腱反射减弱。双侧 Hoffmann 征（－）、Babinski 征（－）。感觉系统粗测无异常。舌质淡胖有齿痕，舌苔薄白，脉沉弱。

【辅助检查】

肌电图示：双侧胸锁乳突肌、脊旁肌、双上下肢广泛性神经源性改变；单纤维肌电图示：颤抖明显增宽；神经传导检查示：双上肢尺神经、正中神经传导速度减慢，波幅降低，感觉神经传导未见异常。

【诊断】

中医诊断：痿病（脾肾亏虚证）

西医诊断：进行性脊肌萎缩症

【处方】

前神聪透悬厘、神庭、印堂、C₅~T₂夹脊穴、肩髃、臂臑、合谷、曲池、手三里、阴陵泉、足三里、三阴交。

【操作】

患者坐位，前神聪透悬厘、神庭、印堂，每隔5分钟快速捻转行针，每分钟200转，行针1分钟。夹脊穴给予2/100Hz疏密波电针刺激（同一组电极连于脊柱同侧），电量以患者耐受为度，余穴平补平泻，留针30分钟，每日针刺1次，每周针刺5次，4周为1个疗程。

【疗效观察】

针刺治疗2个疗程后，患者症状明显好转，乏力症状明显减轻，肌力持续性较好，可以自行洗脸、拧毛巾，独立较远距离行走，可独立上四楼。查体见四肢肌力Ⅴ级，肌肉萎缩症状未见加重，患者体重较入院时增加3kg，患者精神状态明显好转，主诉胃胀不适、便秘等症亦明显缓解。

【按语】

进行性脊肌萎缩症是运动神经元病的一种，指一类以脊髓前角细胞为主的变性导致肌无力和肌萎缩的疾病。该病起病隐匿，大多数患者为脊髓颈膨大前角细胞先受到侵犯。古代中医对进行性脊肌萎缩症并没有确切的病名及研究，现代中医根据本病的临床表现及对其病因病机的分析倾向于将本病归属于"痿证"范畴。中医学认为，夹脊穴内夹督脉，外贯太阳膀胱之经，一方面通畅脊背经气，另外可通过督脉及多血多气之膀胱经发挥调节全身气血的作用。现代中医学以夹脊穴的解剖学位置为基础，以脊椎与神经的节段性分布关系为依据，选取相应的夹脊穴治疗该节段神经支配的相关病症，取得了良好疗效，因此本案选取C₅~T₂夹脊穴进行治疗。同时《素问·痿论》曰："阳明者，五脏六腑之海，主润宗筋，宗筋主束骨而利关节也。"可见痿证与阳明经关系同样密切。肩髃、臂臑、合谷、曲池、手三里均为手阳明经穴，针刺这些穴位不仅能发挥近治作用，对痿躄不用的上肢肌肉产生刺激，更蕴含了"治痿独取阳明"的学术思想。足三里既为强壮要穴，又为足阳明胃经的下合穴，可配合以阴陵泉、三阴交补益脾肾之气。此外，前神聪透悬厘正位于大脑前回的皮质运动中枢在头皮的投影，通过高频、重复多次的捻转，可以使该区的脑功能活跃，进而改善患者的运动功能障碍。针刺以调神为先，故针刺位于前额叶在头皮投影的神庭、印堂，诸穴合用，共奏调和阴阳、补益正气之效。

（郭颖）

医案22　亨廷顿舞蹈病

陈某，女，43岁，2019年7月16日就诊。

【主诉】

四肢不自主运动5年，加重4个月。

【病史】

患者5年前无明显诱因出现四肢不自主舞蹈样运动。既往有家族史。于某三甲医院就诊，脑电图检查示无癫痫波；头MRI检查示无明显异常；诊断为亨廷顿舞蹈病，收入院给予对症治疗，病情平稳后出院。4个月前患者四肢舞蹈样动作幅度较前增大，伴头部肢体不自主摇摆，难以独立行走，影响生活。现患者由家属搀入病室，神志清楚，语言流利，头颈部不自主摇摆，手足徐动，四肢舞蹈样不自主运动。夜间睡眠较差，饮食一般，二便尚可。

【查体】

神清语利，精神欠佳，头颈部不自主摇摆，手足徐动，四肢舞蹈样不自主运动，四肢肌张力低。舌质红，苔薄白，脉细数。

【诊断】

中医诊断：颤病（阴虚风动证）

西医诊断：亨廷顿舞蹈病

【处方】

主穴：舞蹈震颤区、运动区、风池。

配穴：外关、合谷、足三里、太溪、太冲。

【操作】

舞蹈震颤区、运动区施加小幅度高频率重复捻转刺激，达200转/分以上。

【疗效观察】

针刺治疗2个疗程后，患者头颈部摆动较以往略有减轻，四肢不自主运动频率减少。针刺治疗4个疗程后，患者舞蹈样动作幅度明显减小，好转。

【按语】

亨廷顿舞蹈病是单基因常染色体显性遗传病，是一种比较罕见的特发性神经变性疾病，临床上主要表现为躯干、四肢不自主运动。此病在中医学属"颤病"范畴。中医学认为此病为本虚标实，多由肝肾阴虚，筋脉失养，虚风内动所致。治疗时选头针舞蹈震颤区、运动区以控制不自主运动，改善患者运动功能；风池属足少阳胆经，位近大脑，可祛风定颤；合谷与太冲合用以开"四关"，开通全身气机，也可息风止痉；外关属手少阳三焦经，针刺以调气血通经络；足三里属足阳明胃经，阳明经为多气多血之经，刺之可健脾和胃；太溪为肾经原穴，取之补肾固本，益精填髓。诸穴合用，调气血，通经络，补益肝肾，息风止痉，疗效明显。

（郭颖）

医案23 喉返神经损伤

王某，男，42岁，2020年7月8日就诊。

【主诉】

声音嘶哑3周，加重3日。

【病史】

患者3周前行一侧甲状腺手术，术后出现声音嘶哑，饮水略有呛咳，前往某三甲医院寻求诊治，诊断为喉返神经损伤，治疗效果不佳。

3日前，患者声音嘶哑加重，为求中医系统治疗遂来我院。现患者步入病室，神志清楚，声音嘶哑，面色少华，焦虑烦躁，咽喉部无疼痛，饮食欠佳，睡眠尚可，二便尚可。

【查体】

声音嘶哑，发声无力，舌暗紫，苔薄白，脉沉涩。

【辅助检查】

喉镜检查结果：黏膜无充血，无水肿。右侧声带收缩无力。

【诊断】

中医诊断：喑哑（瘀血阻滞证）

西医诊断：喉返神经损伤

【处方】

颈部夹脊穴、廉泉、天突、列缺、合谷、照海、太冲。

【操作】

患者取坐位，天突穴先直刺7.5mm，再针尖向下沿胸骨柄后方刺入25mm，针尖不能左右偏斜；廉泉向舌根部进针，小幅度捻转得气后，余穴平补平泻，以得气为度，留针30分钟，每日治疗1次，连续治疗5日，休息2日，1周为一疗程。

【疗效观察】

患者针刺治疗2个疗程后，声音嘶哑程度减轻，饮水呛咳消失，说话音量有所增大，情绪日渐恢复平稳。针刺治疗4个疗程后，患者声音洪亮，恢复良好。

【按语】

喉返神经损伤是甲状腺、甲状旁腺或颈部手术常见的并发症之一，一侧损伤多表现为声音嘶哑，两侧损伤表现为失音、呼吸困难，严重者会出现窒息。本案患者行一侧甲状腺手术后，损伤一侧喉返神经而致声音嘶哑，属于中医学"喑哑"范畴。由于外伤使局部经络损伤，气血运行不畅，局部筋脉失养而致。治疗时，选择颈部夹脊穴疏通局部经络，运行气血；太冲、合谷合用开四关，调气血、通经络；针刺廉泉可激发舌咽之经气，通利舌咽，调整颏舌肌的屈伸和环甲肌的发音功能：天突位于肺系之咽喉要道，针刺天突穴可宣肺气、利气道、通利膈关、利咽开音。依据八脉交会穴"列缺任脉行肺系，阴跷照海膈喉咙"选择照海、列缺利咽开音，诸穴合用，通调经络，利咽开音，疗效显著。

（郭颖）

医案24　Meige综合征

赵某，男，42岁，2017年9月7日就诊。

【主诉】

双眼睑痉挛、面部不自主抽动2年，加重1周。

【病史】

患者2年前无明显诱因出现眼睛干涩，不自主频繁眨眼，畏光，逐渐出现双眼睑痉挛伴面部肌肉不自主抽动，以口周肌肉为主，劳累时加重，休息后略有缓解。前往某专科医院治疗，头MRI检查示：无明显异常，查视野无缺损，眼底无异常，诊断为Meige综合征。予营养神经药物、肉毒素注射、口服巴氯芬（具体用量不详）等治疗病情略有好转。1周前无明显诱因症状加重，为求针灸治疗今来我院。现患者双侧眼睑痉挛，不自主眨眼，畏光，口唇部肌肉不自主抽搐。情绪激动及紧张时痉挛加重。面色少华，双目干涩，月经错后，量少。腰膝酸软，手足心热，饮食无异常，精神、睡眠差，大小便正常。

【查体】

神清语利，口唇部及双眼睑痉挛，不自主眨眼，缩唇，噘嘴。舌红，少苔，脉沉细。

【诊断】

中医诊断：胞轮振跳（阴虚风动证）

西医诊断：Meige综合征

【处方】

主穴：运动区（下2/5）、舞蹈震颤区、风池、水沟、瞳子髎、地仓。

配穴：合谷、足三里、蠡沟、三阴交、太溪、太冲。

【操作】

患者采取仰卧位，头针运动区、舞蹈震颤区施加小幅度高频率重复捻转刺激，达200转/分以上，行针约每穴2分钟，电针密波（100Hz）连接同侧运动区、舞蹈震颤区（电流刺激强度大小以患者耐受为宜），余穴平补平泻，以得气为度，留针30分钟，每日治疗1次，连续治疗5日，休息2日，1周为一疗程。

【疗效观察】

患者针刺治疗4个疗程后，双眼干涩，眼睑不自主抽搐症状好转，不自主眨眼、噘嘴、缩唇症状减少，畏光减轻。针刺治疗6个疗程后，患者双侧眼睑痉挛、口唇抽动等症状基本消失。

【按语】

Meige综合征是一系列肌张力问题的总称，以面部肌痉挛为主要临床表现，通常发生于50~60岁成年人。常见首发症状为双眼睑痉挛，眼睑无力和眼睑下垂也很常见。本病尚属于中医学的"胞轮阵跳"、"筋惕肉瞤""痉病"范畴。本病与风有关，病位在筋脉，与肝、脾两脏密切相关，久则及肾。本案患者属于肝肾阴虚，水不涵木，阴虚血少，虚风内动而发为本病。治疗首选肾经原穴太溪，足三阴经交会穴三阴交，足厥阴肝经蠡沟穴，疏肝理气、平肝潜阳、滋补肝肾、息风止痉。太冲配合谷穴以开四关、息肝风、行气血、止痉挛、通经络。双侧舞蹈震颤区、双侧头针运动区可调节锥体外系神经，控制不自主运动。风池、足三里，针刺可运行气血，疏通局部经络。瞳子髎、水沟、地仓为头面部穴位，局部取穴，可疏通气血，改善神经和肌肉紧张，消除痉挛。诸穴合用，共奏滋补肝肾，疏通经络，熄风止痉之功。

（郭颖）

医案25 重症肌无力眼肌型

刘某，男，72岁，2018年2月26日就诊。

【主诉】

右侧上眼睑下垂半年，加重1周。

【病史】

患者半年前无明显诱因出现右侧上眼睑下垂，伴四肢倦怠。在某综合医院就诊，检查未见异常，眼球转动灵活。新斯的明试验（++）；右侧上眼睑肌电图检查示：低频重复电刺激迅速衰减26%；胸腺CT检查示：胸腺略增生、肥大。血清生化检测未见异常，诊断为"重症肌无力眼肌型"，给予溴吡斯的明、维生素B_1、维生素B_{12}等口服。口服半个月后缓解。近1周患者因劳累上述症状加重，言语稍久即觉气短。为求系统治疗，故来我院。现患者面色少华，右上眼睑下垂，晨轻暮重。患者自觉体力不及从前，心悸气短，语声微弱，食少纳呆，腹部胀满，大便稀薄，偶有目眩。

【查体】

双眼视力右眼0.6，左眼0.8，眼球运动灵活，结膜、角膜未见异常。右上眼睑下垂、松弛，遮盖角膜约3/4。舌淡红，苔薄白，脉细弱。

【诊断】

中医诊断：睑废（脾虚气弱证）

西医诊断：重症肌无力眼肌型

【处方】

主穴：百会、四白、阳白、瞳子髎、气海、关元。

配穴：合谷、足三里。

【操作】

百会、合谷、气海、关元、合谷、足三里得气后行补法。余穴均平补平泻，电针疏波（2Hz）连接阳白、四白穴。每日治疗1次，每疗程治疗5日，疗程间休息2日。

【中药】

补中益气汤加减：黄芪150g，党参20g，白术30g，茯苓20g，升麻 15g, 柴胡 20g, 当归 15g, 熟地 30g, 白芍 15g, 淫羊藿 15g, 杜仲 20g, 狗脊 15g, 甘草 10g, 7 剂, 水煎服, 取汁 150~200ml, 早晚分服。

【疗效观察】

复诊: 针刺配合上述汤剂口服后, 患者自觉四肢倦怠等症状有所减轻, 久行后仍乏力, 右侧眼睑上提仍有困难。饮食有些许改善, 夜寐佳, 无汗出口渴。舌淡红, 苔薄白, 脉细弱。针刺治疗处方不变, 中药于上方增加僵蚕 15g, 蜈蚣 1 条, 7 剂, 水煎服, 150~200ml, 早晚分服。

三诊: 患者右上眼睑明显上提, 遮盖角膜约 1/2, 可久行, 饮食正常, 夜间睡眠佳, 且无其他不适症状。舌淡红, 苔薄白, 脉沉。针刺及中药维持不变, 继续治疗。

患者针刺治疗 4 个疗程后, 右上眼睑下垂遮盖角膜约 1/4。继续巩固治疗 2 个疗程后, 患者右上眼睑上提自如, 体力如常人, 饮食、二便、睡眠均可。嘱患者慎起居, 避风寒, 忌劳累, 改中药汤剂为丸剂, 继续口服治疗 5 个月, 巩固疗效。半年后随访症状无明显变化。

【按语】

重症肌无力眼肌型, 尚属于中医学"上胞下垂"范畴, 是指上胞乏力不能升举, 以致睑裂变窄, 掩盖部分或全部瞳神的眼病。又称"睢目""侵风""眼睑垂缓""胞垂", 严重者称"睑废"。以"睢目"为病名首载于《诸病源候论·目病诸候》, 书中对其症状做了形象描述, 即"其皮缓纵, 垂覆于目, 则不能开, 世呼为睢目, 亦名侵风"; 而《目经大成·睑废》中以"手攀上睑向明开"说明上胞下垂的严重症状。《诸病源候论·目病诸候》指出, 本病因"血气虚, 则肤腠开而受风, 客于睑肤之间"所致。其病机结合临床归纳如下: 先天禀赋不足, 命门火衰; 脾虚中气不足, 清阳不升; 脾虚聚湿生痰, 风邪客睑, 风痰阻络, 胞睑筋脉迟缓不用而下垂。本案患者属于脾虚中气不足, 脾胃为后天之本, 主肉, 中医"五轮学说"中认为眼睛的上下眼睑属脾, 称为"肉轮", 脾气上升, 其气不足则不能升举眼睑。因此临床针刺治疗处方当选择人体补益要穴气海、关元以补益正气, 百会升举阳气, 足三里、合谷补益脾胃。局部选取瞳子髎、阳白、四白改善局部经气循环，运行气血。配合使用补中益气汤加减，针药并举，提升疗效。

（郭颖）

医案26　橄榄体-脑桥-小脑萎缩

盛某，男，56岁，2019年4月2日就诊。

【主诉】

行走不稳2年余，加重2月余。

【病史】

患者于2年前无明显诱因出现行走不稳，行走时向后倾倒，症状呈进行性加重，无明显震颤，无头晕头痛，无恶心呕吐，辗转于当地多家医院就诊，确诊为"橄榄体-脑桥-小脑萎缩"，曾口服胞磷胆碱胶囊、营养神经等对症药物治疗（具体用量不详），自觉服用药物疗效不佳，未规律服药。近2个月来行走不稳症状持续加重，行走需人搀扶，饮水时呛，语言含糊，今为求中医综合治疗来我院门诊就诊。刻下症见：行走不稳，语言欠利，偶伴震颤，腰膝酸软，口干目眩，纳可，睡眠一般，小便频，大便可。

【查体】

神清语笨，查体欠合作，面色萎黄，不能独立行走和起立，双眼眼球运动正常，未见眼震，四肢肌力及肌张力正常，腱反射正常，指鼻、轮替、跟膝胫试验（+），其余病理征未引出。舌质红，有裂纹，苔薄黄，脉弦细弱。

【辅助检查】

头颅MRI检查：小脑体积明显缩小，脑沟变大，脑桥"十字征"。

【诊断】

中医诊断：骨摇（肝肾阴虚证）

西医诊断：橄榄体-脑桥-小脑萎缩

【处方】

主穴：平衡区、运动区、晕听区、风池、完骨、天柱。

配穴：申脉、照海、足三里、曲池、合谷、太溪、太冲。

【操作】

针刺平衡区、运动区、晕听区后，施以小幅度高频率重复捻转刺激达每分钟200转以上，每穴捻转2分钟；风池、完骨、天柱针刺朝向咽喉部，得气后行提插捻转泻法，余穴施以平补平泻手法，留针30分钟。每日针刺1次，连续治疗5日，休息2日，4周为1个疗程，连续治疗2个疗程。

【疗效观察】

患者治疗1个疗程后，自诉行走时较前稍稳，病情逐渐好转，治疗2个疗程结束后，行走不稳症状明显减轻，可自行拄拐缓慢行走，言语较前清晰。

【按语】

橄榄体-脑桥-小脑萎缩是中枢神经系统慢性变性疾病，大多从中年开始发病，在影像学上显示以脑桥及小脑萎缩为病理特点，临床表现以小脑性共济失调和脑干损害为主，目前西医治疗无特效药物，仅以对症治疗为主。本病根据主要特征表现在中医学归属于"痿证""骨摇"和"颤证"范畴，病位主要在脑，涉及肝肾及筋脉，病因多责于先天禀赋不足，后天失养，髓海不充，筋脉失濡所致。本案患者以共济失调症状为表现，故针对平衡功能障碍进行对症治疗。头针选取经颅重复针刺刺激疗法激发对应大脑皮层的神经功能恢复，项针改善椎-基底动脉供血以改善小脑功能。体针选取申脉、照海，两穴为八脉交会穴，相配可共同调整阴阳跷脉平衡，从而调节躯体的随意运动与不随意运动，其余配穴滋补肝肾，补益气血。诸穴合用，改善肢体平衡功能。

（郭颖）

医案27　听神经瘤术后并发面瘫

刘某，男，52岁，2014年7月8日就诊。

【主诉】

左侧听神经瘤术后口眼歪斜6个月。

【病史】

患者于6个月前突发听力下降，就诊于当地某三甲医院神经外科确诊为"左侧听神经瘤"，经手术治疗后虽听力好转但出现左侧口角下垂、左侧闭眼无力、左侧舌前2/3味觉消失症状呈进行性加重，诊断为"周围性面神经麻痹"，建议其行高压氧治疗。治疗1个月后，症状仍未明显好转，后经辗转多家医院治疗，收效甚微。为求中医针灸治疗，遂来针灸门诊。现症见：神疲乏力，精神尚可，形体消瘦，纳差，大便略干。

【查体】

左侧额纹消失，左眼闭合无力，左侧鼓腮漏气，进食时口角略有漏水，齿颊食物滞留，左侧鼻唇沟变浅，左侧口角下垂，左侧舌前2/3味觉丧失，舌淡苔白，脉沉细。

【辅助检查】

肌电图：左侧面神经重度不全损伤。

MRI平扫加增强：左侧听神经瘤术后，左侧乳突区长T2信号影，左侧桥臂异常信号。

【诊断】

中医诊断：面瘫（气虚血瘀证）

西医诊断：周围性面神经麻痹

左侧听神经瘤术后

【处方】

运动区下2/5（健侧）、百会、阳白（患侧）、四白（患侧）、下关（患侧）、迎香（患侧）、地仓（患侧）、颊车（患侧）、翳风（患侧）、合谷、外关、中渚、足三里、太冲。

【操作】

患者仰卧位，常规消毒，健侧运动区下2/5、百会斜刺，刺入帽状腱膜下，采用经颅重复针刺刺激疗法，以200转/分的速度快速捻转，使针感通过高阻抗的颅骨作用到大脑皮层。四白穴平刺后采用滞提法，进针后单方向捻转针体使肌纤维缠绕针体形成滞针，向上牵拉3~5次，使眼轮匝肌及面部肌肉得到上提。余穴常规针刺，行平补平泻法。电针采用连续波疏波（2Hz），连接百会与右侧运动区下2/5、阳白与四白、翳风与地仓，刺激强度以颜面肌肉轻度跳动为宜。留针30分钟，每日1次，以5次为一疗程，疗程间隔2日。

【疗效观察】

患者针刺治疗1个疗程后，左侧颜面部肌肉力量有所恢复，额纹显现，眼睑闭眼完全，鼻唇沟深度增加，口角可轻度上抬，味觉能感受辣、苦、咸。继续针刺4个疗程后，味觉基本均能感知，听觉过敏症状进一步好转，面部肌肉可自主运动，但力量差。

【按语】

面神经麻痹为听神经瘤术后常见的并发症，临床主要表现为面部表情肌运动障碍，常以额纹消失、皱额不能、闭眼无力、鼻唇沟变浅、口角下垂、舌前2/3味觉消失、鼓腮漏气等症状为主要特征，属于中医学"面瘫"范畴。孙远征教授根据中医面瘫分期不同证型特点运用针灸方法治疗气虚血瘀型听神经瘤术后面瘫，临床实践中发现针刺健侧的运动区下五分之二后，患者患侧面部肌肉出现放松的状态，患者肌电图也随之即刻发生变化。针刺颜面运动代表区能产生生物电改善末梢神经的神经传递速度；可以改善局部微循环，使面神经损伤的营养充足，从而使面神经水肿消退、髓鞘修复、神经冲动的传递恢复。

百会属督脉经穴，乃督脉与手足三阳经之会，位于颠顶，入络于脑，具有调理全身气机、调和阴阳的功效；《针灸甲乙经》曰："口僻不正者，翳风主之。"翳风穴其本义为遮蔽风邪之意，可荣养局部气血，祛风疏邪，是临床治疗头面部疾患的要穴；再者，针对患者眼区及额区症状，针刺四白穴后采用滞提法，增加对局部肌肉的刺激量，并给予肌肉被动运动以促进经气传感，有利于表情肌力量的恢复。地仓和颊车均为足阳明经腧穴，是面瘫治疗中最常用的对穴。地仓为手阳明与足阳明、跷脉之交会穴，有祛风止痛、舒筋活络的作用。颊车可祛风清热，开关通络。同时针刺两穴可充盈阳明经气，使气血营卫调和。《玉龙经》记载："口眼㖞斜最可嗟，地仓妙穴连颊车……补右泻左莫令斜。"下关穴属于足阳明胃经，阳明之经多气多血，针刺可调动局部气血，通关散瘀，从而促进面部肌肉的恢复。诸穴合用可达补益气血、疏通经络、活血舒筋之效。最后，因患者病情日久，气血受损，《四总穴歌》有"面口合谷收"，合谷为手阳明大肠经之原穴，手阳明经循行于面部，且面口皆属于阳明、上焦范围，与合谷不仅同位同气，而且同经同气，针刺可疏散风邪，开关通窍。足三里为足阳明胃经合穴，阳明经多气多血，二穴相配可通调阳明经气血。

（郭颖）

皮肤科疾病

医案1　痤疮

央某，女，18岁，2017年5月9日就诊。

【主诉】

颜面部痤疮反复发作1年，加重2个月。

【病史】

患者1年前因过食辛辣性热之品及鱼腥油腻肥甘之味，加之其经常化妆，粉脂附着肌腠，冷水洗面而致面部散发高出皮面的红色丘疹。触之根部有硬结疼痛，个别甚有脓液泌出，自行购买祛痘护肤品使用无效，面部丘疹增多伴面部痒热不适，于当地某综合医院就诊，确诊为"青春期痤疮"。给予阿达帕林凝胶外用，克林霉素口服，效果不佳。后又去美容院行排针排痘治疗，稍有缓解。近2个月因不明诱因面部痤疮加重，患者不堪其扰，故来我处。现患者饮食不佳，大便黏腻，小便正常，夜寐不安，口苦口黏。

【查体】

颜面部多见紫红色丘疹及炎性皮损，丘疹根部坚硬，触之即痛，皮肤温度略高，丘疹直径一般为2~5mm。皮损消退后遗留色素沉着、红斑及瘢痕。前胸、后背可见粟米粒样大小的多发痤疮，带有红晕和脓点。舌红绛，苔黄腻，脉滑数。

【诊断】

中医诊断：粉刺（脾胃湿热证）

西医诊断：痤疮

【处方】

大椎、灵台透至阳。

【操作】

患者取坐位，暴露背部，穴位局部皮肤常规消毒，三棱针点刺大椎穴3~5下，在出血部位拔罐，以加强刺血治疗效果，留罐10分钟。起罐后，采用圆利针从灵台穴透刺至阳穴。嘱患者做扩胸、仰头等动作，以无刺痛感为度，用胶布十字固定针体，留针24小时，嘱患者留针时不可进行剧烈运动，隔日埋针1次。放血连续治疗3天后隔日1次，治疗3次为1个疗程。

【疗效观察】

放血治疗1个疗程后，患者颜面部痤疮颜色变浅，未见新发，前胸及后背部痤疮消退。治疗3个疗程后，颜面部已发痤疮快速成脓破溃，渐平复，颜面部痤疮红晕减轻。治疗6个疗程后，面部痤疮完全消退，仅残留皮损和色素沉着。

【按语】

本病尚属于中医学"面疮"范畴。中医学认为痤疮属正虚标实，即人体的气血、津液不足，局部又存在风、湿、热、毒、瘀等邪气郁滞，从而导致痤疮的发生。西医学认为，本病是一种多发性毛囊皮脂腺的慢性炎症性皮肤病，多因毛囊皮脂腺堵塞，尤其是在青春发育期，激素水平比较高时，堵塞之后局部的炎症物质以及细菌异常活跃，此时就出现了痤疮的粉刺、红斑、丘疹、水疱、囊肿、结节等多种临床表现。本案患者由于饮食不节，肥甘厚味、辛辣油腻，导致脾胃酿生湿热，气血壅滞，郁热上蒸于头面侵蚀肌肤而发本病。颜面部为阳经循行所过，阳经热毒蕴结，故选取泻热要穴大椎点刺出血，清泻阳经热毒。灵台为治疗疔疮之要穴，与至阳同属督脉，督脉为诸阳之海，与手足三阳经相交会，选取此二穴可调节手足阳经火毒，疏通经络，运行气血。皮下埋针取其刺激量持久、疼痛感小的优点，给予穴位较长时间的刺激，调节人体内分泌及免疫系统，从而达到祛湿热、通经络、散痤疮的功效。

（郭颖）

医案2　神经性脱发

郭某，女，46岁，2016年8月12日就诊。

【主诉】

片状脱发2个月，加重3日。

【病史】

患者于2个月前因家中琐事繁多致多夜未眠后出现头皮小面积片状脱发，未予重视。自行购买生发类药膏外涂2周，未见效果。近3日患者因熬夜工作后出现脱发，伴失眠，多梦，心悸，饮食减少，心烦焦虑，为求治疗今来我处。现患者形体适中，神情焦虑，气短疲乏，怕冷易出汗，活动后尤甚，面色少华，不思饮食，夜间睡眠较少，一般2~3小时，多梦易醒。月经错后15日左右，量少色淡，腰酸，手足欠温。

【查体】

患者头部3处脱发，其中1处椭圆形，长轴×短轴为3cm×2cm，两处圆形，半径分别为1cm、0.5cm。舌质淡，苔薄白，脉细弱无力。

【诊断】

中医诊断：斑秃（气血虚弱证）

西医诊断：神经性脱发

【处方】

脱发局部阿是穴、安眠、神门、足三里、气海、关元、太溪、太冲、三阴交。

【操作】

患者取仰卧位，足三里、气海、关元、太溪穴常规针刺至得气后行补法。安眠穴以快速提插至患者自述酸胀感为度，余穴常规针刺，行平补平泻手法，留针30分钟。脱发局部阿是穴采用梅花针叩刺，常规消毒斑秃局部头皮，选用梅花针反复叩刺局部头皮，范围超出脱发区1~2cm，叩刺，使局部头皮潮红、轻微渗血为度，叩刺后用鲜姜涂抹局部，隔日治疗1次。针刺每日治疗1次，每周治疗5次，治疗1周为一疗程。

【疗效观察】

患者经治疗2个疗程后，3处脱发区出现新生毛发，患者饮食增加，气短乏力症状减轻，夜间睡眠达5~6小时，可达深度睡眠，焦虑减轻。治疗4个疗程后，3处脱发区全部长出毛发，色黑，长度达2cm，睡眠佳，饮食可。

【按语】

神经性脱发是因精神压力过度导致的脱发。在精神压力的作用下，头皮组织肌肉层收缩引起充血，血流量不畅，并使为毛囊输送养分的毛细血管收缩，造成局部血液循环障碍，降低头发生存的环境质量，从而导致脱发。中医学将本病归属于"斑秃"范畴，认为与情志因素关系密切。本案患者因长期工作忙碌，熬夜加班导致出现斑秃症状。因颠顶为肝经循行所过，发为血之余，肝气瘀滞气血不能上升为发；肾之华在发，肾精亏损，气血虚弱，失荣失濡，肾精不能上乘濡润发根，故出现头皮大面积脱发，选取肝肾经原穴太冲、太溪。脾胃为气血生化之源，取胃经合穴足三里补益脾胃，任脉有调节阴经气血、调节月经的作用，且患者气短神疲，自汗较多，故选取气海、关元穴行补法治疗。针对患者睡眠质量差的情况，选用治疗失眠要穴安眠、神门、三阴交，以安神助眠。梅花针叩刺局部脱发区为刺激局部浮络，通经活络，改善局部气血运行，使得局部皮肤得气血滋养，气血充足，配合鲜姜涂抹，其生物活性成分可促进局部毛细血管扩张，使局部的血液供给增加，改善毛囊的营养，则毛发自生。

（郭颖）

医案3 老年性皮肤瘙痒

楚某，男，73岁，2016年12月5日就诊。

【主诉】

周身皮肤瘙痒3个月，加重2日。

【病史】

患者于3个月前无明显诱因出现上肢皮肤瘙痒难耐，遇冷及阴雨天加重，夜间入睡时症状加重。反复抓挠、热水沐浴时略有缓解，随之又加重。曾在当地某药店的建议下，购入"皮康王"软膏外用，未见明显效果，后又自行改服B族维生素。2日前患者自述上述症状加重，皮肤瘙痒范围逐渐扩展至全身，并且反复抓挠，焦躁不安，为求针灸治疗今来我院就诊。患者无糖尿病病史。现患者形体适中，困倦疲乏，烦躁焦虑，周身瘙痒，口干，腰酸膝软，手足心热，偶有盗汗，夜寐多梦，饮食、二便尚可。

【查体】

双上肢、下肢及躯干部瘙痒明显。皮肤干燥脱屑，因抓挠而见散在瘢痕，夜间因皮肤瘙痒难以入睡，多梦。舌红绛，苔白，脉沉细数。

【诊断】

中医诊断：风瘙痒（阴虚生风证）

西医诊断：老年性皮肤瘙痒

【处方】

灵台透至阳、太冲、太溪、照海。

【操作】

患者取仰卧位，先针太冲、太溪、照海穴，太冲采用泻法，太溪、照海采用补法，留针30分钟。起针后，患者取俯卧位，用圆利针于灵台穴透刺至阳穴，捻转得气后嘱患者做扩胸运动，无疼痛感时，用无菌胶布"十"字固定。留针24小时，嘱患者留针时不可进行剧烈运动，隔日治疗1次，每2周治疗5次为一疗程，疗程间休息2日。

【中药】

四物汤合酸枣仁汤加减：熟地10g，白芍10g，当归10g，川芎6g，牡丹皮6g，沙参10g，地肤子10g，龟板10g，山萸肉6g，天花粉10g，白术10g，知母10g，夜交藤15g，酸枣仁10g，甘草3g，7剂，每日治疗1剂，早晚饭后温服。

【疗效观察】

治疗1个疗程后，患者夜间睡眠质量提高，自觉周身瘙痒减轻，抓挠次数减少，盗汗症状消失。继续治疗6次后，患者痊愈。

【按语】

老年性皮肤瘙痒症是一种与季节更替、天气冷热变化及机体代谢变化有密切关系的皮肤病，常见于中老年人，容易在冬天发病。主要是由于人至老年期，皮肤萎缩退化，皮脂腺和汗腺分泌减少而皮肤干燥所引起。本案患者中医辨证属于年老体弱，肝肾阴亏，气血不足，内热日久累及皮肤，生风作痒。治疗时中药采用四物汤配合滋阴止痒药物以补益肝肾，滋阴消痒。针刺选取灵台透至阳，因两穴均属于督脉，督脉总督一身之阳气，为诸阳之海，与手足交会，选取此二穴可通经疏络，运行气血。皮下埋针刺激持久、疼痛感小，能给予穴位较长时间的刺激，可加强对督脉阴阳的调和作用。因本案患者眠差、多梦，据其症状考虑其为阴虚生内热，热扰心神，阴虚致阳更盛，阴阳失交，夜半阳不入于阴，阴不敛其阳，故出现此证，因太冲为肝经原穴，太溪、照海具有滋补肝肾的作用，酸枣仁汤养肝血、清虚热、安神明，故有效改善患者睡眠。本案针刺与中药合用标本兼治，补益肝肾，息风止痒。

（郭颖）

医案4 荨麻疹

井某，女，55岁，2019年7月9日就诊。

【主诉】

全身红疹，反复发作半年，加重5日。

【病史】

患者半年前因感受风寒后出现全身作痒，抓挠之后于颜面部、躯干部出现大片团状红色皮疹，于当地某社区医院检查诊断为"荨麻疹"，给予脱敏药物治疗，症状得到控制，但每遇冷风、进食海鲜等即会诱发，经多方治疗均未见明显疗效。5日前患者因洗浴受寒后出现上述症状加重，用手拍打皮肤风团即现，短时间内又会消散，患者自述饮酒、过食辛辣或天气潮湿等因素会使症状加重，为求针灸治疗今来我院就诊。现患者形体略瘦弱，面色㿠白，口唇及眼睑微有肿胀，大便溏，恶风，夜间睡眠尚可，饮食无明显异常。

【查体】

神清语利，查体合作，前胸、后背、颈项部、头面部及四肢均可见风团样红色皮疹，伴皮肤划痕症，略高于皮肤，颜色浅红，触之碍手，自觉痒而发热。舌淡，苔薄白，脉浮紧。

【诊断】

中医诊断：瘾疹（风寒束表证）
西医诊断：荨麻疹

【处方】

百会、风池、合谷、曲池、太冲、血海、足三里。

【操作】

患者先取端坐位，针刺大椎、风池穴，行捻转得气后出针。患者仰卧，针其余穴位，平补平泻，留针30分钟。每日治疗1次，每周治疗5次，治疗1周为一疗程。

【疗效观察】

针刺治疗3次后，患者自觉瘙痒减退，疹块范围变小，口唇及眼睑肿胀消失，恶风症状消失。针刺治疗1个疗程后，患者疹块完全消失，嘱其避风寒，慎起居，注意饮食禁忌，避免诱发荨麻疹的食物，勿饮酒。继续巩固治疗5次后，患者痊愈。随访3个月，未见复发。

【按语】

荨麻疹是一种以皮肤作痒，时起风团疙瘩，发无定处，时隐时现，消退后不留痕迹为特征的皮肤病。西医学认为本病是由皮肤、黏膜小血管反应性扩张及渗透性增加而产生的一种局限性水肿反应。本病属于中医学"瘾疹""风疹块"范畴，多由于先天禀赋不足，卫表不固，腠理开泄，外邪乘虚侵袭，营卫失调所致。或因饮食不节，食物胃肠积热，复感风邪，郁于肌表而发本病。本案患者初病时因遇寒冷而诱发，当属卫气虚弱，风寒之邪郁于皮肤而发此病，患者前来就诊时，已经发病一段时间，风疹痒而发热，治疗当益气固表，祛除风邪。督脉总督一身之阳气，故选取百会、大椎穴，以振奋阳气；足三里补益正气，补土生金；合谷、太冲为四关穴，血海、风池、三阴交疏风清热，止痒。肺主皮毛，又因大肠与肺相表里，同时针刺曲池、合谷具有很好的止痒效果。诸穴合用可达益气固表、疏风止痒之效。

（郭颖）

医案5 荨麻疹

陈某，女，26岁，2020年9月23日就诊。

【主诉】

周身风团，瘙痒半年，加重5日。

【病史】

患者于半年前因受凉周身出现大片淡红色风团伴红疹，瘙痒剧烈，自行口服氯雷他定片后症状有所缓解，红疹消退，不留痕迹，但每吹风受凉后风团红疹即复出现，近5日因降温上述症状加重，颈部及四肢出现大片淡红色风团，瘙痒难耐，欲寻求中医治疗遂前来我院门诊就诊。现患者精神欠佳，饮食尚可，睡眠不佳，二便尚可。

【查体】

周身大片淡红色风团，精神欠佳，饮食尚可，睡眠不佳，二便尚可，平素畏寒，舌质淡，苔薄白，脉浮紧。

【诊断】

中医诊断：瘾疹（风寒束表证）

西医诊断：荨麻疹

【处方】

曲池、足三里。

【操作】

在肘静脉处抽取4ml左右静脉血。患者取坐位，腧穴局部进行常规消毒后，在双侧曲池及足三里处进行注射，每穴约注射1ml。操作后嘱患者忌食辛辣鱼虾等发物，3天内注射区域勿碰水，以防感染，每日治疗1次，连续治疗5天后，改为隔日治疗1次。

【疗效观察】

治疗5次后，患者风团皮疹全部消退，治疗10次后，患者遇冷不再出现上述症状。

【按语】

西医学认为荨麻疹是由于皮肤及黏膜小血管扩张以及通透性增加而导致的局限性水肿反应，其主要表现为大小不一、边界清晰的瘙痒红斑，消退后不留痕迹。中医将本病命名为"瘾疹"，《金匮要略·水气病脉证并治》载："风气相搏，风强则为隐疹，身体为痒。"《金匮要略·中风历节病脉证并治》载："邪气中经，则身痒而隐疹。"《外科心法要诀》认为此证由汗出受风，或露卧乘凉而致，风邪多中表虚之人。该患者素体偏虚，正气不足，受凉后腠理难以御邪，则发为该病。自血疗法最早见于《本草纲目》，认为人血气味"咸，平，有毒"，主治"羸病患皮肉干枯，身上麸片起，又狂犬咬，寒热欲发者，并刺血热饮之"。自血疗法是一种集穴位注射、针灸、放血于一体的复合治疗方法，在多种皮肤病治疗中效果良好。人体血液中富含大量微量元素、抗体、酶等物质，将自身血液注射入机体时会给予人体非特异性刺激，从而释放出更多的免疫球蛋白抑制变态反应。本案选用曲池、足三里进行自血疗法注射治疗。曲池为手阳明大肠经合穴，另外肺与大肠相表里，肺主皮毛，故曲池可泻肺经之邪气；足三里为强壮要穴，取之能够增强人体正气，调补脾胃，辅助正气以驱邪。

（郭颖）

医案6 黄褐斑

陈某，女，37岁，2019年5月17日就诊。

【主诉】

面部色斑1年。

【病史】

患者1年前偶然发现面部两颧处出现浅黄色斑点，受紫外线照射后颜色加深，自行购买祛斑类化妆品涂抹，无明显效果。色斑范围逐渐扩大至鼻部、额部。现患者额头、鼻部及两颧处密布浅黄色斑点。患者平素工作压力大，面色暗而无华，色斑浅黑或褐青，心烦易怒，口干，腰膝酸软，耳鸣，少寐。

【查体】

额头、鼻部及两颧检查示：浅黄色斑点。舌稍红，苔薄少或有裂纹，脉细弦。

【诊断】

中医诊断：面尘（肾阴不足，肝郁血滞证）

第六章 其他疾病临证医案

281

西医诊断：黄褐斑

【处方】

膈俞、肝俞、肾俞、肺俞、脾俞。

【操作】

患者取俯卧位，针刺膈俞、肝俞、肾俞、肺俞、脾俞，进针后行平补平泻手法，留针30分钟，每日治疗1次，治疗5天休息2天，1周为一疗程。

【疗效观察】

治疗1个疗程后，患者面部黄褐斑颜色变浅，腰酸、心烦易怒等症状减轻。治疗1个月后，面色较红润，黄褐斑色淡。

【按语】

黄褐斑是发生于颜面部的色素沉着，多见于中青年女性。中医学将本病称为"面尘""蝴蝶斑"等。中医学认为，邪犯肌肤，肾阴亏损，水不涵木，肝郁血瘀，面生斑尘是导致本病的主要原因，多与肝、肾、脾相关。肝失条达，气机郁结，郁久化火，灼伤阴血，血行不畅，可导致颜面气血失和；脾气虚弱，运化失健，不能化生精微，则气血不能润泽于颜面；肾阴不足，肾精亏虚等病理变化均可导致颜面发生黄褐斑。本案患者由于工作压力大，肝肾不足，阴血虚少，情志不畅，冲任不调，面失所养而致，治疗时当补益肝肾。脾主四肢肌肉，肺主皮毛，病变位于皮肤，根源在于脏腑，而背俞穴与脏腑直接相连，选取肺经、脾经、肝经、肾经背俞穴和膈俞穴，理气调理脾肺，补益肝肾，背俞穴靠近督脉，冲任督脉一源三歧，诸穴合用取效。

（郭颖）

医案7　酒渣鼻

陈某，女，30岁，2018年7月16日就诊。

【主诉】

鼻周潮红，对称出现红色丘疹半年余，加重1个月。

【病史】

该患者半年前无明显诱因出现鼻周潮红，且有红色丘疹对称性分布于鼻翼两侧，伴有灼热感，饮酒或进食辛辣后症状加重，并可见痤疮样丘疹脓包。多次前往美容院等机构寻求治疗，效果不佳，后又于当地诊所服用中药汤剂（具体药物不详），效果不明显。3个月前确诊为酒渣鼻，口服甲硝唑，局部外涂克拉霉素凝胶治疗，效果不明显。1个月前患者鼻部丘疹增多，为求进一步治疗，今来我院门诊。现患者鼻周潮红，密布红色丘疹，个别形成疖肿及脓包，毛孔扩大，有皮脂溢出。鼻部、面颊灼热，心烦易怒，自觉口中有异味，夜寐易惊，消谷善饥，大便秘结。

【查体】

鼻外形正常，鼻中隔无偏曲，鼻腔正常，鼻周潮红，丘疹密布，毛孔扩大，舌红，苔黄，脉数。

【诊断】

中医诊断：酒齄鼻（肺胃郁热证）

西医诊断：酒渣鼻

【处方】

大椎、少商、商阳、内庭。

【操作】

患者端坐位，充分暴露针刺部位，常规消毒，三棱针于大椎穴点刺3~5下后，立即在该处拔罐。挤压双侧少商、商阳、内庭穴周围皮肤，点刺放出鲜血5~10滴。每日治疗1次，治疗5日为1个疗程，疗程间休息2日。

【疗效观察】

治疗3次后，患者自觉鼻部灼热感减轻，痤疮样丘疹由密布变成散在分布。1个疗程后脓包消失，疖肿未见新发，疼痛感减轻。继续治疗1个疗程后，鼻周颜色变浅，疖肿根部变软，毛孔仍有粗大，鼻部略有痒感。患者自觉心情愉悦，口中异味消失，大便通畅，夜寐安稳。患者因出差中断治疗，3个月后随访症状未出现复发。

【按语】

酒齄鼻又名酒糟鼻，因鼻色紫红如酒糟而得名。《素问·刺热篇》言："左颊为肝……鼻为脾。"《素问·金匮真言论篇》云："肺开窍于鼻。"本病病位在鼻，与脾、胃、肺关系密切。本案为青年女性，平素喜食肥甘，脾胃积热，邪热内蕴，然《素问·经脉别论篇》言："引入于胃，游溢精气……上归于肺。"故脾胃之热循经上肺，引发肺胃热盛。因此采取三棱针点刺放血疗法以泻实、泻热。大椎属督脉，在大椎处放血能够清泻阳经郁热。井穴亦有泻热之功，肺主皮毛，与大肠相表里，故取两经之井穴少商与商阳穴以清肺经之实热。内庭为胃经荥穴，有清胃经实热散邪之功。诸穴并用，共奏清泻肺胃蕴热之效。

（郭颖）

医案8　面部激素依赖性皮炎

孔某，女，34岁，2016年12月19日就诊。

【主诉】

面部皮肤反复瘙痒、红肿、灼热2月余，加重1周。

【病史】

患者因工作需要，长期涂抹化妆品，2个月前出现面部皮肤瘙痒、红肿并伴有灼热感，曾自行涂抹激素类药物（具体用药及用量不详），上述症状有所缓解，递减激素用量后症状复发，患者于1周前停用激素，上述症状加重，为求治疗前来我处。现患者面部皮肤瘙痒、红肿、灼热，心情烦躁，口舌生疮，小便黄赤，喜食辛辣刺激性食物。

【查体】

双侧面颊及额部皮肤潮红，伴毛细血管扩张，舌红苔黄，脉滑数。

【诊断】

中医诊断：药毒（湿热毒蕴证）

西医诊断：面部激素依赖性皮炎

【处方】

大椎、肺俞、曲池、合谷、血海、丰隆、足三里、太冲。

【操作】

患者取坐位，身体稍向前倾，用采血笔分别在大椎、肺俞穴处点刺3~5次，然后在出血部位处拔火罐，留罐10分钟。起罐后，患者取仰卧位，曲池、合谷、丰隆、太冲穴行捻转泻法，血海、足三里平补平泻，留针30分钟，每日治疗1次，治疗5次为1个疗程，疗程间休息2日。

【疗效观察】

治疗1个疗程后面部红肿减轻，2个疗程后，面部红肿基本消失，患者自述仍有瘙痒灼热感，且食用辛辣刺激性食物后症状加重，针刺4个疗程后，患者皮肤瘙痒症状明显好转。

【按语】

面部激素依赖性皮炎是为控制颜面部皮肤问题而使用外用激素后，原有的皮肤症状消失，但是停用激素后原有皮肤症状又再次出现或加重，以至于不得不继续使用激素或加大用量来控制症状。本病多与皮肤屏障功能受损或微生物感染有关。本案患者平素喜食辛辣刺激性食物，激素类制剂又辛燥甘温，久用助阳化热、郁久伤阴、损伤脉络、气营两伤、侵犯肌表。故在治疗时取诸阳之会大椎放血，以泻颜面之热毒；肺外合皮毛职司卫外，肺俞放血以泻在皮之热邪；取曲池、丰隆以泻在里之湿热毒邪；太冲、合谷开四关；针刺足三里调理脾胃，以助脾胃运化水谷精微，调畅代谢；血海健脾祛湿，养血活血，祛风止痒，使离经之血归于本源。诸穴合用，共奏清热祛湿、消肿止痒、养血和血之效。

（郭颖）

医案9 丹毒

李某，女，68岁，2018年7月11日就诊。

【主诉】

右侧下肢小腿红斑肿胀、疼痛6日。

【病史】

患者6日前无明显诱因发热，体温最高达40℃，发热1天后腿部出现红斑，4天前就诊于当地某综合医院，查血常规示白细胞升高，诊断为"丹毒"，静脉输液青霉素，皮损局部出现水疱，皮损颜色变浅，疼痛和灼烧感并未减轻。今为求更好的治疗效果遂来我科就诊。现患者右侧下肢小腿部红斑肿胀，伴瘙痒疼痛症状明显，触之皮温较高，有触痛。

【查体】

小腿局部呈红肿样，并伴有疼痛和灼烧感，舌红，苔黄，脉数。

【诊断】

中医诊断：丹毒（热毒蕴结证）

西医诊断：丹毒

【处方】

灵台透至阳埋针。

【操作】

选取灵台穴，采用圆利针。针刺时令患者取俯坐位，双手放于身体两侧或胸前，露出针刺部位，在局部进行常规消毒，而后术者以左手提起灵台穴皮肤，右手持针，针体于脊柱呈15°平刺刺入皮下，然后于脊柱平行向下朝至阳穴位置透刺至针柄处止，针柄用少许棉花包住，再用橡皮膏将针柄固定以防滑出，留针1天取出，埋针5次为1个疗程。

【按语】

《诸病源候论·丹毒病诸候》云："丹者，人身忽然焮赤，如丹涂之状，故谓之丹。或发于足，或发腹上，如手掌大，皆风热恶毒所为。"《外科备要》记载："内发丹毒，由肝脾二经热极生风所致。"由上可知，丹毒为火热之毒内攻，毒邪郁于肌肤所致。丹毒以恶寒发热、饮食差等症状常见，极易被误诊为感冒而造成病情延误。此案用抗生素控制感染，患者自觉疼痛并无减轻，且患者有糖尿病病史，灵台透至阳埋针法不仅可以避开皮肤松软凹陷、破损和溃烂的部位，还能缩短病程，同时选穴少，可以减少患者的痛苦周期，这正是此法治疗疾病的优势所在。此法可疏通全身和局部皮肤经络，调和气血，起到泻热解毒、活血通脉的作用，达到局部和整体相结合、辨证施治的目的，从而促进疾病早日向愈，值得临床推广，并辨证应用于其他各类皮肤顽疾的治疗。

（郭颖）

医案10　带状疱疹后遗神经痛

刘某，女，30岁，2015年1月19日就诊。

【主诉】

左侧胸背部疼痛3月余。

【病史】

患者3个月前因左胸背部起红斑，上有疱疹，疼痛剧烈，在某医院诊断为带状疱疹，经对症治疗后皮疹消退，但局部疼痛麻木，夜不能眠，为求中医针灸治疗，遂来我科就诊。现患者左胸背部仍可见色素沉着斑，呈带状分布，局部疼痛麻木伴灼热感，皮温略高于健侧，疼痛夜间加重，难以入眠，痛苦貌，面色少华，口苦口干，小便频数。

【查体】

左胸背部仍可见色素沉着斑，局部伴疼痛麻木伴灼热感，皮温略高于健侧。舌质紫暗，边尖有瘀点，苔薄白，脉沉涩。

【诊断】

中医诊断：蛇串疮（气滞血瘀证）

西医诊断：带状疱疹后遗神经痛

【处方】

灵台透至阳埋针。

【操作】

选取灵台穴，采用圆利针。针刺时令患者取俯坐位，双手放于身体两侧或胸前，露出针刺部位，在局部进行常规消毒，而后术者以左手提起灵台穴皮肤，右手持针，针体与脊柱呈15°平刺刺入皮下，然后与脊柱平行向下朝着至阳穴的位置透刺至针柄处止，针柄用少许棉花包住，再用橡皮膏将针柄固定以防滑出，留针1天取出，埋针5次为1个疗程。

【疗效观察】

2个疗程以后，患者感觉夜间疼痛减轻，病变部位的色素沉着变浅，灼热感及口苦消失，劳累或感受寒凉时疼痛仍然会偶有加剧。坚持治疗3个疗程以后，患者局部皮肤麻木痛痒感消失，饮食及二便正常，夜寐佳，舌红苔薄白，脉弦细。

【按语】

带状疱疹属中医学"缠腰火丹""蛇串疮"。本病的形成多由情志不畅，肝气郁结，久而化火，复感受毒邪，以致湿热火毒蕴积肌肤，脉络不通而成。后遗神经痛则由于年老体弱，气虚则血行迟缓，导致血脉瘀阻，不通则痛。从中医学来看，灵台和至阳穴均为督脉之要穴，而联合埋针法可以直泻热毒阳邪，疏通经络，清利湿热，畅行气血，以达到迅速止痛的效果；根据西医理论，带状疱疹病毒常侵犯脊神经后根感觉神经，而引起神经支配部位的疼痛，灵台透至阳埋针法一方面使神经中的痛觉纤维传导阻滞，提高机体的疼痛阈值，增强机体对疼痛的耐受度，另一方面可刺激脊神经改善微循环，促进新陈代谢，提高机体免疫力，利于脊神经恢复。

（郭颖）

妇科疾病

医案1　滴虫性阴道炎

肖某，女，40岁，2020年6月29日就诊。

【主诉】

阴道口及外阴瘙痒2个月，加重2周。

【病史】

患者于2个月前同房后出现阴道口瘙痒，分泌物增多且异味重，偶有尿痛。自行去药店购买"肤阴洁"洗液清洗10天后无效，遂去某三甲医院妇科门诊就诊。行妇科指检，肉眼见阴道黏膜、宫颈轻度充血，黄色脓性分泌物多，故进行分泌物实验室检查。检查结果：阴道pH值为5.6，阴道清洁度为Ⅲ度，湿片检查可见滴虫。诊断为"滴虫性阴道炎"。予以生理盐水冲洗阴道，醋酸氯己定溶液清洗外阴，同时口服甲硝唑片，每次1片，每日2次。上述治疗连续1周，治疗后患者症状减轻，后寻求中医维持治疗效果，口服中药汤剂数十剂（具体药方不详），效果一般。于2周前同房后瘙痒症状加重，病情反复令患者十分焦虑，影响生活。为求系统治疗故来我院。现患者心烦不宁，窘迫不安，阴道口及外阴痒痛，进食辛辣后加重，带下量多，色黄质稠，有异味，排尿灼痛，偶有性交痛。口苦，便秘。

【查体】

患者步入病室，面色潮红，舌红，苔黄腻，脉弦滑数。

【诊断】

中医诊断：阴痒（湿热下注证）

西医诊断：滴虫性阴道炎

【处方】

中极、蠡沟、行间、大敦。

患者及其伴侣配合甲硝唑药物治疗。

【操作】

患者取仰卧位，蠡沟穴逆经平刺，得气后行捻转泻法；其余腧穴常规针刺。每日治疗1次，每周治疗5次为1个疗程，疗程间休息2日。

【疗效观察】

患者治疗1个疗程后，阴道口及外阴瘙痒缓解，灼痛症状消失。患者治疗3个疗程后，患处瘙痒感消失，情绪稳定，便秘症状有所改善，舌淡红，苔薄黄，脉数。嘱其禁房劳，勤清洁。治疗4个疗程后，妇科指检阴道黏膜色淡红，湿片检查未见滴虫，患者痊愈。

【按语】

滴虫性阴道炎是由阴道毛滴虫引起的常见阴道炎症，由于阴道内酸碱度改变，适于滴虫生长繁殖，引起炎症发作，常对患者的心理及生理健康造成巨大危害。本病在中医学属于"阴痒""虫蚀""带下病"范畴。病因多为房事不节或素体虚弱，实证多以湿热、虫邪为患，虚证多与肝肾亏虚相关。本案主要由房事不洁，感染虫邪，肝经郁热，湿热下注会阴而致阴部瘙痒。症见阴道口及外阴瘙痒，带下黄稠且有异味，尿痛，心烦口苦，舌红苔黄腻，脉弦滑数。治法应清肝泄热，通络止痒。中极为足三阴经和任脉交会穴，可以清泻下焦湿热，调经止带。《灵枢·经脉》载："肝足厥阴之脉……循股阴，入毛中，环阴器，抵小腹，挟胃，属肝，络胆。"故肝经腧穴大多为妇科常用穴，针刺以舒经通络，除湿泻热。蠡沟为其络穴，别走足少阳胆经，通利肝胆二经，故针刺可清利肝胆湿热，具有灭菌杀虫之效；行间为其荥穴，重用泻法可清泻肝火；大敦为其井穴，针刺可清热止痒。四穴合用清泻肝热、利湿止痒，配合甲硝唑治疗调节阴道菌群分布，毛滴虫失去适宜生长环境而得以彻底去除。

（孙颖哲）

医案2 子宫脱垂

元某，女，31岁，2019年7月25日就诊。

【主诉】

子宫脱垂3年。

【病史】

患者于3年前二胎产后出现轻度腰骶部酸痛伴小腹下坠感，偶有咳嗽漏尿，自觉阴道口异物感，平卧休息时异物感消失，久立后又出现。长期循环往复降低患者生活质量，患者曾自行前往某三甲医院妇科就诊，妇科检查见子宫脱垂（Ⅱ度轻型），宫颈轻度充血。诊断为"子宫脱垂"，患者拒绝子宫托治疗，故给予中成药补中益气丸口服，同时自行进行盆底肌锻炼。治疗2个月后，患者腰酸乏力、小腹下坠感加重，肿物脱出不能自行回纳。为求中药针灸结合治疗故来我院。现患者形体瘦弱，面色少华，腰酸乏力，少气懒言，精神低落，纳差寐少。月经后期，量少色淡，带下清稀量多，小便频数，大便推动无力。

【查体】

妇科检查：子宫脱垂（Ⅱ度轻型），宫颈糜烂（Ⅰ度）。

舌淡胖有齿痕，苔薄白，脉虚弱。

【诊断】

中医诊断：阴挺（气虚证）

西医诊断：子宫脱垂（Ⅱ度）

【处方】

百会、合谷、气海、关元、子宫、足三里、三阴交、太冲。

【操作】

患者取仰卧位，百会、气海、关元、子宫、足三里、三阴交行捻转补法。太冲、合谷平补平泻，其中百会平刺，子宫穴捻转针体缠绕肌丝，形成滞针，提拉行针1分钟。每日治疗1次，每周治疗5次为1个疗程，疗程间休息2日。

【中药】

补中益气汤加减：黄芪45g，白术30g，党参30g，升麻15g，柴胡 15g，熟地 25g，龟板 20g，陈皮 15g，当归 15g，山萸肉 15g，杜仲 20g，夜交藤 15g，茯神 15g，甘草 10g。7 剂，每日 1 剂，水煎服 200ml，早晚分服。

【疗效观察】

1 个疗程后二诊：患者自觉乏力气短症状改善，情绪较前有所好转，寐可，子宫脱垂稍有缓解。舌质淡胖苔薄白，脉沉弱。中药继续按原方案治疗，在原来针刺的基础上加百会、气海、关元艾灸，每次 15 分钟，每周治疗 5 次。

3 个疗程后三诊：患者腰酸乏力症状明显改善，精神饱满，自觉阴道口异物感不明显，漏尿次数减少，妇科指检在阴道口可见宫颈及部分阴道壁。诊为子宫脱垂 I 度重型。舌质淡胖，苔薄白，脉沉弱。针刺按二诊方案治疗。中药：在原方基础上，黄芪剂量加至 65g，柴胡剂量加至 20g，增加茯苓 20g、狗脊 15g，去升麻、龟板、陈皮、夜交藤、茯神。7 剂，每日 1 剂，水煎服 200ml，早晚分服。

4 个疗程后四诊：患者腰酸、小腹坠胀感基本消失，少气懒言症状明显改善，寐可，宫颈还纳状况良好。妇科指检在阴道口可见宫颈及部分阴道壁。诊为子宫脱垂 I 度重型。舌质淡红，苔薄白，脉沉细。针刺继续二诊方案治疗。中药：在三诊方案基础上，黄芪剂量增加至 100g，当归剂量加至 30g。

治疗结束后，患者诸症消失，妇科指检在阴道口见不到宫颈，患者好转，嘱患者日常勿劳累，多做提肛运动以锻炼盆底肌。

【按语】

子宫脱垂在中医学属于"阴挺""阴托"范畴。此病多为虚证，与脾、肾二脏密切相关，临床多由年老体弱或房劳多产而来。本案患者产后体虚，胞络受损，气血不足，加之调养不慎，脾虚气弱，无力提摄脏器，治法应当补脾益气，升提固摄。故而针刺取穴选取补益要穴百会、气海、关元，益气扶正、升阳举陷，配合艾灸以增强补气升阳之效；加之妇科要穴足三里、三阴交，调经通络，补益脾肾；针刺四关穴即太冲、合谷，助以激发经气；子宫穴为妇科经验要穴，其解剖位置有支配子宫的脊神经分布，故针刺可以治疗子宫相关疾病，加以滞针手法可促进肌肉收缩，恢复子宫正常位置。汤药在补中益气汤的基础上进行加减，补中固托、益气提升。汤药与针刺并用，发挥针药双重优势，补益中气，升举阳气，子宫脱垂好转。

（孙颖哲）

医案3 子宫内膜异位症

陈某，女，33岁，2017年11月13日就诊。

【主诉】

痛经4年，加重1年。

【病史】

患者4年前冬季无明显诱因出现经期腹痛，自行口服布洛芬配合热敷小腹，疼痛有所减轻。1年前出现进行性加重的痛经，疼痛难忍，故前往当地三甲医院妇科就诊。妇科指检：宫体居中，宫颈光滑；子宫彩超显示：宫体多小结节，宫内有一囊肿，大小23mm×18mm，附件区无明显异常；血清CA125：118U/ml。诊断为"子宫内膜异位症"，建议口服避孕药治疗，患者有生育需求故拒绝此治疗方案，遂来我院就诊。现患者畏寒肢冷，带下清稀，经量少、色紫暗有块，纳可，二便正常。

【查体】

患者体型适中，面色晦暗，神情焦虑，舌淡紫暗、有瘀斑，苔白，脉沉涩。

【诊断】

中医诊断：痛经（寒凝血瘀证）
西医诊断：子宫内膜异位症

【处方】

气海、关元、子宫、血海、地机、三阴交。

【操作】

患者仰卧位，子宫、血海、地机行泻法，气海、关元、三阴交行补法，均常规针刺。得气后在针柄上插一艾炷，各温针灸1壮后留针30分钟，灸时要小心艾灰掉落。每日1次，于经期前7日针刺至月经来潮，1个月经周期为1个疗程。

【疗效观察】

针灸治疗1个疗程后，患者自觉经期第1、2天腹痛减轻，无须服用止痛药，月经色暗无血块。继续原方案针灸治疗2个疗程后，患者自觉经期腹痛基本消失，略有腰酸和小腹坠胀感，畏寒肢冷状况明显改善。患者临床痊愈。

【按语】

子宫内膜异位症属于中医学"痛经""癥瘕""不孕"的范畴，是指子宫内膜组织脱落种植在其他器官、部位的常见妇科疑难病。好发于30~50岁女性，现发病率逐渐增长，引起医家重视。病机多围绕"瘀"展开，瘀阻经络胞宫，气血失养，冲任失调，致使不通则痛、不荣则痛，其中最常见的为寒凝血瘀证。本案患者居住之处寒冷，适逢冬季，故胞宫感寒，气血经络运行不畅。治法当以温经通络，散寒止痛。气海、关元为任脉穴，经脉所过主治所及，且任脉为阴脉之海，针刺可调节阴经气血，缓解局部疼痛；子宫为妇科常用经外奇穴，温经止带；血海双向调节血液，活血化瘀止痛；地机为足太阴脾经郄穴，可以治疗血证和急症；三阴交为肝肾脾三经交会穴，可养肝调血，补益脾肾。故选取地机、子宫、血海、三阴交行温针灸，在温经散寒止痛的同时还能纠正患者的寒凉体质，临床效果显著。

（孙颖哲）

医案4　原发性痛经

刘某，女，18岁，2017年2月6日就诊。

【主诉】

经期腹痛3年。

【病史】

患者于14岁月经初潮，3年前无明显诱因出现经期小腹痛，伴有腰骶部酸痛。月经来潮前5日小腹下坠感、乳房胀痛明显，经期第1日疼痛较剧且有腹泻症状。经量正常，色紫暗有块。近日患者因准备考试压力较大，上述症状加重，为求中医系统治疗故来我院。现患者口干口苦，性格急躁，善太息。食少，睡眠尚可，二便正常。

【查体】

患者形体瘦弱，两胁胀痛，舌紫，苔薄白，脉弦涩。

【辅助检查】

子宫彩超示：宫体居中，子宫内膜厚度正常，未见明显器质性改变。

【诊断】

中医诊断：痛经（气滞血瘀证）
西医诊断：原发性痛经

【处方】

次髎、气海、关元、子宫、蠡沟、三阴交、太冲。

【操作】

患者先取俯卧位，针刺次髎穴行捻转泻法，使针感向小腹部放射，行针1分钟后出针。嘱患者改为仰卧位，针刺蠡沟、子宫、太冲行泻法，气海、关元、三阴交行补法，每日1次，于经期前7日针刺至月经来潮。1个月经周期为1个疗程。

【疗效观察】

第1个疗程治疗结束后，患者自觉经期腹痛有所缓解，疼痛程度可以忍受。第2个疗程治疗结束后，患者自觉经前乳房胀痛、小腹坠胀感消失，经期腹痛改善明显，心情舒畅。第3个疗程巩固治疗后，患者痊愈。

【按语】

痛经是指患者经期或经期前后出现小腹部不适甚至疼痛，可伴有腰酸、腹泻，严重者出冷汗、恶心、干呕甚至晕厥。本案患者正值高三备考阶段，痛经日久令其情绪更加紧张急躁，肝气郁滞，经络失和，气血运行不畅，瘀阻胞宫，不通则痛。故应当疏肝通络，化瘀止痛。次髎穴为痛经要穴，通络止痛，并且次髎穴皮下有马尾神经分布，针刺可缓解子宫平滑肌痉挛；针刺气海、关元可以缓解子宫血管痉挛，调节子宫活动度，通经止痛；"腧穴所在，主治所及"，针刺子宫穴可以使针气直达病所，缓解疼痛；因前阴为宗筋所聚，足厥阴肝经循行"环阴器，抵小腹"，故选取肝经络穴蠡沟穴及原穴太冲穴，在调经止带的同时疏肝理气，改善患者焦虑状态；针刺三阴交可以抑制子宫平滑肌收缩，改善疼痛程度，是治疗痛经的特效穴位；诸穴合用，远近结合，调经止痛，效果明显。

（孙颖哲）

医案5 子宫腺肌病

胡某，女，32岁，2016年8月22日就诊。

【主诉】

痛经进行性加重2年余。

【病史】

患者于2年前初次出现经期小腹绞痛，疼痛程度轻，故未予处理。近年来从事户外工作，工作环境寒冷，痛经逐渐加重并伴有经量增多，经期第3日疼痛最为剧烈，服用布洛芬难以缓解，故前往某三甲医院妇科就诊。妇科指检示：外阴、阴道正常，子宫前位增大质硬，无压痛。子宫彩超检查示：子宫前位，大小约为73mm×72mm×68mm，子宫肌层回声不均，后壁有点状强回声。实验室检查：血清CA125：186.5U/ml。诊断为"子宫腺肌病"，建议手术根治或口服避孕药保守治疗。患者因有生育需求不能接受上述方案，为求中药针灸结合治疗故来我院就诊。该患既往曾有两次人工流产手术史。现患者腰酸乏力，平素畏寒畏风，喜喝热饮，月经周期规律，量多有血块，带下清稀，饮食、二便正常。

【查体】

患者形体正常，面色痛苦，舌淡紫暗，苔淡白，脉细涩。

【诊断】

中医诊断：痛经（寒凝血瘀证）

西医诊断：子宫腺肌病

【处方】

合谷、神阙、子宫、血海、地机、三阴交、太冲。

【操作】

患者取仰卧位，三阴交穴行捻转补法。合谷、子宫、血海、地机、太冲穴平补平泻，点燃艾条在神阙穴进行悬起灸，艾条距皮肤高度3cm左右，以患者感到温热为宜，每日治疗1次，于经期前7日治疗至月经来潮。1个月经周期为1个疗程。

【疗效观察】

第1个疗程结束后，患者自觉经期小腹绞痛程度减轻，疼痛时间和频率有所改善。

继续原方案综合治疗2个疗程，患者自觉痛经症状明显好转，仅有小腹下坠感，经量恢复正常，血块减少。

复查妇科指检：宫颈略肥大，子宫质较软；子宫超声：子宫体积为60mm×61mm×56mm；血清CA125：78U/ml，各指标改善明显。

【按语】

西医学认为子宫腺肌病与子宫基底膜内陷、宫内雌孕激素水平高、血管异常增生等因素有关，无特异性治疗手段，常见治疗方法为口服非甾体类抗炎药、避孕药、孕激素类药等或手术治疗。此病多合并不孕症，故有生育要求的妇女常选择寻求中医治疗。子宫腺肌病在中医学属于"癥瘕""痛经"范围。此病的病因病机多与"瘀"密切相关。根据虚实寒热特性分型，临床常见为寒凝血瘀型和气滞血瘀型。本案患者曾多次行刮宫术，胞络受机械性损伤，气血运行不畅，加之其常在寒冷环境工作，胞宫感寒日久，气血凝滞成瘀，不通则痛。治法当以活血化瘀，散寒止痛。故而针刺选取四关穴，调理脏腑、平衡阴阳；子宫疾病专用穴"子宫穴"，缓解子宫充血程度、调节子宫大小、调经止痛；血海穴为妇科常用穴位，双向调蓄血量；地机穴为脾经阳性反应点，健脾理血止痛效果显著；三阴交为足三阴经交会穴，针刺可调补肝肾、健脾养血、增强体质。艾条灸神阙穴，可以温经散寒、补益阳气、调血止痛。中医针与灸相结合，多重途径作用于病灶，增强临床疗效，减缓疼痛，改善子宫质地和大小，纠正患者体质，促进子宫腺肌病好转。

（孙颖哲）

医案6　急性乳腺炎

褚某，女，29岁，2019年6月17日就诊。

【主诉】

右侧乳房红肿热痛、排乳不畅3日。

【病史】

患者1个月前顺产一女，一直母乳喂养，3日前，突发右侧乳房红肿灼热胀痛，且乳汁排出不顺畅，自测体温为37.6℃，遂立即停止母乳，于社区医院求治后效果不佳，今来我处。现患者右乳肿胀疼痛，身热，口渴，眠可，纳差，大便秘结。

【查体】

体温：38.0℃。双侧乳房外形对称，大小相似，右侧乳房皮肤发红，无破溃，乳头无内陷，乳晕下扪及2cm×3cm×3cm肿块。乳汁黏稠，排出不畅。舌苔薄黄，脉数。

【辅助检查】

血常规示：白细胞10.3×10^9/L，中性粒细胞0.80。

【诊断】

中医诊断：乳痈（胃热壅滞证）

西医诊断：急性乳腺炎

【处方】

大椎、商阳、合谷、内庭、曲池、乳根、少泽。

【操作】

患者取端坐位，充分暴露背部，头颈部稍向前倾，取穴处常规消毒，三棱针于大椎穴点刺 3~5 下，立即将气罐置于穴位之上，留罐 10 分钟。商阳和少泽穴点刺，挤出血液 5~8 滴。乳根穴沿皮下向患侧乳房方向平刺，以局部酸胀为宜，余穴常规针刺，捻转泻法后出针。治疗后嘱患者回家后自行按摩乳房，双手掌根沿乳根至乳头方向按摩推挤，并配合芒硝外敷。每日治疗 1 次，治疗 5 日为 1 个疗程，疗程间休息 2 日。

【疗效观察】

治疗 1 次后，患者右侧乳房红肿胀痛感明显减轻。治疗 3 次后，乳汁排出顺畅，乳房胀痛症状基本消失。治疗 1 个疗程后，患者恢复正常哺乳。

【按语】

急性乳腺炎多由金黄色葡萄球菌感染所致，以红、肿、热、痛，乳汁排出不畅为主要表现，常因饮食、情志或哺乳姿势不当所致，乳汁淤积，日久化热，热毒壅滞，进而酿痈生脓。故选取泻热要穴大椎，点刺放血，清泻阳经热毒。女子乳房属胃，阳明胃经为多气多血之经，气滞不行，排乳不畅，致使里热蒸腾，则热盛肉腐，故选取足阳明经内庭穴，及同名经合谷和曲池穴，泻在里之邪热。少泽为通乳效穴，又是井穴，同有泻热之功。乳根穴是调节产后缺乳的常用穴位，具有疏通乳房经气、改善乳汁分泌的作用。本案患者乳汁瘀滞日久化而为痈，乳根穴的应用能够促进乳房内淤积的奶水排出，加快疾病的恢复。诸穴合用，共奏清泻阳经火毒、通经下乳止痛之效。

（孙颖哲）

医案7　产后缺乳

程某，女，33岁，2018年7月20日就诊。

【主诉】

乳量减少1周。

【病史】

该患者1个月前顺产一子，母乳喂养。1周前，因生气后乳量突然减少，经休息后乳量无明显恢复，患者担心用药后影响其子哺乳，遂至我诊室寻求针灸治疗。现患者乳房胀痛，胸闷，两胁胀痛，喜长叹息，眠可，纳差，二便可。

【查体】

双侧乳房外形对称，大小相似，皮肤无发红，无水肿，无破溃，乳头无内陷，未扪及乳房肿块。舌苔薄黄，脉弦。

【诊断】

中医诊断：乳汁不行（肝郁气滞证）

西医诊断：产后缺乳

【处方】

膻中、乳根、少泽、合谷、太冲、期门。

【操作】

患者取仰卧位，充分暴露针刺部位，常规消毒后，膻中穴平刺，针尖朝向乳房，乳根穴向乳房基底部平刺，少泽浅刺，其余穴位均采用常规针刺。每日治疗1次，每次30分钟，治疗5日为1个疗程。

【疗效观察】

治疗3次后，患者自觉乳房胀痛感明显减轻，乳汁分泌量较治疗前增加。治疗2个疗程后，泌乳量已可满足婴儿所需。巩固治疗1个疗程后痊愈。

【按语】

产后缺乳是女性哺乳期无乳或乳汁量不足以满足婴儿所需的一种病症。本案患者因情绪不畅，郁结于胸，肝失条达，出现乳汁分泌不畅之症，故治以宽胸理气，通经下乳。治疗时，局部选取膻中、乳根穴，行气活血，通乳活络。少泽穴属手太阳小肠经，由于小肠具有泌别清浊的功能，因此可促进乳汁的生化，同时少泽是小肠经的井穴，既有泻热的作用，又能够疏布气血，可治疗情绪不畅引起的乳汁分泌不足，是通经下乳之经验效穴。合谷、太冲开四关，配期门以宽胸理气，疏通肝木。诸穴合用共奏疏肝解郁、通经下乳之功。

（孙颖哲）

医案8　压力性尿失禁

陈某，女，61岁，2017年12月22日就诊。

【主诉】

不自主尿失禁1年，加重3日。

【病史】

患者1年前因从事高强度工作，紧张忙碌导致工作过程中经常性憋尿，未予重视，出现不自主遗尿，每因用力持物、咳嗽等诱发，诊断为"膀胱括约肌松弛，压力性尿失禁"。3日前患者尿失禁症状加重，可因咳嗽、大笑、打喷嚏、用力提拉物体等局部肌肉紧张行为导致不自主排尿，失禁量不多，今来我院治疗。现患者精神不振，手足欠温，听力下降，头部昏沉，畏寒，夜间入睡困难，饮食不佳，大便正常。

【查体】

血压：120/85mmHg。舌质淡，苔白，脉细弱。

【辅助检查】

血、尿常规示：无明显异常。膀胱内压测量图示：无明显异常。膀胱彩超检查结果：无异常。腰椎MRI检查结果：椎体退行性改变。

【诊断】

中医诊断：遗尿（肾气不固证）

西医诊断：压力性尿失禁

【处方】

主穴：百会、气海、足运感区、太溪。

配穴：膀胱俞、中极、肾俞、次髎、中髎。

【操作】

嘱患者仰卧位，穴位局部皮肤常规消毒，选取一次性无菌针灸针，针刺百会穴、双侧足运感区，行小幅度快速捻转，每分钟 200 转以上，行针 3~5 分钟后连接电针治疗仪，采用连续波疏波（2Hz），刺激强度以患者耐受为宜。向下斜刺气海、中极，以穴位得气为主。嘱患者休息片刻，行俯卧位针刺太溪、膀胱俞、肾俞，次髎、中髎用补法，留针 30 分钟，每日治疗 1 次，治疗 5 次为 1 个疗程。

【疗效观察】

患者针刺 3 个疗程后，自觉症状改善，咳嗽或用力时偶有尿失禁发生。继续治疗 12 个疗程后，患者明显好转，随访 6 个月后患者已很少出现症状。

【按语】

压力性尿失禁又称张力性尿失禁，是指患者的腹腔内压力突然增加时，尿液即不由自主地由尿道口流出来，主要是由于盆底肌肉松弛所致，好发于中老年妇女。中医学认为之所以会出现尿失禁的情况，是因为肾气虚，中气下陷，导致膀胱约束不利。因此，治疗时多以补益肾气、提升中气为主。本案患者年轻时反复长期憋尿，膀胱括约肌劳损，年龄增大后，括约肌功能降低即发为本病。治疗时选取双侧足运感区，头部足运感区是旁中央小叶在大脑皮质的投射区，为尿便高级中枢，进针后行经颅重复针刺刺激疗法，使针感作用于尿便中枢，通过中枢神经调控人体二便。依据中医四诊，患者由于肾气虚，中气下陷，导致膀胱约束不利，因此选择任脉具有补益人体元气作用的气海、关元穴行滞针提拉法加强针感，升举阳气，配百会穴提补中气，肾经原穴太溪补益肾气，调摄小便。俞募配穴是中医临床上常用的配穴法之一，采用背俞穴与腹募穴相配治疗以脏腑为主的有关疾病。俞穴是脏腑经气输注于背部的输穴，位于脊柱两侧，属足太阳膀胱经。

明代张介宾说："五脏居于腹中，其脉气俱出于背之足太阳经，是为五脏之俞。"募穴是脏腑经气汇集于胸腹部的输穴，分布于胸腹部。募有结聚的意思，是脏腑经脉之气结聚所在。清代徐灵胎谓之"气所结聚处也"。临床上常将病变脏腑的俞、募穴配合运用，以发挥其协同作用。故依据俞募配穴法，选取肾经、膀胱经之俞穴和肾经、膀胱经之募穴京门、中极，共奏补益正气、补肾固小便之功。

（孙颖哲）

医案9　经前期紧张综合征

谢某，35岁，2017年10月20日就诊。

【主诉】

月经前1周精神紧张3个月，加重2日。

【病史】

患者3个月前无明显诱因在月经前1周出现精神紧张、焦虑、烦躁等症状，伴见胸胁、乳房胀痛，月经后症状消失，发作期间未进行干预治疗。2天前出现紧张焦虑情绪，症状明显重于之前，为求中医治疗遂来我院就诊。现患者精神紧张、焦虑，胁肋胀痛，伴轻度头部胀痛、口干口渴，距离下次月经来潮8天。平素月经周期29天，每次5~7天，末次月经颜色暗红，有血块，二便正常，饮食尚可。

【查体】

血压：122/83mmHg。焦虑面貌，舌暗有瘀点，脉细涩。

【诊断】

中医诊断：月经前后诸症（气滞血瘀证）

西医诊断：经前期紧张综合征

【处方】

百会、神庭、本神、内关、神门、合谷、气海、中极、血海、足三里、三阴交、太冲。

【操作】

患者仰卧位，神庭、本神予以经颅重复针刺刺激疗法，内关、神门予以提插补法，余穴平补平泻，留针30分钟。以上操作均每日1次，治疗5日为一疗程，疗程间隔2日。

【疗效观察】

连续治疗1个疗程后，患者紧张情绪有所缓解，胁肋胀痛基本消失，第2个疗程治疗期间，患者月经来潮，自诉月经颜色红，无血块，同时患者精神紧张烦躁情绪基本缓解，治疗3个疗程后痊愈。随访下次月经来潮前，上述症状未见发作。

【按语】

经前期紧张综合征的症状较多样，主要以精神暴躁或抑郁等情志异常及乳房胀痛、下腹疼痛等躯体症状为主，严重影响患者的日常生活，持续日久容易发展成经前躁郁征。本病属中医学"月经前后诸症"中的经行情志异常病，其病机多因肝失疏泄导致肝的气机逆乱，而肝气机逆乱日久，则易导致瘀血的形成，从而出现气滞兼夹血瘀的症状。神庭穴和双侧本神穴相当于大脑皮层额叶部位，与精神活动有关，针刺百会、神庭、本神调畅情志，内关、神门宣发心神，共奏调神之功，可有效改善患者烦躁焦虑状态；合谷、太冲、足三里调畅全身气机，疏肝解郁，针刺血海活血化瘀，气海，中极调畅气机，三阴交滋阴凝神，治疗月经诸症，诸穴合用，共奏疏肝理气、活血化瘀、安神定志之效。

（孙颖哲）

儿科疾病

医案1　小儿遗尿症

樊某，男，6岁，2016年8月1日就诊。

【主诉】

自幼夜间间断性尿床。

【病史】

患儿自幼睡梦中尿床，至今仍每周4次以上，曾尝试中药治疗、艾灸治疗、心理治疗等，多方求治效果不佳，为求针灸治疗，今来我院。现患儿四肢不温，体倦乏力，不爱运动，稍活动后便有汗出，且自觉气短，纳差，眠可，时有呓语，日间尿量亦多，大便稀溏。

【查体】

精神不振，面色淡白，表情淡漠，少气懒言，舌质淡，苔薄白，脉沉细，尺部尤甚。

【辅助检查】

骶椎X线检查示：骶椎隐性裂。

血常规、尿常规未见明显异常。

【诊断】

中医诊断：遗尿（脾肾气虚证）
西医诊断：小儿遗尿症
　　　　　先天性骶椎裂

【处方】

主穴：足运感区。
配穴：关元、气海、足三里。

【操作】

针刺双侧足运感区，行小幅度快速捻转，200转/分以上，捻转2分钟。双侧足运感区接电针，采用连续波疏波（2Hz），刺激强度以患者耐受为宜，其余穴位均采用常规针刺，用补法，每日治疗1次，每次30分钟，治疗5日为1个疗程。

【疗效观察】

针刺治疗2个疗程后，患儿日间尿量减少，遗尿次数减少至每周

2~3次。继续治疗2个疗程后，患儿症状明显好转，仅在饮水较多或劳累时偶发遗尿。继续巩固治疗1个月后，患儿遗尿症状未再出现。3个月后随访，患儿未复发。

【按语】

小儿遗尿症是指5岁以上的儿童，至少连续3个月每周2次以上的睡梦中无意识排尿行为，是儿科常见疾病，给患儿的心理造成严重不利影响。在治疗本病时，首先选取针刺头部足运感区，足运感区位于旁中央小叶的头皮投射部位，恰好是人体尿便中枢在皮层的定位区。本案患儿年龄较大，反复遗尿至今，体质较弱，先天禀赋不足，元气亏虚，无力固摄，加之后天脾失健运，生化无权，面白肢冷，倦怠乏力，气虚无力统摄津液，故取关元、气海、足三里以补益先后天之本。诸穴合用，共奏通调水道、补益正气之功。

(孙颖哲)

医案2　抽动秽语综合征

刘某，男，10岁，2017年8月28日就诊。

【主诉】

阵发性肢体抽动，不自主眨眼、喉中发声半年。

【病史】

患儿于半年前无明显诱因出现肢体阵发性抽动，频繁眨眼皱眉、甩头耸肩，并且喉中发出异常声音，性格急躁，注意力严重下降，夜间多梦、易惊醒。经头颅CT、MRI和脑电图检查均未见明显异常。于当地医院诊断为"抽动-秽语综合征"，因患儿家长对西药的副作用存在一定顾虑，遂慕名而来我院寻求中医针灸治疗。现患儿注意力不能长时间集中，肢体阵发性抽动，频发眨眼皱眉、甩头耸肩，口中发出单一、无意义的怪声。性格急躁，胸中烦闷，夜间多梦易惊醒。口干口苦，饮食正常，小便正常，大便略干燥。

【查体】

患儿神志清楚，表达流利，言语清晰，舌淡红，苔白，脉弦细。

【诊断】

中医诊断：惊风（肝风内动证）

西医诊断：抽动–秽语综合征

【处方】

主穴：四神聪、风池、舞蹈震颤区。

配穴：廉泉、蠡沟、内关、合谷、太冲。

【操作】

患儿取坐位，针刺四神聪、舞蹈震颤区，施以小幅度快速捻200转/分以上，行针2分钟。双侧风池穴进针时针尖朝鼻尖方向，进针后捻转得气。其余穴位平补平泻。舞蹈震颤区连接电针进行连续波密波刺激（100Hz），电流刺激强度大小以患者耐受为宜。每日治疗1次，每次30分钟，治疗5日为1个疗程。

【疗效观察】

针刺治疗1个疗程后，患儿肢体抽动次数有所减少，眨眼皱眉、甩头耸肩的频率降低，喉中偶有声响，注意力有所提升。继续治疗3个疗程后，患儿抽动症状消失，夜间睡觉无惊醒，喉中基本无异常声响，偶有眨眼。继续巩固治疗1个疗程后痊愈。

【按语】

抽动秽语综合征是一种以多发性抽动和语言痉挛为典型表现的精神性运动障碍疾病，儿童及青少年多见，临床主要表现为以面部、四肢、躯干肌肉不自主抽动伴喉部异常发音及秽语为特征的综合症候群。本病辨证为"肝风内动证"，肝主疏泄，性喜条达，若情志不调，五脏失和，则气机不畅，郁久化火，引动肝风，上扰清窍，出现频眨眼、皱眉、耸肩、秽语等症。肝郁化火，耗气伤阴，筋脉失于濡养，导致肢体肌肉不自主地抽动。火易扰神，以致多梦易惊醒。故治疗选取针刺舞蹈震颤区，并加以快速捻转和电针密波刺激，从而调节大脑皮质中枢，平衡神经冲动。《素问·宝命全形论》曰："凡刺之针，必先治神。"故选取四神聪、内关，醒脑开窍、镇静安神、调神以通调全身气机。风池乃治风要穴，用以疏泄肝阳，祛风止痉。选取廉泉以利咽喉，调舌络；蠡沟为肝经络穴，具有息风止痉之效；合谷、太冲名曰"四关"，刺之以平衡阴阳，调和气血。诸穴合用，共奏平肝息风、安神止痉之效。

（孙颖哲）

医案3　注意力缺陷多动障碍

李某，男，8岁，2019年9月10日就诊。

【主诉】

注意力不集中，多动难静1年。

【病史】

患儿1年前逐渐出现兴奋好动、坐立难安、无法安静，课堂上不遵守纪律，注意力严重不集中，学习成绩明显下降。于当地儿童医院检查，经头颅CT、MRI以及脑电图检查均未见明显异常，诊断为"注意力缺陷多动障碍"，为求中医治疗遂来我院。现患儿多动难坐，小动作频发，注意力难以集中。家长代述患儿平素喜好玩手机，作业经常拖拉难以完成，记忆力差。

【查体】

患儿兴奋多动，难以久坐，言语快速不清晰，表达缺乏逻辑性，注意力不集中。舌淡，苔白，脉细弱。

【诊断】

中医诊断：躁动（肝肾亏虚证）

西医诊断：注意力缺陷多动障碍

【处方】

四神聪、内关、合谷、足三里、三阴交、照海

【操作】

患儿取坐位，针刺四神聪，行小幅度快速捻转达200转/分以上，行针2分钟。足三里、三阴交、照海施以补法。每日治疗1次，5次为

1个疗程。

【疗效观察】

针刺治疗3个疗程后，家长代述患儿注意力较为集中，多动症状明显减轻，听课也认真很多，学习成绩进步很大。继续巩固治疗2个疗程后痊愈。后期（3个月、半年）随访患儿，未见复发。

【按语】

注意力缺陷多动障碍，也称小儿多动症，是儿童期最为常见的一种行为障碍。主要表现为注意力不集中，多动，行为冲动以及伴随学习困难和情绪异常等症状，智力正常或接近正常，多发于学龄期儿童。目前本病的发病原因及机制尚未阐明，西医治疗药物以中枢神经兴奋剂为主，包括哌甲酯、莫达非尼等为主，但不良反应明显。本病属于中医学"躁动"范畴。中医学认为本病多为先天禀赋不足，后天调护不当使脏腑功能失常，阴阳平衡失调所致，其主要病变在心、肝、脾、肾，主要病机为脏腑功能失常、阴阳失调、阴虚阳亢。故治疗时选取四神聪、内关安神定志、益智健脑；选取照海，行以补法，补益肾精，充养先天之本；足三里、三阴交行以补法，补益后天之本。诸穴合用，共奏补益脏腑、调和阴阳、宁心安神之效。

（孙颖哲）

医案4　腮腺炎

钟某，女，8岁，2019年6月18日就诊。

【主诉】

发热，左侧腮部肿胀疼痛1日。

【病史】

患儿于昨日无明显诱因出现发热，体温39.2℃，并伴有左耳下腮部肿大，按之疼痛，边缘不清，张口受限，为求诊治，遂今日来我院就诊。现患儿面红发热，左侧腮腺部肿大，烦躁口渴，张口不利，饮食减少，大便干结，小便短赤。

【查体】

体温38.8℃，左侧腮腺部位肿大，皮肤焮热，胀痛拒按，张口受限。舌红，苔黄，脉滑数。

【诊断】

中医诊断：痄腮（热毒蕴结证）

西医诊断：腮腺炎

【处方】

主穴：大椎。

配穴：合谷、外关、侠溪、内庭。

【操作】

嘱患儿端坐位，头颈部稍向前倾，使颈部的大椎穴充分暴露，穴位局部常规皮肤消毒，采用一次性放血针，于大椎穴点刺3~5下，再采用气罐拔出少量血液。合谷、外关、侠溪、内庭穴针刺后行以泻法，留针30分钟。每日治疗1次。

【疗效观察】

针刺1次后，患儿体温即有所下降，自觉左侧腮部疼痛减轻。继续针刺治疗5次后，患儿痊愈。

【按语】

痄腮多见于儿童，临床上以发热、一侧或双侧耳下腮部肿胀疼痛为主要特征，有传染性。本病一年四季均可发生，冬春易于流行。中医学认为，本病是由风温时毒所引起的急性传染病，外感风温时邪，自口鼻而入，壅阻于少阳、阳明经脉，郁而不散，结于腮部，发为本病。故治疗时主穴选取大椎穴，大椎穴为督脉的腧穴，督脉为"阳脉之海"，具有调节全身诸阳经之功效，故在大椎处放血，可以疏通三阳经，以达退热的效果。合谷、内庭均为阳明经腧穴，外关、侠溪为少阳经腧穴，四穴共用泻法，清泻少阳、阳明之郁热，郁热散则经络通，通则不痛，肿则自除。

（孙颖哲）

医案5 竞技紧张综合征（考试紧张综合征）

张某，男，16岁，2018年4月18日就诊。

【主诉】

频发的考前失眠多梦、紧张焦虑3个月。

【病史】

患儿由于近期学习压力增大，出现考试前失眠多梦、紧张焦虑，情绪时常抑郁低落，伴有阵发性头晕头痛，腹泻便溏，记忆力差，食欲减退。现患儿自述每到考试前1~2天即感头晕头痛，精神不振，腹痛腹泻，心悸胸闷，考试时大脑一片空白，书写困难，甚则无法参加考试。待考试结束后逐渐恢复至正常。

【查体】

患儿神志清楚，语言流利，舌质淡，苔薄白，脉沉弱。

【诊断】

中医诊断：郁病（心脾两虚证）
西医诊断：竞技紧张综合征

【处方】

情感区、四神聪、风池、内关、神门、足三里、三阴交。

【操作】

针刺四神聪、风池穴，并施以小幅度快速捻转达200转/分以上，行针2分钟。补法。电针连接四神聪、双侧风池穴，进行连续波密波（100Hz）刺激，电流刺激强度大小以患者耐受为宜。留针30分钟，每日治疗1次，5次为1个疗程。

【疗效观察】

针刺治疗2个疗程后，患儿参加了学校的模拟考试，自述考前紧张状态有所减轻，未出现头晕头痛症状，略出现腹泻症状。继续巩固治疗1个月后，患儿痊愈，考试时除轻度的紧张感外无其他症状。3个月后随访患儿，已顺利参加此后的各种考试，未见复发。

【按语】

竞技紧张综合征是指考生在考试前出现的，由于精神紧张导致身体自主神经功能紊乱而引起的一系列病症。临床表现为考试前出现的高度紧张、焦虑抑郁、失眠疲劳、腹痛腹泻、食欲减退、月经失调等症状。随着社会的快速发展，工作与学习压力越来越大，患有此病的人也日益增多，若不加以关注、及时治疗，对患者的身心健康和生活质量都有着严重的危害。本病属于中医学"郁证""惊悸""厥证"等范畴。本案患者由于学习压力日益增重，心理压力过大，导致考前高度紧张焦虑。故治疗选取位于大脑额叶部的情感区，针刺刺激其区域可有效改善认知，调节情感，缓解焦虑；选取四神聪、风池醒脑开窍、安神定志；内关配神门，并行以补法以补益心血、调养心神；足三里配三阴交，并行以补法，以补益脾胃，调节气血。诸穴合用，共奏宁心安神、醒神解郁、调节紧张焦虑之效。

（孙颖哲）

医案6　儿童日间尿失禁

李某，男，9岁，2018年7月19日就诊。

【主诉】

自幼间断性尿床。

【病史】

患儿自幼尿失禁至今，日间常有小便不自主点滴而出，需要长期垫"尿不湿"，不适及异味令患儿自卑、自闭；其母述患儿18月龄前未进行排尿训练。患儿曾就诊于当地多家医院，服用补肾健脑类中药治疗，无显著疗效，遂来针灸科就诊。现患儿小便频数，淋沥失控，面色不华，形体瘦弱，神疲乏力，腰膝酸软，畏寒肢冷。

【查体】

舌淡红，苔薄白，脉沉细。

【辅助检查】

腰椎CT示：隐性脊柱裂（S_1~S_2）；泌尿系统彩超及尿常规均无异常。

【诊断】

中医诊断：遗尿（脾肾气虚证）

西医诊断：儿童日间尿失禁

先天性骶椎裂

【处方】

足运感区、命门、肾俞、上髎、次髎、足三里。

【操作】

针刺双侧足运感区，行小幅度快速捻转，200转/分以上，捻转2分钟。双侧足运感区接电针，采用连续波疏波（2Hz），刺激强度以患者耐受为宜，腰骶部及下肢穴位进针均采用常规针刺，捻转方法采用补法，每日治疗1次，每次30分钟，治疗5次为一疗程，疗程间隔2日。

【疗效观察】

针刺治疗1个疗程后患儿日间尿失禁次数减少，治疗2个疗程后，尿失禁症状消失，并停止使用"尿不湿"。患儿精神状态好转，面色红润，声音洪亮，精力充沛，腰膝健壮，舌淡红，苔薄白，脉沉缓。治疗后随访1个月，患儿状态良好无复发。

【按语】

儿童日间尿失禁是指5岁以上的儿童，伴有持续性或日间间断性漏尿，为儿科常见疾病，给患儿造成严重的心理负担。本病属中医"遗尿"（又称遗溺）范畴，本病与津液代谢失常有关。《素问·经脉别论》言："饮入于胃，游溢精气，上输于脾。脾气散精，上归于肺，通调水道，下输膀胱，水精四布，五经并行。"津液代谢主要与肺、脾、肾和膀胱有关。《诸病源候论》言："小便不禁者，肾气虚，下焦受冷也。"《素问·灵兰秘典论》曰："膀胱者，州都之官，津液藏焉，气化则能出焉。"《素问·宣明五气》曰："膀胱不利为癃，不约为遗溺。"

本案患儿年龄较大，遗尿日久，自幼缺乏早期排尿训练，致使大脑排尿控制中枢发育迟缓，同时腰椎CT显示有隐性脊柱裂（S_1~S_2），高度提示可能对排尿功能产生影响。因此患儿日间尿失禁原因涉及功能性和神经源性尿失禁两个方面因素。故而在治疗本病时，首先选取针刺头部足运感区，足运感区位于旁中央小叶的头皮投射部位，是人体尿便中枢在皮层的定位区，通过刺激此处起到改善排尿功能的作用。又因患儿先天禀赋不足、后天失养，导致肾阳不振，气化失常，固摄无权，从而使膀胱开阖失度，尿液自溢。治宜补肾益气，取头、腰、腿三部之穴，共奏固肾益气、统摄膀胱之功，肾气充足，气化有权，膀胱开阖如常，则尿失禁自止。

（孙颖哲）

五官科疾病

医案1　咽部异感症

赵某，女，42岁，2019年9月5日就诊。

【主诉】

咽喉部有异物感1年，加重3日。

【病史】

1年前患者与家人发生争吵后，随即出现咽喉部不适且伴异物感，进食饮水时尤其明显。去某综合医院耳鼻喉科就诊，检查后未见明显异常。咽喉黏膜无充血，无水肿，无占位性病变，诊断为"神经官能症"。患者自行口服谷维素7日后，自觉咽喉堵塞症状无任何好转，仍感胸中憋闷，呼吸不畅，情绪焦虑。后在某综合医院口服汤药数剂，症状略有缓解，咽喉部堵塞感减轻，呼吸通畅，偶有胸闷。近3日因劳累后咽部症状加重，故来我院。现患者形体消瘦，自述咽喉部堵塞不畅，有异物感，咳之不出，咽之不下。饮食时更甚，生气、劳累后加重。该患者平素思绪多，性格暴躁易怒，口苦咽干，目眩，胸胀烦闷，常叹息，饮食尚可，二便如常，睡眠欠佳。

【查体】

神清语利，咽喉部无明显异常，舌体瘦，舌质红，苔薄白，脉弦。

【诊断】

中医诊断：梅核气（肝郁气滞证）

西医诊断：咽部异感症

【处方】

膻中、照海、列缺、公孙、合谷、太冲、内关。

【操作】

患者取仰卧位，太冲、公孙、内关、合谷、列缺、照海行捻转泻法。膻中贴胸骨向下平刺，进针后行平补平泻手法，行针同时嘱患者做腹式呼吸，留针30分钟，每日治疗1次，5次为1个疗程，疗程间休息2日。

【疗效观察】

患者针刺当日，留针15分钟时即觉胸胁胀闷感减轻。针刺治疗1个疗程后，咽喉部异物感减轻，自述原来如鹌鹑蛋大小，现减小到如指甲盖大小。针刺治疗2个疗程后，患者仅在紧张及劳累过后略感咽喉不适。进食及喝水时均无异物感，夜间睡眠质量提高。继续巩固治疗4个疗程后，痊愈。

【按语】

咽部异物感是患者的一种主观感受，以此为主诉就诊的病人占比日渐升高。中医学将此辨病归属为"梅核气"，临床多表现为虚实夹杂之证，痰凝气滞为病之标，脾虚肝郁为病之本。"梅核气"病名首见于宋代《南阳活人书》，有关病证记载最早却见于《灵枢·邪气脏腑病形篇》，其曰："心脉大甚为喉吤。"汉代《金匮要略》记载了妇人"咽中如有炙脔"的症状及治疗。本案患者因与家人发生争吵后，怒气伤肝，肝气郁结，日久及肾，肾精亏虚，总为虚实夹杂之证，治疗时选取肾经穴位即循行于咽喉部的八脉交会穴照海穴补益肾精，配列缺为上下配穴法，疏通肝木，宣肺利咽。膻中、内关、公孙共用，有疏通心胸郁结、调畅气机之效。太冲为肝经原穴，可以直接调达肝经经气，太冲、合谷为四关穴，膻中位于胸部正中，具有调节人体上下气机的作用，配合呼吸能够将喉中所聚之气向下引导，诸穴齐用共达解郁理气之效。

（孙颖哲）

医案2　慢性咽炎

刘某，女，29岁，2021年4月22日就诊。

【主诉】

咽部不适3年，加重2周。

【病史】

患者3年前因工作原因出现咽部疼痛不适，平素咽部有异物感，未做系统检查及治疗，每次发作后均自行口服咽炎片，症状有所缓解。2周前晨起时自觉咽部疼痛，异物感加重，伴咽痒、咽干、干咳、痰少质稠。自行服用口含片，症状无明显缓解。为求中医治疗，遂来我院就诊。现患者精神紧张，手足心热，偶有头晕耳鸣，饮食尚可，二便调，月经规律无痛经。

【查体】

查体见咽部黏膜色红不肿，舌红少苔，脉细数。

【诊断】

中医诊断：喉痹（肺肾阴虚，虚火上炎证）

西医诊断：慢性咽炎

【处方】

主穴：廉泉。

配穴：合谷、列缺、照海。

【操作】

患者仰靠坐位，局部皮肤常规消毒，取规格为0.30mm×75mm的一次性毫针针刺廉泉穴，进针时针身与施术部位皮肤垂直，深度为20~25mm，待患者得气后，用食指抵住针柄，调整针尖方向与针体呈45°，向舌根方向缓慢深刺，深度为50~60mm，施以小幅度高频率的捻转泻法1分钟，以患者局部酸麻胀痛并向舌根放射为度，行针后不留针。余穴采用0.40mm×40mm一次性毫针常规针刺，合谷、列缺平补平泻，照海施提插捻转补法，均行针1分钟，以患者感觉酸麻胀痛为度。留针30分钟，每日1次。

【疗效观察】

针刺2次后，患者自诉吞咽时感觉顺畅，异物感减轻；连续针刺3次后患者诉咽部异物感明显减轻，咽痛、咽痒、咽干较前亦有所缓解；连续针刺5次后患者诉咽部症状明显改善，咽痛、咽干及咽部异物感消失，偶有咽痒。

【按语】

西医学认为，本病的发生是由细菌、病毒慢性感染或理化因素刺激引起的慢性弥漫性炎症，病因多样，病理机制比较复杂。中医学对于"喉痹"有急、慢性之分，起病急者多属肺胃热证，若久病不愈反复发作，则渐渐转为"慢喉痹"，因个人体质差异，可有阴虚、气虚、阳虚、痰瘀等不同证型，其中以阴虚者最为常见。本案患者有反复发作的咽炎病史，素体阴虚，加之近来工作繁忙、作息不规律，极大耗伤阴气，肾水涸竭，少阴肾火下无可藏，上灼咽喉，咽喉失于濡养，发为本病。《疡医大全》云："肾水不能潮润喉咙，故其病也。"本病病位在咽喉，喉为肺之系，而肺为肾之母。《杂病源流犀烛》记载："喉燥痛，水涸上炎，肺金受克也。"故本案患者为本虚标实之证。廉泉穴是任脉和阴维脉的交会穴，《圣济总录》亦记载："阴维则维于阴，其脉起于诸阴之交……与任脉会于天突及廉泉……廉泉在舌本下，凡此阴维脉气所发。"深刺廉泉穴并施以泻法，可以清虚热，散郁结，激发阴经经气，生津液，改善咽部经络气血的运行，达到清利咽喉的目的。列缺为手太阴肺经络穴，络手阳明大肠经，又是八脉交会穴，通于任脉，故而针刺列缺穴能通行表里阴阳，清肺热，滋肺阴。照海穴为足少阴肾经腧穴，通于阴跷脉，能滋肾阴，降虚火；《灵枢·经别》提到"手阳明之正……属于肺，上循喉咙，出缺盆"，循经远取合谷，合谷穴为手阳明大肠经原穴，主表属阳，能够宣泄气中之热，升清降浊，宣通气血。

（孙颖哲）

医案3　慢性扁桃体炎

王某，女，29岁，2018年6月26日就诊。

【主诉】

间断性咽喉疼痛不适半年余，加重3天。

【病史】

患者半年前因流感出现咽喉疼痛，发热，寒战，体温最高达38.5℃，伴流涕、咳嗽，自行服用布洛芬等药物进行对症治疗（具体用药及用量不详），症状好转，但随后半年内患者咽喉部疼痛症状反复多次发作，每因工作压力大、受凉等因素自觉咽喉疼痛不适，自行服用抗感染药物治疗，疗效不显。患者于3日前因嗜食辛辣之品出现咽喉疼痛，扁桃体肿大，发热，体温达38℃，遂往哈尔滨某综合医院门诊进行诊治，诊断为慢性扁桃体炎，予以抗感染治疗，未见明显缓解，故为求中西医结合治疗来我门诊。现患者咽喉疼痛，扁桃体肿大，色暗红，食物及水不能下咽，声音嘶哑，发热，面色潮红，干咳少痰，纳差，大便干，小便黄，睡眠差。

【查体】

体温38.3℃，咽部充血，少许淋巴滤泡增生，扁桃体Ⅱ度肿大，表面不光滑，隐窝略见干酪样分泌物，咽反射灵敏。双肺呼吸音粗，未闻及明显干湿啰音。心腹未见异常。舌红，苔少，脉细数。

【辅助检查】

血常规示：中性粒细胞百分率71.1%，嗜酸粒细胞百分率0.10%，嗜酸粒细胞计数：0.01。

【诊断】

中医诊断：慢乳蛾（阴虚内热证）

西医诊断：慢性扁桃体炎

【处方】

少商、内庭、照海、大椎、合谷、太冲。

【操作】

患者采取坐位，少商、内庭、大椎三穴刺络放血，每穴放血约0.2ml；照海行捻转补法，其余诸穴平补平泻，留针30分钟，每日针刺1次，每周针刺5次，1周为1个疗程。

【疗效观察】

患者首次治疗后即感咽喉部疼痛有所缓解，体温降至37.2℃，连续针刺治疗2日后，患者咽喉疼痛明显缓解，扁桃体Ⅰ度肿大，无发热，故不再刺络放血，减去大椎穴，继续针刺1个疗程后，患者疼痛消失，饮食如常，二便调，睡眠向好。

【按语】

慢性扁桃体炎属于中医学"乳蛾"范畴，历代医家认为外因主要属风寒侵袭、风热侵袭、饮食不节，内因主要为脏腑失调，以致痰瘀互结、虚火上炎等，与肺胃肾等脏腑病变关系密切，多由于急性扁桃体炎久治未愈，邪热损伤阴津所致，或温热病后，邪毒未能清除干净而引发。本案患者继发于嗜食辛辣之后，因此是为流感后脾胃阴虚，加之外感风热之邪，致使虚火上炎，蒸灼喉核而为病，应标本同治，既用大椎、少商、内庭刺络放血以清泄肺胃之热，降低体温，又针刺手太阴肺经、手阳明大肠经、足少阴肾经经穴以辨经论治、辨证论治。手太阴肺经为"手太阴之正，别入渊腋少阴之前，入走肺，散之大肠，上出缺盆，循喉咙，复合阳明"，经别循行于咽喉所在部位；手阳明大肠经"是主津所生病者，目黄，口干，鼽衄，喉痹，肩前臑痛，大指次指痛不用"，主治"咽喉肿痛"，因此本案采取属于表里经的少商与合谷配伍取穴，既有"经脉所过，主治所及"之意，又体现了《素问·阴阳阴象大论》"从阴引阳，从阳引阴"的理论，起到调节阴阳的作用。照海既为滋阴要穴，又为八脉交会穴，通于阴跷脉，"阴跷内踝循喉嗌"，该穴既有"上病下取"之意，又可补阴。除此之外，合谷、太冲可开四关。以上诸穴合用，可达清热泻火养阴之效。

（孙颖哲）

医案4　磨牙症

刘某，女，32岁，2018年3月7日就诊。

【主诉】

夜间入睡后磨牙7年。

【病史】

患者7年前无明显诱因出现夜间熟睡后磨牙症状，醒后自止。曾自服驱蛔虫药（具体用药及剂量不详）治疗，疗效不佳。亦服钙片治疗，服药期间磨牙症状有所改善，但停药后磨牙症状无任何好转。家属述其常于夜间熟睡后每隔20分钟左右即磨牙1次，声音如指甲摩擦玻璃般刺耳，同时伴大便秘结、口臭、多食易饥、喜饮冷水、情绪焦虑、睡眠质量差等表现。

【查体】

检查见全口牙均有不同程度的磨损，以左侧上、下臼齿为重。口中气味难闻，口渴，大便秘结，小便深黄，舌红，苔薄黄而干燥，脉弦滑数。

【诊断】

中医诊断：龂齿（心胃火热证）
西医诊断：磨牙症

【处方】

主穴：神庭、本神、百会、内庭、合谷。

配穴：风池、颊车、下关。

【操作】

百会、神庭、本神针刺得气后，连接电针治疗仪，本神为一组，下关、颊车为一组，采用连续波密波（100Hz），余穴针刺后施以泻法，得气后留针30分钟。每日治疗1次，5次为1个疗程，疗程间休息2日。

【疗效观察】

治疗2个疗程后，家属反映患者夜间磨牙间隔时间明显延长，4个疗程后夜间磨牙基本消失。3个月后随访无复发。

【按语】

磨牙症可能由多种原因引起，常见的有精神心理因素、牙齿咬合因素、全身疾病因素等。本病属中医学"龄齿"范畴，龄齿证名出自《金匮要略·痉湿暍病脉证治》。《说文》曰："龄，齿相切也。"又有齿龄、嘎齿等名，为痉病常见之咬牙症状。多由胃热炽盛、风邪袭于人体经脉所致。《诸病源候论·牙齿病诸候》："龄齿者……由血气虚，风邪客于牙车筋脉之间，故因睡眠气息喘而邪动，引其筋脉，故上下齿相磨切有声，谓之龄齿。"《杂病源流犀烛·唇舌病源流》："由胃热故也。"虫积肠道证也可导致龄齿。"虫积肠道，湿热内蕴，循经上熏，故可表现为鼻痒、龄齿、面部生斑、唇内颗粒"。本案患者证见多食易饥，口干，喜饮冷水，口中臭秽难闻，心烦易怒，大便秘结，小便深黄等胃火炽盛的表现，同时伴有焦虑和睡眠质量不佳。根据经脉循行，本病主穴选取手足阳明经，取足阳明胃经五输穴内庭穴、手阳明大肠经原穴合谷穴，以清胃热、疏经气。百会属督脉，为诸阳之会，有升举阳气、镇惊安神之效；神庭、本神主治神志异常、痴呆、头晕、头痛，神安则动止。同时配以局部腧穴颊车、下关穴以清热通经，配以风池穴疏散风热。诸穴合用，共奏清泻胃热、安神止痉之功。

（孙颖哲）

医案5　过敏性鼻炎

张某，男，35岁，2016年4月14日就诊。

【主诉】

阵发性鼻痒、打喷嚏、流清涕3年，加重6日。

【病史】

患者3年前于不明诱因下出现阵发性鼻痒、打喷嚏、流清涕，受寒冷刺激加重。于外院诊断为"过敏性鼻炎"，具体用药不详，治疗后缓解，患者感寒或粉尘后仍会复发，多发于春秋两季。6日前该患者晨起感鼻痒流涕明显，并伴有鼻塞，遂来我院治疗。现患者阵发性鼻痒、打喷嚏、流清涕，精神疲倦，肢冷畏寒，饮食尚可，夜寐差，二便正常。

【查体】

鼻内镜下可见双侧鼻甲轻度肿大，鼻黏膜色淡、水肿，鼻腔内有水样分泌物。舌质淡红，苔薄白，脉浮缓。

【辅助检查】

过敏原检测显示：屋尘sIgE：2.30IU/ml；户尘螨sIgE：1.95IU/ml；柏/榆/柳/栎/桦/枫/胡桃/杨sIgE：0.55IU/ml；总IgE>100IU/ml。

【诊断】

中医诊断：鼻鼽（肺气虚寒证）
西医诊断：过敏性鼻炎

【处方】

主穴：百会、上星、风池、印堂、迎香、上迎香。
配穴：肺俞、风门、肾俞。

【操作】

患者坐位，穴位局部皮肤消毒，选用一次性无菌针灸针，百会、上星行经颅重复针刺刺激疗法，以200转/分以上的强度捻转2分钟，风池进针朝向鼻尖，迎香、印堂、上迎香使针感传到鼻部，留针30分钟，每日治疗1次，治疗5日为一疗程，疗程间休息2日。针刺治疗后，患者取俯卧位，于肺俞、风门、肾俞艾灸10分钟，隔日治疗1次。

【疗效观察】

首次治疗后，患者鼻塞流涕症状缓解，嘱患者注意保暖，避免与过敏原接触。治疗1个疗程后，患者喷嚏、鼻痒、流涕次数显著减少，治疗3个疗程后，患者症状消失。次年春季患者复诊，仅出现轻微症状，巩固治疗1个疗程后，症状消失。2018年春季患者未前来就诊，电话回访，患者诉未出现症状，临床痊愈。

【按语】

过敏性鼻炎是由免疫系统参与的鼻黏膜慢性炎症反应性疾病，以阵发性喷嚏、流涕、鼻痒、鼻塞为特征，可伴有头疼、咽痒等症状。若治疗不及时还有可能诱发慢性鼻窦炎、哮喘等疾病，西医多采用抗组胺药、激素等。本病属于中医学"鼻鼽"的范畴。鼻鼽病机为肺肾亏虚，外感风邪。肾虚则肺卫不固，风寒侵袭，肺气受损，肺失疏泄，肺开窍于鼻，则鼻窍不通，鼻塞流涕，证属肺气虚寒。迎香位于鼻旁，为手阳明经穴位，其经脉与太阴肺经相表里，为治疗鼻病要穴。百会、上星、印堂、上迎香为治疗鼻塞的效穴，风池可祛风通络，肺俞和风门既能祛风邪又可调节肺气，提高人体免疫力，配肾俞扶正固本，巩固疗效。由于本案患者素体肺气虚寒，其鼻部症状容易在春秋季复发，一般在发作期经过连续2~3年的治疗即可达到临床痊愈。

（孙颖哲）

医案6　脑外伤后嗅觉障碍

王某，男，54岁，2015年10月20日就诊。

【主诉】

嗅觉减退2个月。

【病史】

患者于2个月前车祸致头部外伤，出现嗅觉减退，于某三甲医院住院治疗，头颅MRI检查示左侧颞部脑挫裂伤，经对症治疗（具体用药不详）病情稳定后出院。出院复查头颅MRI示：左侧颞部软化灶形成。现患者遗留嗅觉减退，为寻求中医治疗前来我院。现患者嗅觉丧失，神清语利，偶有头晕，情志不舒，二便调，夜寐可。

【查体】

鼻内镜可见鼻黏膜颜色淡红，双鼻甲无肥大，鼻中隔居中。舌暗红，苔薄白，脉弦涩。

【诊断】

中医诊断：鼻聋（气滞血瘀证）

西医诊断：嗅觉障碍

　　　　　脑挫裂伤

【处方】

主穴：百会、上星、通天、风池、迎香、上迎香。

配穴：血海、太冲。

【操作】

患者取坐位，皮肤常规消毒后，平刺百会、上星、通天并施行经颅重复针刺刺激疗法并以200转/分以上的强度捻转2分钟，针尖朝向鼻尖刺风池，上迎香向迎香透刺，其余穴位常规针刺，得气后留针30分钟。每日1次，5次为一疗程，疗程间隔2日。

【疗效观察】

针刺1个疗程后，患者嗅觉轻微恢复，可识别蒜味、辣味等刺激性气味。继续治疗4个疗程后，患者嗅觉恢复。

【按语】

嗅觉障碍是指部分或全部嗅觉功能下降、丧失或异常。其起病多由慢性鼻窦炎、头部外伤、上呼吸道感染导致，有报道指出阿尔茨海默病和帕金森病也可引起嗅觉障碍。《外科大成》曰："鼻聋者，为不闻香臭也。"中医学将嗅觉障碍归为"鼻齆""鼻聋""鼻不闻香臭"等范畴。嗅觉中枢是人体唯一拥有再生能力的神经中枢，故可用针刺疗法促进损伤神经恢复。《会元针灸学》曰："百会者，百脉之所会"，可联系诸经，平衡阴阳。上星穴别名"神堂""鬼堂"，《普济方》载："上星治头风……鼻塞不闻香臭……"通天穴善"去鼻内无闻之苦"，上迎香与迎香位于鼻侧，可治鼻内诸疾，利用透刺手法增加疗效；风池、血海、太冲行气活血，疏通经络，助鼻窍通畅。

（孙颖哲）

医案7　感冒后嗅觉障碍

李某，女，42岁，2018年7月23日就诊。

【主诉】

嗅觉丧失9日。

【现病史】

患者于1个月前患轻度感冒，自行口服连花清瘟颗粒后症状好转，随后出现嗅觉减退，未予重视，致嗅觉减退逐渐加重，直至9日前嗅觉完全丧失，遂赴某三甲医院就诊。患者既往体健，无鼻炎、鼻外伤、鼻内肿瘤等病史，经专科检查，诊断为"嗅觉障碍"，给予糠酸莫米松喷雾剂外用，口服甲钴胺治疗，疗效不佳，症状无明显改善，为求针灸治疗前来我院。目前患者神清语利，呼吸通畅，嗅觉丧失，表情淡漠，常于劳累后汗出，大便黏腻不爽，小便正常，饮食、睡眠尚可。

【查体】

鼻内镜可见鼻黏膜正常，鼻中隔无扭曲，鼻甲无肥厚。嗅觉测试：患者对酒精无反应。舌质淡，苔白腻，脉沉滑。

【诊断】

中医诊断：鼻聋（气虚痰阻证）

西医诊断：嗅觉障碍

【处方】

主穴：百会、上星、通天、风池、印堂、迎香、上迎香。

配穴：合谷、太冲、列缺、足三里、丰隆。

【操作】

患者取坐位，双下肢伸直并搭在椅子上，针刺局部穴位时进行常规消毒。头部穴位首先平刺入皮下，达帽状腱膜下后，实施小幅度快速捻转，捻转频率为 200 转/分以上，行针 2 分钟。百会穴顺应经脉循行方向刺入；双侧上星、通天、风池穴针尖朝向鼻部；印堂穴与皮肤呈 15°从上向下斜刺，以针感传导至鼻腔为佳；双侧迎香穴略向内上方斜刺，使鼻腔得气出现酸胀感；双侧上迎香穴斜刺，要求针刺得气后针感传导至鼻部，针刺深度约 10mm，行平补平泻手法。以上头面部腧穴均要求得气。四肢穴位均常规直刺至得气。各穴得气后，应用电针仪连接同侧通天穴和上星穴，共两组，采用连续波疏波（2Hz），时间为 30 分钟，强度以患者能耐受为度。每日治疗 1 次，5 日为一疗程，疗程间隔 2 日。

【疗效观察】

针刺治疗 3 次后，患者自述可闻及刺激性气味，经嗅觉测试，患者对酒精、白醋等有反应。治疗 2 个疗程后患者嗅觉恢复，巩固治疗 4 次后痊愈，随访半年未复发。

【按语】

感冒后失嗅一般不是器质性病变，乃先有外邪阻滞鼻窍，用驱邪药将外感之邪气驱除后，患者感冒症状缓解，遗留嗅觉减退或消失。通过观察患者舌苔脉象，辨证为气虚痰阻，脉络不通。针对此类患者要注重疏通头面部经气，头针需要通过手法使患者得气，小幅度持续快速捻转，使针感直达大脑皮质的相应支配区，以改善疾病状态。百会、上星、通天穴疏通经气，通利鼻窍，风池善祛风邪，颜面部印堂、迎香、上迎香为近部取穴，宣通鼻窍，颜面部腧穴针刺时针尖一定要斜向鼻部，以针刺得气后"气至病所"，患者鼻部出现酸胀感为度。合谷、太冲开四关，列缺为肺经络穴，能调补肺气，足三里为胃经合穴、丰隆为胃经络穴，两穴合用驱邪扶正，健脾祛痰，四肢部腧穴应依据经脉循行，取其远治作用，针刺得气后，可令患者闻白酒等刺激性物品，利用气味帮助患者恢复嗅觉。

（孙颖哲）

医案8　神经性耳聋

李某，女，42岁，2017年5月9日就诊。

【主诉】

左耳听力下降4月余。

【病史】

该患者于4个月前不明诱因出现左耳听力下降，于某三甲医院耳鼻喉科住院治疗，电测听检查结果示左耳听力50~60dB，诊断为"感音神经性耳聋"，予以扩血管、营养神经药物治疗，未见明显好转。患者经朋友介绍前来我院就诊，现患者左耳听力减退，耳内有低调鼓风声，耳部有闷感，情志不畅，善太息，口苦，二便调，夜寐差。

【查体】

外耳道通畅，无异常分泌物，双鼓膜正常，乳突无压痛，舌红，苔薄黄，脉弦数。

【诊断】

中医诊断：耳聋（肝胆火旺证）

西医诊断：神经性耳聋

【处方】

主穴：晕听区、听宫（患侧）、听会（患侧）、翳风（患侧）、中渚（患侧）。

配穴：百会、神庭、本神、风池、太冲。

【操作】

患者仰卧位，穴位常规消毒后，平刺晕听区，并施以经颅重复针刺刺激疗法，以200转/分以上的强度捻转该穴2分钟，嘱患者张口取患侧听宫、听会直刺20mm，余穴常规针刺，使用泻法，得气后留针。使用电针仪连接听会与翳风，选用连续波疏波（2Hz），强度以患者能耐受为度，治疗30分钟。每日1次，治疗5日为一疗程，疗程间隔2日。

【疗效观察】

针刺治疗1个疗程后，患者自觉左耳听力略有恢复，耳中风吹样杂音减轻。治疗2个疗程后，测其左耳听力，电测听显示20~30dB，效果明显，听力基本恢复。

【按语】

神经性耳聋是一种临床常见病，其病因复杂，包括耳毒性药物、中耳感染、累及听觉传导通路的炎症、占位、年龄、遗传等，亦可因情志、劳累等而诱发。中医学认为，耳聋是由耳部经络空虚，邪气乘虚而入，阻滞脉络气血导致，少阳循行经过耳部，故选取听会、风池以及在足少阳胆经循行上的晕听区以疏通耳部经脉，促进气血运行。百会为督脉要穴，位于头顶，为阳经交汇处，总督阳经气血。神庭、本神调脑神，安神益智。《针灸大成》有云："耳聋气痞，听会针。"《针灸摘英集》云："治耳聋耳鸣刺手少阳经翳风二穴。"翳风穴为治疗耳聋的效穴，且与听宫同样符合就近取穴原则。太冲为肝经原穴，引火下行，配中渚清三焦郁热。针灸治疗耳聋初期效果一般不甚明显，往往在针刺一段时间后，患者耳部经络气血逐渐通畅，症状迅速好转。

（孙颖哲）

医案9　神经性耳鸣

王某，男，46岁，2019年10月9日就诊。

【主诉】

双耳耳鸣6个月。

【病史】

患者于6个月前劳作后出现双耳持续性蝉鸣音，无听力下降，遂就诊于当地某三甲医院，头颅MRI检查无异常，经耳鼻喉专科检查后诊断为神经性耳鸣。行糖皮质激素及营养神经等治疗，耳鸣症状有所缓解，仍遗留部分耳鸣症状，为求中医治疗来我院就诊。现患者双耳持续性蝉鸣音，伴五心烦热，失眠多梦，睡后易醒，口干口苦，大小便尚可。

【查体】

血压：140/82mmHg；舌质淡红，苔白微黄，脉弦细。

【辅助检查】

头部MRI示：未见明显异常；电测听示：双耳听力正常。

【诊断】

中医诊断：耳鸣（肝肾阴虚，虚火上扰证）

西医诊断：神经性耳鸣（双耳）

【处方】

主穴：晕听区、听宫、听会、完骨、中渚。

配穴：百会、神庭、本神、足三里、三阴交、太溪、翳风、外关。

【操作】

患者仰卧位，腧穴常规消毒后，平刺晕听区，并以200转/分的强度捻转2~3分钟；嘱患者张口取听宫、听会，直刺15mm；余穴常规针刺使用补法，得气后留针。使用电针仪连接听会与完骨、双侧本神穴，采用密波（约100Hz），大小以患者能耐受为度，治疗30分钟。每日1次，治疗5日为一疗程，疗程间隔2日。

【疗效观察】

针刺治疗1个疗程后，患者自觉双侧蝉鸣音轻度减轻。治疗4个疗程后，蝉鸣音基本消失，继续巩固治疗1个疗程后耳鸣症状完全消失。

【按语】

原发性耳鸣是指无任何外部刺激，持续6个月及以上的主观性耳鸣，患者多伴有失眠、焦虑等情绪障碍。少阳经循行过耳部，故选取少阳经听会、完骨及在足少阳胆经循行上的晕听区以疏通耳部经气。《针灸摘英集》云："治耳聋耳鸣刺手少阳经翳风二穴。"翳风穴可疏通耳部气血。外关，为八脉交会穴，是手少阳三焦经的络穴，而手少阳三焦经又称"耳脉"，正如其循行所言："……系耳后，直上出耳上"；"其支者，从耳后入耳中，出走耳前……"外关可以疏通少阳气血，为治疗耳部疾病的要穴。本案患者持续双耳蝉鸣音，失眠易醒，口干口苦，脉细弦，属肝肾阴虚之耳鸣，治疗当选三阴交、太溪滋补肝肾，配中渚清三焦郁热，引火下行。患者长期耳鸣，扰乱心神，故针刺百会、神庭、本神以凝脑神，促进耳鸣恢复。

（孙颖哲）

医案10　口干症

邢某，女，69岁，2016年5月9日就诊。

【主诉】

口舌干燥2个月。

【病史】

患者2个月前无明显诱因出现口舌干燥，口中有灼热感，静态唾液流速0.05ml/min，刺激唾液流速0.45ml/min，经某三甲医院口腔科诊断为"口干症"，建议中医治疗，故来我院就诊。目前患者口干，口唇略焦，吞咽食物干涩难下，腰膝酸软，乏力，手足心热，夜间因口舌干燥寐不安，大便2~3日一行。

【查体】

舌面干，舌乳头萎缩，舌干红少津，苔少，脉沉细。

【诊断】

中医诊断：燥痹（阴虚津亏证）

西医诊断：口干症

【处方】

金津、玉液、牵正、合谷、三阴交、太冲、太溪、照海。

【操作】

患者仰卧位，穴位常规消毒后，针灸针斜刺牵正穴，行小幅度提插捻转手法使针感沿下颌放射至嘴角，以患者口中有唾液分泌为佳。嘱患者张口卷舌，金津、玉液点刺出针。太溪、照海行补法，其余各穴平补平泻，留针30分钟。每日1次，6次为一疗程，疗程间隔1日。

【疗效观察】

针刺2个疗程后，患者口干症状缓解，饮水次数趋于正常，口中唾液增加，夜寐安。针刺3个疗程后，患者自觉口中无异常感觉。

【按语】

口干症可能由唾液腺发育不全、自身免疫、内分泌紊乱、贫血等引起。本案患者是年老的体质性口干症，可能与口腔黏膜腺体萎缩有关。调查显示，有胃炎、肺气肿等慢性病的老年人易得此病。中医学认为其属于"燥痹"范畴。该患年老体虚，脾胃受损，久则肾阴不足，阴虚津少，不能上濡，而致口干舌燥。牵正穴浅层为咬肌，深层有腮腺和下颌腺，行针刺手法后可促进局部血供，增强腺体分泌功能。金津、玉液为经外奇穴，与循行于舌咽部的脾肾两经联系紧密，主治舌咽部病症，三阴交为足三阴经交会，取三阴交调补脾肾经气。取肾经原穴太溪可补益肾精，八脉交会穴照海为治疗咽喉干燥的要穴，四关穴合谷、太冲相配理阴阳、调气血。诸穴合用补益阴精，布散津液，口舌得津而和。

（孙颖哲）

医案11　假性近视

赵某，男，11岁，2017年10月8日就诊。

【主诉】

双眼视力下降1月余。

【病史】

患儿于1个月前出现视力下降、视物模糊、频繁眨眼、眼睛疲劳症状，其母述患儿曾于某三甲医院眼视光中心就诊，散瞳前验光测得右眼−0.50DS，左眼−0.75DS，散瞳后验光测得双眼视力恢复正常，确诊为假性近视，未予特定治疗。患儿回家后学习和使用电子设备导致视力再次下降，其母担心患儿视力持续下降发展为真性近视，且考虑到滴眼药物存在副作用，欲求中医治疗，遂前来中医门诊就诊。现患儿经眼科门诊验光后右眼–0.75DS，左眼–0.75DS，视远物模糊，目视后易疲劳，喜揉眼闭目，双目干涩，面白神疲，注意力不集中，食欲不振，偶有便溏。

【查体】

右眼–0.75DS，左眼–0.75DS，视远物模糊，双目干涩，注意力不集中，食欲不振，偶有便溏，舌质淡红，苔薄白，脉细。

【诊断】

中医诊断：能近怯远症（心脾两虚证）

西医诊断：假性近视

【处方】

视区、阳白、攒竹、四白、风池、合谷、内关、足三里、光明、太冲。

【操作】

患儿取坐位，腧穴局部常规消毒，首先针刺风池穴，使针感向面部传导，其余诸穴得气后均行平补平泻捻转手法，以微有胀感为宜。使用电针治疗仪，双侧风池为一组，视区为一组，同侧阳白–四白为一组（双侧共两组）连接电针，均采用连续波疏波，留针30分钟，每日1次，连续治疗5日，休息2日，以1周为一疗程。

【疗效观察】

首次针灸后患儿即感觉眼部疲劳感减轻，双目干涩情况有所好转，连续治疗4个疗程后双目干涩、疲劳症状消失，经眼科验光后测得双眼视力恢复正常，后续转为每周治疗2次以巩固疗效，并向患儿及其家属进行健康用眼宣传教育，治疗1个月后患者双眼视力保持正常未有反弹，食欲改善，便溏情况消失，注意力集中。半年后回访，患儿状态良好，上述症状未复发。

【按语】

本病西医诊断为假性近视，其主要临床表现与真性近视相似，均为视近物清晰，视远物模糊，但假性近视主要是调节痉挛导致的一时性近视，散瞳后视力即可恢复正常，但假性近视若不及时干预极易发展转变为真性近视。中医学把本病归于"能近怯远症"范畴。目窍的形成和发育赖于气血精微不断化生滋养，《兰室秘藏》中指出："夫五脏六腑之精气，皆禀受于脾，上贯于目。"《黄帝内经》载："诸脉者皆属于目"；"目者，心之使也，心者神之舍也"。故气血充盛，心气充足，脉道通畅，才能使目受濡养而视物清晰。本病患儿以心脾两虚症状为主，故以内关、合谷、足三里调养心脾胃。针刺焦氏头针视区可兴奋视觉中枢，激活视觉神经细胞从而恢复视力。针刺风池可改善椎-基底动脉供血，调节恢复眼神经功能。攒竹为膀胱经腧穴，足太阳膀胱经与目系疾病密切相关，《千金翼方》云："攒竹主目视不明，目中热痛"，故针刺攒竹可明目，且攒竹穴下分布有眼周微小血管、眼轮匝肌、皱眉肌，刺激该部位有利于缓解眼周肌肉紧张。阳白穴为足少阳胆经腧穴，四白穴为足阳明胃经腧穴，两穴上下包绕眼周，不仅可舒筋活血明目，亦可调节睫状肌痉挛。光明穴为治疗目暗不明之经验要穴，太冲为肝经经穴，肝开窍于目，调节肝经气血，可增强眼视功能，两穴亦有上病取下之功。

（孙颖哲）

医案12　结膜炎

杜某，男，39岁，2019年5月28日就诊。

【主诉】

双目红赤7日。

【病史】

患者7日前因家中变故，情急后出现双目红肿，黄色眼眵较多，睁眼困难。自行购买更昔洛韦眼用凝胶，用后症状无明显改善，于我市某综合医院眼科诊断为结膜炎，为求中医治疗遂至我院门诊。现患者双目红肿明显，眼部有异物感，自觉胸中憋闷，头昏不清。该患者平素性情急躁，口苦，小便黄，大便黏腻不爽。

【查体】

双眼睑红肿，结膜充血，分泌物增多。舌红，苔黄腻，脉弦数。

【诊断】

中医诊断：天行赤眼（肝郁脾虚，痰热上扰证）

西医诊断：结膜炎

【处方】

风池、攒竹、丝竹空、合谷、太冲、丰隆。

【操作】

常规针刺，患者取坐位针风池穴，行泻法，以得气为度。再针其他穴位，皆得气后留针30分钟。

【疗效观察】

针刺治疗次日症状消除，可睁眼如常，胸中憋闷感消失。针刺治疗2次后，眼眵减少。针刺治疗3次后患者基本痊愈。

【按语】

结膜炎属于中医学"天行赤眼"范畴，指外感疫疠之气，白睛爆发红赤、点片状溢血，常累及双眼，能迅速传染流行的眼病。本案患者平素急躁，肝火旺而迫血上行，故双目红赤。肝旺伐脾土，脾虚痰盛与肝火相结而见目眵。肝疏泄脾升清失常，故胸中满闷，头目混重。选用风池可清肝明目、疏经通窍。配以攒竹、丝竹空起到近治作用，清热明目。合谷、太冲为四关穴，《标幽赋》云："寒热痹痛，开四关而已之"，故可调整全身阴阳气血，升降气机。另选丰隆清痰利脾。诸穴合用，痰热同治，整体调节，故获得较佳疗效。

（孙颖哲）

医案13 开角型青光眼

刘某，男，31岁，2018年8月3日就诊。

【主诉】

双眼胀痛连及前额部2周。

【病史】

患者于2周前无明显诱因出现双眼胀痛连及前额部，遂前往某三甲医院眼科就诊。经检查，双眼视力：VD0.6，VS0.6；非接触眼压计检测双眼眼压：30/33mmHg；双眼视神经乳头轻度水肿，粗测视野无改变。诊断为"开角型青光眼"，予以阿法根滴眼液点眼，上述症状略有好转。现患者为求中医针刺治疗遂来门诊就诊。

【查体】

双眼眼压：20/23mmHg，双眼胀头痛，心烦易怒，舌红苔薄，脉弦。

【诊断】

中医诊断：青风内障（肝阳上亢证）

西医诊断：开角型青光眼

【处方】

上星、攒竹、合谷、太冲、昆仑。

【操作】

先刺太冲、昆仑，进针后行泻法，同时嘱患者转动眼球。15分钟后，再针刺其余穴位，留针30分钟。每日1次，5次为一疗程，疗程间隔2日。

【疗效观察】

患者针刺治疗1个疗程后，症状基本消失，眼压下降，睡眠质量随之改善。再经过2个疗程巩固治疗后，患者眼压恢复正常，患者痊愈。

【按语】

根据经络辨证目上为阳明经，目下为太阳经，肝开窍于目，结合孙远征教授特色"循经远取动法"，故先针刺太冲、昆仑，嘱患者转动眼球以宣通眼部经络。《针灸甲乙经》载有上星穴主治热病汗不出、风眩引额痛、面胕肿、鼻出血、肿痛不能视。针刺上星可调畅受阻之经气，有清目止痛之功。攒竹直意为"如竹长青"，主治头目痛与眉棱骨痛，对眼部疾病有特别疗效。太冲、合谷相配，开四关穴起到协调阴阳、调和气血的作用。诸穴共用，起到平肝潜阳、清目止痛之功效。

（孙颖哲）

医案14　视神经萎缩

于某，男，51岁，2017年7月3日就诊。

【主诉】

视力下降4个月，加重3周。

【病史】

患者视力下降4个月，近3周下降严重，在当地某综合医院诊断为"视神经萎缩"，经营养神经等对症治疗后视力无明显提高。现患者双眼视力下降，视物昏蒙，情志抑郁，胸胁胀痛，口苦，饮食、二便尚可。

【查体】

血压：109/79mmHg。裸眼视力：左眼0.5、右眼0.5；眼底检查可见视盘淡白。舌红，苔薄，脉弦。

【诊断】

中医诊断：青盲（肝郁气滞证）

西医诊断：视神经萎缩

【处方】

睛明、阳白、四白、丝竹空、合谷、太冲。

【操作】

患者取坐位，注意刺睛明时推开眼球向外侧固定，刺入约0.5寸，余穴采用常规针刺，阳白、丝竹空连接电针，采用连续波疏波（2Hz），留针30分钟。每日1次，5次为一疗程，疗程间隔2日。

【疗效观察】

针刺治疗2个疗程后，患者自觉视力提高。针刺治疗4个疗程后，患者复查视力，达到裸眼视力：左眼0.8、右眼0.8。继续巩固治疗4个疗程，病情明显好转。

【按语】

视神经萎缩是由多种因素导致视神经损伤，进而患者视力下降甚至失明的严重眼科疾病。其发病机制较为复杂。中医学将本病归于"青盲"范畴。《针灸甲乙经》曰："青盲，远视不明，无所见。"视神经萎缩患者，视力减退，病程较长，必伴有情志不畅，且肝开窍于目，因此以肝郁气滞证最为多见。此案主穴选择睛明、阳白、四白、丝竹空，可调节眼周经络气血。睛明是治疗眼疾的首选要穴，也是诸多经脉的交会穴。同时取局部阳白、丝竹空、四白穴配合电针以改善眼部血液循环，发挥神经保护作用。《灵枢·大惑论》云："目者，五脏六腑之精。"患者肝郁气滞，气不化血，而精血同源，故治疗中需考虑到肝脾肾及脏腑的整体调节，故取太冲、合谷以升降气机，调整气血。

（孙颖哲）

医案15　外展神经麻痹

赵某，女，49岁，2016年10月9日就诊。

【主诉】

视物双影1周。

【病史】

1周前患者无明显诱因出现视物双影，右眼球向内斜视，外展活动不能，就诊于当地某综合医院，经头颅MRI检查未见异常，诊断为"外展神经麻痹"，给予营养神经治疗效果不佳。为进一步求中医治疗前来我科就诊，现患者视物双影，右眼偏斜，转动不灵，眼球外展运动不能，胸闷呕恶，泛吐痰涎，食欲不振，大便不畅。

【查体】

右眼外展受限，舌淡苔白腻，脉弦滑。

【诊断】

中医诊断：风牵偏视（风痰阻络证）

西医诊断：外展神经麻痹

【处方】

主穴：丝竹空、瞳子髎、太阳、鱼腰、风池。

配穴：足三里、丰隆。

【操作】

患者取坐位，针刺风池穴、丰隆穴行泻法，其余穴位常规针刺，平补平泻，鱼腰与瞳子髎、丝竹空与太阳分别连接电针治疗仪，采用连续波疏波（2Hz），治疗30分钟。每日1次，5次为一疗程，疗程间隔2日。

【疗效观察】

针刺治疗2个疗程后，患者右眼外展范围增大明显。针刺治疗4个疗程后，患者右眼活动基本自如。巩固治疗2个疗程后，患者右眼球运动如常。

【按语】

外展神经麻痹在中医学属于"风牵偏视"。《灵枢·大惑论》曰："邪中于项，因逢其身之虚，其入深，则随眼系以入于脑，入于脑则脑转，脑转则引目系急，目系急则目眩以转矣，邪其精，其精所中不相比也，则精散，精散则视歧，视歧见两物。"《灵枢·邪气脏腑病形》曰："十二经脉，三百六十五络，其气血皆上于面而走空窍，其精阳气上走于目而为之睛。"说明眼部功能要靠经络输送的气血濡养来实现，通过针刺刺激穴位，激发气血，从而可使眼部得到濡养，功能得以恢复。故本案选穴以眼周穴位为主，丝竹空、瞳子髎可清热明目，经外奇穴太阳、鱼腰为治疗目疾常用穴位，配合电针能够刺激眼外肌恢复活动功能。风池可疏导经气，濡养目络，亦有疏风之功。另因其为风痰阻络型，配穴选取足三里、丰隆，以祛痰通络。

（孙颖哲）

医案16 动眼神经麻痹

林某，男，64岁，2018年10月21日就诊。

【主诉】

右眼上睑下垂2月余。

【病史】

患者2个月前无明显诱因出现右眼上睑下垂，自觉上眼睑无力，睁眼困难，视一为二，不伴目痛、眼干、眼涩等症状，不伴四肢活动不利、恶心、呕吐、眩晕等症状，曾在某三甲医院就诊，予头MRI检查示无著变，诊断为动眼神经麻痹，经营养神经等对症治疗（具体用药及用量不详），病情略有缓解，患者为求进一步中医针灸治疗来我门诊。现患者右眼上睑不能提起，抬眼无力，睁眼困难，视物双影，右眼球向外下方斜视，眼球向上、向下活动受限，纳差，夜寐尚可，二便正常。既往患有糖尿病10余年，长期服用二甲双胍，1片/日，血糖控制正常。

【查体】

上睑缘覆盖瞳仁超过1/5，睑裂变窄，右眼球向外下方斜视，眼球向上、向下活动受限，右侧瞳孔略散大，对光反射及调节反射迟钝，眼底未见异常，无口角歪斜，伸舌居中，四肢肌力Ⅴ级、肌张力正常，腱反射对称存在，病理反射未引出。血压：137/81mmHg。舌淡苔白，脉细。

【辅助检查】

眼底检查示：未见异常。

头MRI示：无著变。

【诊断】

中医诊断：睑废（气血亏虚证）

西医诊断：动眼神经麻痹

【处方】

视区、阳白（患侧）、四白（患侧）、光明（患侧）、太阳（患侧）、足三里、三阴交、合谷、太冲、百会、四神聪。

【操作】

视区、百会、四神聪予以小幅度高频率重复捻转刺激，达200转/分以上，每穴行针约2分钟。足三里、三阴交予以提插补法，余穴平补平泻，留针30分钟；复方樟柳碱注射患侧四白、患侧太阳，每穴0.5ml。以上每日均治疗1次，每周治疗5次，2周为1个疗程。

【疗效观察】

针刺治疗2个疗程后，右眼上睑下垂减轻，上睑缘下垂弧度逐渐变平，不再遮盖瞳仁；再针刺1个疗程后，患者述抬眼稍有力，晨起减轻明显，右眼可自主睁开，睑裂逐渐变大，但较健侧略窄，抬眼无力、视物障碍较治疗前好转；继续针刺2个疗程，患者抬眼有力，右眼完全睁开，双侧睑裂对称，眼球外下方斜视已恢复，可自主上下活动，双侧瞳孔等大，对光反射及调节反射正常。

【按语】

动眼神经为支配眼肌的主要运动神经，起自中脑上丘的动眼神经核，主要支配提上睑肌、上直肌、内直肌、下斜肌、下直肌和瞳孔括约肌的运动功能。动眼神经麻痹属中医学"睑废""睑垂"等范畴，其发生主要与风邪外袭、禀赋不足、脾气虚弱等有关，亦与肝、脾、肾功能失调不能濡养目系相关。《诸病源候论·目病诸候》中指出，本病因"血气虚，则肌腠开而受风，客于睑肤之间"所致，多由于先天禀赋不足，脾胃虚弱，脉络亏虚，病邪乘虚侵袭上客于睑；或精血不足，脉络阻滞，肌肉失养，胞睑筋脉弛缓不用而下垂。患者为老年患者，年老体虚，无明显诱因诱发，平时感乏力，加之舌脉表现，可辨为气血亏虚型。视区相当于大脑距状裂，即人体大脑视觉的投影区。针刺视区并且应用小幅度高频捻转强化刺激，可兴奋视觉神经中枢，激活中枢视觉神经细胞从而治疗视物双影的症状。太阳、四白、睛明、阳白为局部取穴，具有疏经通络，促进眼周微循环的功效；光明为治疗眼科疾病的常用穴位。同时配合合谷、太冲远端取穴以疏通气机，足三里、三阴交以补益气血，百会、四神聪以振奋阳气，共同促进机体气血恢复，标本兼治。

（孙颖哲）

医案17　黄斑变性

刘某，女，55岁，2017年9月12日就诊。

【主诉】

左眼视物模糊2月余。

【病史】

患者2个月前无明显诱因出现左眼视力下降，视物模糊，视物变形，不伴头痛头晕，无恶心呕吐，家属紧急将其送往当地某眼科专科医院，予双眼OCT及眼底造影检查，诊断为"黄斑变性"，予七叶洋地黄双苷滴眼液及对症治疗，症状无明显好转，今为求中医针灸治疗来我门诊就诊。现患者左眼视物模糊，视物变形，烦躁，纳差，腰膝酸软，寐差，小便黄，大便略干。

【查体】

舌红，苔薄黄，脉弦细。

【辅助检查】

OCT示：左眼黄斑中心凹水肿（＋）。

眼底造影示：左眼黄斑病变。

【诊断】

中医诊断：视瞻昏渺（肝肾阴虚证）

西医诊断：黄斑变性

【处方】

视区、阳白、四白、瞳子髎、风池、合谷、太冲、光明、三阴交、太冲。

【操作】

患者取坐位，先针刺头穴视区，枕外隆凸顶端旁开1cm，向上引平行于前后正中线4cm长的直线，施以小幅度快速捻转达每分钟200转以上，行针2分钟至眼部有热胀感，再针刺眼周诸穴和肢体穴位，采用常规针刺，平补平泻，视区左右两穴，阳白、四白分别连接电针治疗仪，采用连续波疏波（2Hz），治疗30分钟。每日1次，5次为一疗程，疗程间隔2日。

【疗效观察】

针刺治疗2个疗程后，患者自觉视力有所提高。治疗4个疗程后患者视物模糊明显改善，视物变形症状有所好转，眼前遮挡范围缩小。

【按语】

黄斑变性属中医视瞻昏渺范畴，多由于长期过度用眼，或年老体衰，损耗肝血而发生。《证治准绳》中指出本病有神劳、有血少、有元气弱、有元精亏等病因。西医学常采用改善眼底微循环、营养神经或抗VEGF等方法进行治疗，部分患者不能从中获益。针灸疗法在临床上已得到广大黄斑变性患者的普遍认可，对于西医治疗无效的患者可以考虑使用针灸疗法进行辅助治疗。头针视区相当于枕叶在头皮上的投影，能够治疗皮质性视力障碍和视神经相关病变。由于黄斑区位于视网膜上，光感受器密集分布，针刺视区能够通过中枢神经对视网膜进行调节，缓解黄斑区萎缩。阳白、四白为治疗眼病常用穴，针刺能够改善眼部血液循环，改善黄斑区营养状态。通过电针治疗仪连接双侧视区、阳白、四白能够从神经和循环两方面加强对黄斑变性的治疗作用。合谷、太冲合用为四关穴，开四关穴起到调气血，通经络的作用。光明穴调少阳之气，清利头目，对目病尤效。同时选取三阴交、太溪穴以补肾阴不足。本案中孙远征教授采用眼周局部穴位配合肢体远端穴位，体现了腧穴近治及远治的协同作用，大大提高了对本病的治疗效果。

（孙颖哲）

医案18　飞蚊症

杨某，女，65岁，2019年11月22日就诊。

【主诉】

左眼视物不清，似有飞蚊3个月。

【病史】

患者3个月前无明显诱因出现左眼视物不清，似有飞蚊随眼球运动而运动，伴视力下降，不伴眼球运动障碍，偶有眼干眼涩等症状，遂就诊于当地医院眼科，眼部检查：视力右眼0.8，左眼0.3，双眼角膜透明，前房（－），瞳孔圆，对光反射存在，晶状体轻浑浊。诊断为"飞蚊症"。曾口服和血明目片治疗症状未缓解。患者自觉视力下降明显，为求中医针灸治疗来我院门诊就诊。现患者眼外观好，左眼视物不清，眼前飞蚊漂浮，焦虑不安，腰膝酸软，头晕目眩，肢体倦怠，乏力，眠差，大小便正常。

【查体】

神清语利，查体合作，双眼眼球运动正常，视力检查：右眼0.8，左眼0.3，双眼角膜透明，前房（－），瞳孔圆，对光反射存在，晶状体轻浑浊。舌质红绛，少苔，脉弦细。

【辅助检查】

眼球B超示玻璃体轻度浑浊。

【诊断】

中医诊断：云雾移睛（肝肾阴虚证）

西医诊断：飞蚊症

【处方】

视区、百会、阳白（患侧）、太阳（患侧）、攒竹（患侧）、四白（患侧）、风池、光明、太溪、太冲、三阴交。

【操作】

患者取坐位，常规消毒后，针刺头穴百会、视区，施以小幅度快速捻转，转速达每分钟200转以上，每穴行针2分钟。其余穴位予以常规针刺，平补平泻。将视区左右两穴，阳白和四白分别连接电针治疗仪，采用连续波疏波（约2Hz），共留针30分钟。每日治疗1次，5次为一疗程，疗程间隔2日，共治疗4个疗程。

【疗效观察】

治疗2个疗程后，患者自述视物不清有所改善，治疗4个疗程后，自觉视物不清明显改善，视力：右眼0.8，左眼0.5。4个月后随访，患者症状未见反复。

【按语】

飞蚊症，在中医学中被归属于"云雾移睛"范畴，病位在目，与肝胆肾相关，以虚实夹杂者多见。《圣济总录》有载："时见黑化飞蝇，其证如此，肾虚可知也。"本案患者为老年女性，辨证为肝肾阴虚，在本案中，孙远征教授运用头穴和眼周局部穴位，结合肢体远端穴位，充分展示了腧穴近治和远治的协同作用。头穴、风池穴和眼周穴位能够影响神经系统和血液循环，调节中枢神经对视网膜的影响。阳白、四白等穴位则为中医治疗眼病的效穴，针刺能够改善眼部血液微循环。通过电针治疗仪连接双侧视区、阳白、四白，从神经和循环两个方面强化治疗作用，将治疗效果进一步提升。光明穴乃治疗眼疾之效穴，可滋肝明目。根据中医辨证分型配以太溪、太冲、三阴交，起到滋补肝肾、巩固后天之本的作用。

（孙颖哲）

消化系统疾病

医案1　膈肌痉挛

李某，女，47岁，2018年1月17日就诊。

【主诉】

间歇性呃逆3个月，加重7日。

【病史】

患者3个月前与人争吵后出现呃逆，情绪波动后加重。口服复方龙胆碳酸氢钠片，无任何好转。就诊查胃镜示：胃黏膜散在出血点，伴十二指肠轻度溃疡。血常规检查示：无明显异常。腹部B超检查示：无明显异常。诊断为"膈肌痉挛，胃、十二指肠轻度溃疡"。给予消旋山莨菪碱肌内注射，同时口服赛胃安等药物（具体用药剂量不详）。治疗期间呃逆仍反复发作，7日前因情绪波动，呃逆症状加重。为求中医针灸治疗，故来我院。现患者形体消瘦，面色苍白，呃逆连连，声音较响亮，饮食略差，进食后呃逆加剧，偶有头眩，胸中胀闷，心烦，四肢疲倦无力，不欲饮水，大便稀薄。

【查体】

神志清楚，语言流利，面色少华，舌红，苔薄，脉弦。

【诊断】

中医诊断：呃逆（肝气犯胃证）

西医诊断：膈肌痉挛

【处方】

主穴：攒竹、中脘、膻中。

配穴：足三里、照海、列缺、太白、公孙、内关、太冲、合谷。

【操作】

内关、合谷、照海、列缺、太冲、公孙行泻法，继而针刺膻中、中脘、攒竹平补平泻，太白、足三里行补法。在内关、膻中穴行针同时嘱患者做腹式呼吸3~5次，留针30分钟。每日治疗1次，5次为1个疗程，疗程间休息2日。

【疗效观察】

首次针刺膻中进针时嘱患者配合呼吸运动，患者自觉胸胁胀闷症状稍有缓解。留针30分钟期间未发生呃逆。回家进食后，再次发生呃逆，嘱患者尽量以清淡、易消化的食物为主，可以多喝一些粥类、汤类，切记避免吃生冷、刺激、坚硬不易消化的食物。针刺治疗1个疗程后，患者呃逆症状及发作时间均大幅度减少。饮食量增加，焦虑情绪缓解。针刺治疗2个疗程后，患者痊愈。

【按语】

膈肌痉挛是指横膈膜痉挛收缩而出现的呃逆，一般可自行缓解，若呃逆频繁或持续24小时以上则需要进行治疗。本病属于中医学"呃逆"范畴。呃逆，《黄帝内经》称之为"哕"，朱丹溪始称"呃"，明末以后统称"呃逆"。中医学认为本病的发生是由于外感、内伤各种因素导致胃失和降、胃气动膈上逆而成，以喉间频发短促呃呃声响、不能自制为主要表现。故临床针灸治疗首先选择治疗呃逆的效穴攒竹及膻中穴，宽胸利膈止呃。随后选取公孙、内关，照海、列缺这两组八脉交会穴，配以四关穴合谷、太冲，共达宽胸利膈、舒解挛急之效。另选取足三里、中脘、太白以补益脾胃。呃逆一病，病情轻重差别很大，轻者可自发自止，预后良好，而重者常缠绵难愈。特别是并发在一些严重疾病中，常为元气衰败、胃气将绝的征象，应予特别重视。

（于天洋）

医案2　不完全性肠梗阻

杨某，女，60岁，2018年8月20日就诊。

【主诉】

腹痛、腹胀、呕吐5日。

【病史】

患者1个月前于某三甲医院做胃肠道手术，术后出现腹痛腹胀，并伴有阵发性绞痛，恶心呕吐，排气消失，腹部压痛，排便减少，故再次前往该医院进行治疗。住院期间，口服乳果糖进行通便治疗并且辅助灌肠治疗，对患者进行胃肠减压，患者症状缓解后出院。5日前患者出现腹痛腹胀症状，为求中医治疗今来我处。现患者腹痛呕吐，排气排便减少。纳差，夜寐差。

【查体】

腹部膨胀，肠鸣音减弱，有明显的肠型和蠕动波。舌红，苔黄腻，脉滑数。

【辅助检查】

腹部立位X线摄片检查示：不完全性肠梗阻。

【诊断】

中医诊断：关格（湿热中阻证）

西医诊断：不完全性肠梗阻

【处方】

支沟、阴陵泉、足三里、上巨虚、下巨虚、中脘、关元、气海、天枢。

【操作】

患者仰卧位，阴陵泉、足三里、上巨虚、下巨虚针刺后，每隔10分钟施以平补平泻手法，天枢、中脘行提插泻法，气海、关元行提插补法，每次行针30秒，留针30分钟，每日治疗1次，治疗5日为一疗程，疗程间隔2日。

【疗效观察】

患者针灸治疗2次后，肠道蠕动强烈，排气增多。治疗4次后，疼痛明显缓解，大便能够正常排下。治疗1个疗程后，患者腹胀症状消失，经腹部立位X线检查示肠梗阻解除，嘱患者开始进食少量流食，忌甜食和牛奶，避免暴饮暴食和剧烈运动。

【按语】

不完全性肠梗阻是由于各种原因引起的部分肠内容物无法正常和顺畅地通过肠道，各个年龄段均可发病。该病患者曾患肠道肿瘤，既往有腹部手术史等，多种因素合并导致不完全性肠梗阻的发生。本病相当于中医学的"关格"。本案患者属湿热中阻证，选取阴陵泉祛除湿浊，选大肠募穴天枢调理肠腑，通畅导滞。天枢穴治疗消化系统疾病疗效突出，是穴位"双向调节"作用的代表，由于天枢穴属足阳明胃经，位于大肠通过处，因此能够调节胃肠道功能，既可改善患者的便秘症状，又对腹泻具有一定的止泻作用。足三里作为胃经的下合穴，一直是临床治疗胃肠疾病的要穴，上巨虚为大肠经下合穴，下巨虚为小肠经下合穴，共同起到"合治内腑"的作用。中脘为胃经募穴，具有调理中焦的功效，关元与气海属局部取穴，除了近治作用还有扶助正气的作用。诸穴共同调理脾胃，调畅气机，通腑降浊，解除梗阻。

（于天洋）

医案3　放射性肠炎

孙某，女，43岁，2015年3月20日就诊。

【主诉】

放疗后腹泻、腹痛1年余，加重1个月。

【病史】

患者1年半前在某肿瘤医院因"宫颈癌"行放化疗，于第二次放疗结束后开始出现反复腹泻伴腹部疼痛症状，大便5~6次/日，黄色稀状便，泄后痛减，偶伴便血，曾就诊于某三甲医院消化科诊断为"放射性肠炎"，予抗炎、肠黏膜保护、肠内营养等对症治疗（具体用药及用量不详），好转后出院。近期上述症状复发并逐渐加重，为求中医综合治疗，遂来我院针灸科就诊。刻下症，腹泻腹痛，便溏，大便每日4~5次，腹部喜暖，腰酸畏寒，纳差，神疲乏力，面色无华，小便可，寐差，不思饮食。

【查体】

神清语利，查体合作，腹平坦，无胃肠型及蠕动波，无瘢痕，无腹壁静脉曲张，腹肌柔软，中下腹压痛（＋），无反跳痛，未触及肿块，肠鸣音4~5次/分。舌质淡，苔白，脉细弱。

【辅助检查】

肠镜示：放射性直肠炎，距肛门15cm处黏膜弥漫性充血、水肿、糜烂，溃疡形成。

【诊断】

中医诊断：泄泻（脾肾两虚证）

西医诊断：放射性肠炎

【处方】

百会、天枢、气海、关元、中脘、上巨虚、下巨虚、足三里、三阴交。

【操作】

患者取仰卧位，穴位常规消毒，百会平刺进入帽状腱膜以下后予以小幅度高频率的捻转刺激，气海、关元、足三里予捻转补法，其余穴位平补平泻，诸穴以产生酸胀感为度，留针30分钟，头针每10分钟捻转1次。每日治疗1次，5次为一疗程，疗程间隔2日，共治疗4个疗程。

【疗效观察】

治疗1个疗程后患者诉腹泻腹痛症状减轻，大便日行2~3次，夹杂未消化食物。治疗2个疗程后，腹痛症状明显好转，一周腹泻4次，喜暖畏寒症状减轻。治疗4个疗程结束后，患者腹泻腹痛症状基本消失，大便性状正常，食欲恢复。3个月后进行随访，患者自述排便基本正常，无复发。

【按语】

本案患者罹患癌症接受放化疗后，放射线损伤正常的肠道组织从而引起肠道并发症。放射性肠炎主要表现为腹泻、腹痛、脓血便，病程日久者会出现肠梗阻，甚至进一步引起肠穿孔、腹膜炎等危重病症。本病在中医学归属于"泄泻""腹痛"范畴，由于感受外邪而致脏腑失和、经络失养，结合对本案患者四诊合参，中医治疗原则宜以健脾益肾、固本止泻为主。针刺百会振奋一身之阳气。选取天枢、中脘作为大肠及胃经之募穴，畅达经络之气，起近治作用，补气健脾，通络止泻。关元、气海相配，益气止泻，和中固本。上巨虚、下巨虚为大肠、小肠经之下合穴，合以通调肠腑。足三里、三阴交调和气血，补脾益肾。以上穴位合用，诸症自除。

（于天洋）

医案4　神经性呕吐

张某，女，43岁，2021年8月17日就诊。

【主诉】

频发呕吐1个月，加重2日。

【病史】

患者于1个月前因工作变动精神压力较大，出现恶心呕吐，未予重视。自认为是饮食不节所致，于当地药店自行购买改善胃肠动力药物口服，具体用药不详，未见明显效果，近2日因与人争吵，情绪波动较大，恶心呕吐症状加重，每次进食20~25分钟后开始呕吐，呕吐物为刚吃进的食物。反复发作，进食、饮水时均可诱发呕吐。于当地某专科医院治疗，诊断为"神经性呕吐"。患者痛苦难耐，为求系统治疗故来我处。现患者身体消瘦，精神疲惫，自述呕吐严重，难以进食、饮水，夜间入睡困难，口干，口苦，胸胁胀满，善太息，二便正常。

【查体】

血压:110/80mmHg。压颈试验(－)，腹部触诊无包块，压痛(－)，反跳痛(－)。舌质红，苔薄白而干，脉弦细。

【辅助检查】

血常规检查示：无异常。腹部彩超检查示：无异常。胃镜检查示：胃黏膜无异常。头部CT示:未见明显异常。

【诊断】

中医诊断：呕吐（肝气犯胃证）
西医诊断：神经性呕吐

【处方】

中脘、胃俞、合谷、内关、足三里、公孙、太冲。

【操作】

患者取仰卧位，穴位局部皮肤常规消毒，选取一次性无菌针灸针，先针合谷、内关、足三里、公孙、太冲。行提插捻转泻法，中脘、胃俞平补平泻。每日治疗1次，每次30分钟，治疗5日为1个疗程，疗程间休息2日。

【疗效观察】

针刺治疗1个疗程后，患者呕吐症状减轻，可稍进食，夜间睡眠较好，胸胁胀闷感明显减轻。针刺治疗3个疗程后，患者恢复正常饮食。继续巩固治疗2个疗程，患者痊愈。

【按语】

神经性呕吐常与心理社会因素有关，通常在紧张、精神压力大、情志不遂等情况下发生。本病属于中医学"呕吐"范畴。中医学认为，呕吐的基本病机为胃失和降，胃气上逆。本案患者因长期工作劳累，饮食及睡眠无节律，致使脾胃功能失调，又因工作变动，精神压力增大，肝气不畅，肝木横克脾土，胃失和降，胃气上逆而发本病。治疗时当疏肝降逆，和胃止呕。足三里为胃经合穴，根据"合治内腑"原则，可治疗以胃部疾患为主的病症，具有健脾化湿、升发胃气的功效。中脘为胃经之募穴及八会穴中的腑会，乃中焦气机运行通道，具有健脾和胃、降逆止呕的功效，二者合用可和胃降逆。合谷配太冲为四关穴能够疏肝理气，为治疗情志病的特效穴，再依据八脉交会穴的中医辨证原则，选取内关、公孙，发挥宽胸利膈、舒解胃中挛急之效。诸穴合用，共奏理气和胃、降逆止呕之功。

（于天洋）

心血管系统疾病

医案1 肺源性心脏病

吴某，男，65岁，2018年9月4日就诊。

【主诉】

心慌加重10日。

【病史】

患者自述3个月前因为感受风寒出现心悸，咳嗽咳痰，气促，尤其活动后伴有呼吸困难，乏力和劳动耐力下降。前往某三甲医院进行住院治疗，出现不明原因的气短和呼吸困难并伴随剧烈胸痛和窒息感，诊断为急性肺心病。予以西医基础治疗，症状好转后出院。10日前症状出现加重，现为求中医治疗，今来我处。患者既往哮喘病史，患高血压病10年，无其他传染病史及遗传病史。现患者心慌，咳嗽，肢冷乏力，小便少。

【查体】

神清语明，听诊呼吸音粗，可闻及干湿啰音，心率115次/分，各瓣膜区无病理性杂音。舌体胖大，舌边有齿痕，苔白滑，脉弦滑。

【辅助检查】

心脏彩超检查示：右心室前壁厚度增加，二尖瓣区可见少量血液反流。

心电图检查示：窦性心动过速。

心肌酶谱检查示：无异常。

双肺X线摄片检查示：肺气肿，肺纹理增粗。

【诊断】

中医诊断：心悸（水饮凌心证）

西医诊断：肺源性心脏病

【处方】

神门、内关、心俞、肺俞、百会、膻中、阴陵泉、足三里。

【操作】

患者取坐位，阴陵泉行提插泻法，其余各穴平补平泻，留针30分钟，心俞、肺俞行艾灸，每穴灸15分钟。每日1次，治疗5日为一疗程，疗程间隔2日。

【疗效观察】

针刺治疗1个疗程后，患者咳嗽咳痰减轻，气促缓解，心率92次/分。继续针刺治疗2个疗程后，患者心悸、咳嗽等症状消失，心率75次/分。嘱患者避风寒，避免剧烈运动。

【按语】

肺源性心脏病是由于肺、支气管、胸廓或者肺血管病变导致肺血管阻力增加，引起的肺动脉高压，最终导致右心房病变或功能改变。肺心病患者以呼吸困难、咳嗽气喘、心悸、发绀、水肿等症状为主要临床表现，病情复杂、迁延难愈，患者最终大多因肺功能衰竭、心力衰竭而死亡。本病在中医学归属于"心悸"范畴。心悸是由于内伤或者外感导致气血阴阳亏虚，心失所养；或者是因为痰饮瘀血阻滞导致心脉不畅，引起心中悸动，惊悸不安，甚至不能自主的一种病证。本案患者患有哮喘，又感受风寒，引发伏饮，水气凌心出现心悸。治疗应祛痰除饮，以扶正气。故选用阴陵泉祛湿，选用心经原穴神门和心包经络穴内关穴，补益心气，再配膻中、百会、足三里扶助正气，肺俞和心俞行艾灸以温补心肺，宁心安神。经过治疗后患者痰饮去，心神安，症状改善。

（孙颖哲）

医案2 冠心病

王某，女，57岁，2016年10月21日就诊。

【主诉】

胸闷，心前区疼痛反复发作2周，加重3日。

【病史】

患者2周前因天气变化和家庭变故情绪激动，出现胸闷心悸，胸骨后及心前区压榨性疼痛、固定不移，放射到肩臂部，夜间症状尤甚，每日发作4~5次，每次2~3分钟，自行口服硝酸甘油等药物后，症状缓解。近3日发作次数增加，在当地某专科医院服用消心片及复方丹参片效果欠佳。患者平素性格急躁，偶有自汗、口干、腰酸，现患者面色晦滞，心前区憋闷疼痛，夜间加重，辗转难眠，伴心悸气短，活动后加剧，饮食尚可，二便如常。

【查体】

血压：140/90mmHg。双肺呼吸音清，心脏听诊各瓣膜区未闻及病理性杂音，叩诊心界正常。舌紫暗，有瘀斑，苔白，脉细涩。

【辅助检查】

心电图检查示：窦性心律，ST段下移。

冠状动脉造影示：右冠状动脉斑块形成，偏心性狭窄50%~60%。

【诊断】

中医诊断：胸痹（瘀血停滞证）

西医诊断：冠心病

【处方】

巨阙、膈俞、心俞、厥阴俞、足三里、太冲、内关、合谷、膻中。

【操作】

嘱患者取俯卧位，穴位局部皮肤常规消毒，针刺膈俞、心俞、厥阴俞，补法，留针30分钟后，再取仰卧位，针刺巨阙、足三里、太冲、内关、合谷、膻中。血海、足三里行补法，其他穴位行较强刺激手法，针刺膻中、内关穴时嘱患者做深呼吸运动2~3次，留针30分钟。余穴均采用常规针刺手法，每日治疗1次。治疗5日为1个疗程，疗程间休息2日。

【疗效观察】

第1次针刺内关等穴，嘱患者做呼吸运动2~3次后，即觉胸闷不适感消失，针刺结束后，患者当夜未出现胸闷、心前区不适等症状。针刺治疗1个疗程后，患者无明显胸痛症状。针刺治疗4个疗程后，患者心绞痛无发作。

【按语】

心绞痛是冠心病的主要症状，是指因冠状动脉供血不足，心肌急剧地、暂时性缺血与缺氧所引起的以胸痛为突出表现的综合征。本病属于中医学"胸痹""厥心痛""真心痛""心痛"等范畴。中医学认为，胸痹的病理特点为本虚标实证。本案患者属于心气不足，无力推动血行，心血瘀阻而发为本病。巨阙穴有散瘀止痛、行气活血、养心安神之功，以舒调胸膈气机祛邪为主。足三里有健脾和胃、理气消胀、调和气血之功，以降逆扶正为主。二穴配伍，疏通血脉，平降逆气，宁心安神。内关为手厥阴心包经络穴及八脉交会穴之一，可宽胸理气，活血通络，为治疗心绞痛的特效穴。膻中为心包之募穴，又为八会穴之气会，善调胸中气机，取之可行气通阳，化瘀镇痛。心俞、厥阴俞分别为心和心包之背俞穴，膈俞为八会穴之血会，根据脏病多取背俞的原则，取之以调理心气、通络活血，为治疗心绞痛的特效穴。另厥阴俞配膻中为俞募配穴，前后相通，散瘀滞，通心脉，疏调气机。治疗时采用运动针法，选取膻中、内关、四关穴（合谷、太冲）行强刺激手法，配合呼吸运动疗法，改善胸闷、心前区疼痛等症状。诸穴合用，标本兼顾，行气通痹，振发心阳。

（孙颖哲）

骨科疾病

医案1　腱鞘囊肿

付某，女，32岁，2020年6月23日就诊。

【主诉】

右手腕部背侧囊性肿物3月余。

【病史】

患者长期从事电脑前工作，长时间使用鼠标，3个月前发现右手腕部背侧出现一直径约2cm囊性肿物，伴局部关节酸痛感。自行涂抹扶他林软膏1周后疼痛有所缓解。2周前由于工作量加大，疼痛复发，现患者局部关节活动受限，酸痛及胀痛感较之前强烈，右手腕部背侧囊肿直径2cm，质地坚硬，边界清楚，活动度好，压痛明显。患者平素健康状况良好，饮食二便正常，睡眠正常。

【查体】

右手腕背侧圆形囊肿，直径约2cm，表面光滑饱满，与皮肤无粘连，触之坚硬，有弹性，活动度好，压痛明显。舌质略暗，苔白腻，脉沉。

【诊断】

中医诊断：筋结（痰瘀阻滞证）
西医诊断：腱鞘囊肿

【处方】

囊肿局部阿是穴。

【操作】

穴位局部常规消毒，选取一次性无菌针灸针。采用围刺法，以囊肿处为中心，沿囊肿基底部进针，针尖方向略向上穿透囊壁，刺入囊肿中心，两针两侧对刺，不留针。起针后用棉球揉按囊肿，再用无菌纱布加压包扎，嘱患者右手勿持重物。

【疗效观察】

针刺治疗第1次，出针后揉按囊肿时，可见针孔处有淡黄色黏稠液体渗出，疼痛减轻。第2次针刺时，患处包块明显缩小，疼痛基本消失。针刺治疗3次后，囊肿完全消失。后进行巩固治疗2次，患者痊愈。嘱患者每工作1小时应休息5~10分钟，勤做室内运动，活动手部、腕部关节，预防腱鞘囊肿复发。

【按语】

腱鞘囊肿是发生在关节部腱鞘内的囊性肿物，囊内含有无色透明或淡黄色黏稠液体，囊壁是致密硬韧的纤维结缔组织。本病多与局部慢性劳损或腱鞘上结缔组织发生退行性黏液性变性有关。本病归属中医学"筋结"范畴。中医学理论认为其为关节劳损，经络阻塞气血，运行不畅，形成瘀滞，筋脉聚结所致。治疗时采用患处阿是穴围刺法，疏通局部经络气血，活血化瘀，通筋散结，同时辅助囊内液体排出，减轻囊内压力，压力减小后疼痛明显减轻，具有立竿见影的效果。

（孙颖哲）

医案2　痛风性关节炎

郑某，男，48岁，2019年11月5日就诊。

【主诉】

左脚踝关节红肿疼痛1个月，加重5日。

【病史】

患者自述1个月前吃海鲜后诱发左脚踝关节红肿疼痛，并伴有撕裂感，夜间痛感加剧，关节剧痛，3小时后出现红、肿、热、痛，自行服用苯溴马隆未见明显好转，后2周内自行缓解。5日前由于饮酒再次引发，为求治疗今来我处。患者既往痛风史5年，反复发作，发作时自行口服止痛药、降尿酸药物，未予系统治疗。现患者左脚踝关节皮肤温度增高，痛处拒按，夜间加剧，睡眠不足，小便频数，大便秘结。

【查体】

左脚踝关节红肿疼痛，皮肤温度升高。舌红，苔黄，脉弦数。

【辅助检查】

血尿酸：610mmol/L。

风湿、类风湿因子检查示：无明显异常。

【诊断】

中医诊断：痹证（热痹）

西医诊断：痛风性关节炎

【处方】

患侧阿是穴（红肿热痛最明显处）、足三里、三阴交、太冲、大都、太白、内庭。

【操作】

患者取坐位，足三里、三阴交、太冲、内庭、大都、太白行以提插捻转平补平泻法，留针30分钟，每次治疗1次，治疗5日为一疗程，疗程间隔2日。后用梅花针叩刺，以局部出血适量为度。每日1次，隔1天1次，3次为一疗程，疗程间隔2日。

【疗效观察】

针刺治疗1个疗程后，患者自觉疼痛减轻，撕裂感消失，皮肤温度下降。治疗2个疗程后，疼痛感消失，皮肤温度恢复正常。嘱患者多喝水，戒烟戒酒，严格控制高嘌呤食物的摄入。

【按语】

痛风性关节炎是指由于血液中的尿酸浓度过高，致使单钠尿酸盐结晶析出，沉积在关节和关节周围软组织后引起的炎症反应，是痛风的主要表现之一。该病的发生与遗传、生活习惯有关，其发生率男性高于女性，患者经常出现关节疼痛与变形等症状，给患者的生活造成很大影响，并且随着生活质量的提高、饮食习惯的改变，发病率也在不断升高。痛风性关节炎多与饮食失宜，嗜食肥甘，酿生湿热，湿热浊邪流注关节，经络阻塞，气血运行不畅有关。本病在中医学属于"热痹"的范畴，治疗时选取胃经荥穴内庭，荥主身热，治以泻热，取足三里、三阴交配大都、太白等以清热利湿、通络止痛。梅花针叩刺能够降低关节内的压力，也能促进局部关节组织内炎性渗出物排泄，临床效果明显。

（孙颖哲）

医案3　膝骨关节炎

陆某，女，71岁，2019年11月27日就诊。

【主诉】

双膝关节疼痛2年余,加重7日。

【现病史】

患者2年前冒雨受凉后出现双膝关节疼痛、僵硬、肿胀,以右膝关节为甚。于当地某综合医院骨伤科就诊,经膝关节MRI检查后诊断为膝骨关节炎,予以关节腔注射玻璃酸钠进行治疗,症状有所好转,7日前天气转冷症状出现加重,为求中医治疗来我门诊。现患者双膝关节疼痛、僵硬、肿胀,以右膝关节为甚,得温则减,并有行走困难,难以上下楼梯及久行。小便频,大便调,因疼痛难以入睡。

【查体】

双膝关节略肿,关节各处不同程度压痛。浮髌试验(+),髌骨研磨试验(+)。舌淡,苔白,脉弦紧。

【辅助检查】

双膝关节MRI检查示:双膝关节退行性变,右膝外侧半月板及内侧半月板后角Ⅱ度变性。

【诊断】

中医诊断:膝痹(寒湿阻络证)

西医诊断:膝骨关节炎

【处方】

血海、梁丘、鹤顶、犊鼻、内膝眼。

【操作】

患者仰卧位,针刺得气后在针柄上放置艾炷,将其点燃,等到艾炷完全燃尽且毫针完全冷却后出针,每日治疗1次,连续治疗5日,休息2日,4周为1个疗程。

【疗效观察】

针刺1次后患者自觉双膝关节疼痛不适感减轻,膝关节活动度有所增加;继续针刺5次,患者疼痛大部分缓解,睡眠亦有所好转;巩固治疗2个疗程,患者疼痛不适症状基本消失,肿胀、僵硬症状改善,睡眠佳。后随访患者疼痛症状完全消失，已能正常行走、爬楼。

【按语】

膝骨关节炎主要表现为膝关节疼痛及压痛、肿胀、僵硬、骨摩擦音（感）、关节活动受限，严重者可出现膝内翻或膝外翻畸形等症状。本病隶属于中医学"膝痹"范畴。《素问·痹论》中记载："所谓痹者，各以其时，重感于风寒湿之气也。"明确指出，外邪侵袭（风、寒、湿），闭阻不畅，临床表现为疼痛、肿胀、重坠及麻木等症状。恰如《素问·痹论》中所提到的"其风气胜者为行痹，寒气胜者为痛痹，湿气胜者为着痹也"。由此可见，本病病因多为风、寒、湿，而本案患者则是因为冒雨受凉，寒湿皆流注于关节，使气血运转迟缓，日久形成瘀血阻滞经脉，不通则痛，痰瘀流滞经络，可见局部肿胀。因此在治疗上应选取犊鼻、内膝眼散寒止痛，梁丘、血海调整局部气血，生新血，化瘀血，经外奇穴鹤顶穴在通利关节的同时又能止痛，五穴同用共奏散寒止痛、通利关节、活血化瘀之功。温针灸则起到活血化瘀、温经散寒、舒筋活络之效。

（孙颖哲）

代谢性疾病

医案1 高脂血症

赵某，男，60岁，2017年8月15日就诊。

【主诉】

四肢乏力，无精打采，嗜睡4个月，加重1个月。

【病史】

患者4个月前无明显诱因出现困倦乏力症状，1个月前于某三甲医院体检显示血脂增高，胆固醇高于正常值，未服任何药物，患者自行喝健康茶饮（具体不详）以及晚饭后自行散步进行锻炼，但效果不明显，症状尚未得到缓解。患者为求进一步治疗今来我处。现患者自觉困倦嗜睡，周身乏力，形体肥胖，食欲不振，大便黏腻不爽，小便如常。

【查体】

神疲乏力，舌胖大，边有齿痕，舌质红，苔白厚腻，脉沉滑。

【辅助检查】

血脂检测：载脂蛋白A1（ApoA1）1.15g/L；血清总胆固醇（TCHOL）6.32mmol/L；低密度脂蛋白胆固醇（LDL-C）3.58mmol/L。

【诊断】

中医诊断：痰浊（痰湿阻络证）

西医诊断：高脂血症

【处方】

阴陵泉、丰隆、足三里、脾俞、太冲。

【操作】

患者取坐位，脾俞、足三里采用提插捻转补法，丰隆、阴陵泉、太冲采用提插捻转泻法，留针30分钟，每日1次，治疗5日为一疗程，疗程间隔2日。

【疗效观察】

针灸治疗3个疗程，患者自觉食欲恢复，困倦乏力症状减轻。治疗4个疗程后复查血脂，ApoA1：1.30g/L，TCHOL：5.48mmol/L，LDL-C：3.35mmol/L。

【按语】

高脂血症通常指血浆中的甘油三酯和总胆固醇升高，也包括高密度脂蛋白胆固醇降低和低密度脂蛋白胆固醇升高。高脂血症可见于不同的年龄阶段和性别，随着年龄增高发病率也会升高。高脂血症属于中医学"痰浊"范畴。痰湿内阻型病机为中阳虚弱，加上情志不畅、饮食不洁、劳逸失当、久病体虚等导致三焦气化失宣，与肺、脾、肾功能失常有关。症状多有嗜睡、咳吐痰多、头昏、胸闷、纳少、四肢倦怠等。治宜除湿涤痰，祛浊降脂。本案患者体形肥胖，平素嗜烟酒，损伤脾胃，导致痰浊内蕴，故选取治痰要穴丰隆和祛湿要穴阴陵泉，胃经合穴足三里，健脾胃以化痰利湿。再配以针刺太冲、脾俞，疏肝健脾，调理脾胃。

（孙妍）

医案2　腹型肥胖

宋某，女，31岁，2016年11月3日就诊。

【主诉】

产后1年体重增加近15kg。

【病史】

患者产后1年内体重显著增加，由53kg增加至68kg，腹部赘肉明显，饮食量大，进食速度快，睡眠时间不规律，平素嗜甜，喜食奶油、碳酸饮料及奶茶等食品，曾尝试节食、运动、口服减肥药（具体用药及用量不详）等减肥方式，体重未见明显减轻，为求中西医结合治疗来我门诊。现患者形体肥胖，腹部圆滚，身形困重，乏力，多汗，睡眠时间不规律，睡眠质量尚可，月经迟，量多，大便1~2日一行，不成形，小便尚可。

【查体】

神清语利，查体合作。体重：68kg，身高：153cm，BMI：29.0kg/m^2，体脂率：36.3%。舌淡胖，苔白腻，脉细滑数。

【辅助检查】

尿酸：426U/L。

【诊断】

中医诊断：肥胖（脾虚湿阻证）

西医诊断：腹型肥胖

【处方】

天枢、大横、带脉、水道、梁门、丰隆、足三里、三阴交、血海、中脘、下脘、关元、气海、水分。

【操作】

患者仰卧位，针刺得气后于中脘、下脘及双侧天枢加用电针，频率为100Hz密波，余穴平补平泻，留针30分钟，每日治疗1次，治疗5日为一疗程，疗程间休息2日。

【疗效观察】

针刺1个疗程后，患者体重下降1.5kg，大便成形，食欲较之前减轻。针刺2个疗程后，患者体重下降4kg，自觉身体轻盈，精力较之前旺盛。针刺4个疗程后，患者体重下降7kg，腹部较为平坦，睡眠好转。继续治疗8个疗程后，患者体重下降12kg。嘱患者清淡饮食，每日慢走半小时，规律睡眠，3个月后复诊，体重未见明显反弹。

【按语】

腹型肥胖又称为中心性肥胖、向心性肥胖，主要以体内脂肪沉积于腹部、腹部皮下及腹腔内为临床表现。本病隶属于中医学"肥胖"范畴，《素问·奇病论》云："津液在脾，故令人口甘，此肥美之所发也，此人必数食甘美而多肥也。"本案患者嗜食肥甘厚味，脾虚湿困，水谷精微失于输布，运化能力失调，以至于痰湿内生，留于孔窍肌肤，发为肥胖，同时患者经历生产，久坐少动，气血运行不畅，脾胃呆滞，膏脂更易留存，故针刺选穴时主要选取中脘、下脘、关元、气海、天枢、水分、大横、水道等腹部穴位，随证加减，并辅以足阳明胃经、足太阴脾经远端腧穴足三里、三阴交、血海等共调中焦、下焦之气，升清降浊。丰隆为治痰湿之要穴，配合以水道、梁门可除去因脾胃运化失常而积蓄的痰湿之气。同时，带脉循行环腰，故加用带脉穴可以起到塑形减重的目的。以上诸穴合用，可达降浊消脂、通利肠腑、化痰利湿之效。

（孙妍）

泌尿系统疾病

医案1 前列腺增生

陈某，男，62岁，2017年9月21日就诊。

【主诉】

尿频，尿急，排尿困难5年，加重2周。

【现病史】

患者5年前无明显诱因出现尿频，尿急，排尿困难，尿等待，并伴有夜尿增多，每晚4~5次，自行服用"前列康"等药物后症状未见明显好转，于当地三甲医院诊断为前列腺增生，予以非那雄胺片药物治疗后症状有所好转，2周前出现症状加重，为求中医治疗前来我院门诊就诊。现患者尿频，尿急，排尿困难，小便清长，伴有腰膝酸软，神疲乏力，手足不温。

【查体】

膀胱区无充盈，直肠指检示前列腺横径约6cm，饱满，中央沟变浅。舌淡苔白，脉细弱。

【辅助检查】

B超检查提示：前列腺体积增大。

【诊断】

中医诊断：癃闭（肾阳虚证）
西医诊断：前列腺增生

【处方】

中极、关元、气海、膀胱俞、肾俞、水道、三阴交。

【操作】

嘱患者排空小便后，先取仰卧位，针刺气海、关元、中极、水道、三阴交，以得气为佳，后对气海、关元、中极穴行温针灸30分钟，其余穴位留针30分钟；后取俯卧位，直刺膀胱俞、肾俞，以得气为佳，并以同样的方法施以温针灸。每天1次，连续治疗5天，休息2天，1周为1个疗程。

【疗效观察】

温针灸1次后患者自觉小腹得温，排尿困难减轻。治疗1个疗程后，患者尿频、尿急等症状较之前明显改善，夜尿次数减少；继续治疗3个疗程，患者尿频、尿急、排尿困难的症状基本消失，夜尿次数减少至1~2次/天，腰膝酸软症状也明显改善。嘱患者调情志、节饮食，避免复发。

【按语】

前列腺增生症是临床上泌尿科常见的一种良性疾病，以尿频、尿急、夜尿次数增多、进行性排尿困难、排尿无力等为主要临床表现。根据临床症状和体征，本病可归属于中医学"癃闭"范畴。癃闭常与外邪侵袭，饮食不节，情志内伤，瘀浊内停及体虚久病等因素有关。病位主要在膀胱与肾，与三焦、肺脾肝等脏腑的气机失利密切相关。老年体虚或久病体弱，肾阳亏虚，命门火衰，膀胱失于温煦气不化水，则小便不利。另外，肾阳不足则不能推动气血运行，气机郁滞而致瘀血痰浊内生，瘀阻膀胱而致癃闭。本病选用任脉腧穴中极、关元、气海穴以固本培元，温补阳气；取肾俞、膀胱俞以补益肾气，通利膀胱；取三阴交以调补三阴经气血；诸穴合用，补益肾气，通利水道。温针灸疗法是将针刺和艾灸相结合的传统医学特色疗法，可发挥两种治疗方法的功效，起到扶阳固脱、升阳举陷、拔毒泄热、温通经脉、行气活血等作用，尤其善于治疗虚证和寒证，对本病尤为适合。

（孙颖哲）

医案2　前列腺术后疼痛

谭某，男，69岁，2019年8月22日就诊。

【主诉】

下腹部痉挛性疼痛3周，加重1周。

【现病史】

患者因患有前列腺增生症，于3周前在某三甲医院接受经尿道前列腺电切术，术中未出现明显并发症。患者自手术后出现下腹部疼痛，疼痛呈痉挛性，每隔2~3小时发作1次，每次持续约数分钟，予以口服止痛药物（双氯芬酸钠片，具体用量不详）治疗，症状仍未见明显缓解，今为求中医针灸治疗来我门诊。现患者下腹部痉挛性疼痛，每隔数小时发作1次，痛处固定，疼痛拒按，排尿后加重，食欲不振，焦虑不安，善叹息，睡眠差，二便尚可。

【查体】

神清语利，面色少华，膀胱区无充盈，下腹部压痛及反跳痛（－）。舌暗有瘀点，苔白，脉细涩。

【辅助检查】

尿常规：无异常。血常规：无异常。VAS量表评分：8分。

【诊断】

中医诊断：腹痛（气滞血瘀证）

西医诊断：前列腺增生术后

【处方】

百会、神庭、本神、金门、水泉、太冲、合谷。

【操作】

嘱患者取仰卧位，百会、神庭、本神平刺30mm至帽状腱膜下，施加小幅度高频率重复捻转刺激达200转/分以上，每穴操作2分钟，金门和水泉穴予捻转泻法，余穴平补平泻法，进针后与起针前各行针1次，行针时嘱患者做下腹部的收紧和舒张运动。共留针30分钟，每天治疗1次，连续治疗5天，休息2天，1周为1个疗程。

【疗效观察】

患者针刺1次后，即自觉痉挛发作频率减少，VAS评分为5分，但做下腹部收缩运动时仍有隐痛。针刺1个疗程后，患者下腹部痉挛性疼痛发作频率明显减少，疼痛程度明显减轻，VAS评分2分，睡眠症状明显好转。针刺2个疗程后，患者疼痛基本消失，情绪及饮食恢复正常。1个月后电话随访，未复发。

【按语】

前列腺增生症是临床常见的泌尿系统疾病，经尿道前列腺电切术是治疗前列腺增生的常见术式，但经常出现术后一系列并发症，如膀胱痉挛、疼痛、出血等，给患者的身心健康带来诸多困扰。目前西医主要以应用镇痛药物为主，配合持续膀胱冲洗等对症治疗，存在副作用多、镇痛持续时间较短等缺点。孙远征教授在临床上应用"调神"法针刺治疗本病收效甚佳。头针选择百会、神庭、本神，此三穴位于大脑额叶部位，可以缓解患者紧张焦虑的情绪，神安则痛减。患者术后膀胱痉挛导致下腹部疼痛，故选取膀胱经金门穴以及其表里经肾经的水泉穴，可激发两经经气，疏通经脉气血，舒张平滑肌痉挛。且两穴皆为郄穴，郄穴为经气汇聚之所，可治疗急症、痛证，"阳经郄穴治痛症，阴经郄穴治疗血症"，阴阳两经郄穴合用，既能缓急止痛，又可补益气血。太冲为肝经之腧穴，其经脉"循股阴，入毛中，环阴器，抵小腹"，配合反复做下腹部收紧和舒张交替的运动，可行气止痛。太冲与合谷相配，开四关，行气血。以上诸穴合用，缓解下腹疼痛，疗效确切。

（孙颖哲）